全国高等教育五年制临床医学专业教材同步习题集

麻醉学

主编　方向明　王英伟

中国健康传媒集团
中国医药科技出版社

内容提要

本书是全国高等教育五年制临床医学专业教材《麻醉学》的配套同步习题集，分为35章。其紧扣教材的知识点，以国家执业医师资格考试题型为主体，兼顾各类选拔考试题型，有助于考生自我巩固所学知识和快速测试所学知识的掌握程度。每章试题后均详细附注了每个试题的答案及解析，有利于考生归纳整理掌握所学知识。

本书供全国高等教育五年制临床医学专业本科、专科学生和参加医学研究生入学考试的考生使用，也可直接作为医学生准备执业医师资格考试的模拟练习用书。

图书在版编目（CIP）数据

麻醉学 / 方向明，王英伟主编. —北京：中国医药科技出版社，2019.4
全国高等教育五年制临床医学专业教材同步习题集
ISBN 978-7-5214-1056-3

Ⅰ. ①麻… Ⅱ. ①方… ②王… Ⅲ. ①麻醉学-高等学校-习题集 Ⅳ. ①R614-44

中国版本图书馆CIP数据核字（2019）第056314号

美术编辑 陈君杞
版式设计 易维鑫

出版 **中国健康传媒集团** | 中国医药科技出版社
地址 北京市海淀区文慧园北路甲22号
邮编 100082
电话 发行：010-62227427 邮购：010-62236938
网址 www.cmstp.com
规格 889×1194mm 1/16
印张 14
字数 416千字
版次 2019年4月第1版
印次 2019年4月第1次印刷
印刷 三河市百盛印装有限公司
经销 全国各地新华书店
书号 ISBN 978-7-5214-1056-3
定价 39.00元

获取新书信息、投稿、为图书纠错，请扫码联系我们。

《全国高等教育五年制临床医学专业教材精编速览》
《全国高等教育五年制临床医学专业同步习题集》

出版说明

为满足全国高等教育五年制临床医学专业学生学习与复习需要，帮助医学院校学生学习、理解和记忆教材的基本内容和要点，并进行自我测试，我们组织了国内一流医学院校有丰富一线教学经验的教授级教师，以全国统一制订的教学大纲为准则，围绕临床医学教育教材的主体内容，结合他们多年的教学实践编写了《全国高等教育五年制临床医学专业精编速览》与《全国高等教育五年制临床医学专业同步习题集》两套教材辅导用书。

本教材辅导用书满足学生对专业知识结构的需求，在把握教材内容难易程度上与相关教材相呼应，编写的章节顺序安排符合教学规律，按照教案形式归纳总结，内容简洁，方便学生记忆，使学生更易掌握教材内容，更易通过考试测试。在《精编速览》中引入“重点、难点、考点”“速览导引图”“临床病案分析”，使学生轻松快速学习、理解和记忆教材内容与要点；《同步习题集》是使学生对学习效果进行检测，题型以选择题［A 型题（最佳选择题）、B 型题（共用备选答案题）、X 型题（多项选择题）］、名词解释、填空题、简答题、病例分析题为主。每道题后附有答案与解析，可以自测自查，帮助学生了解命题规律与提高解题能力。

本书可供全国高等教育五年制临床医学专业本科、专科学生和参加医学研究生入学考试的考生使用，也可直接作为医学生准备执业医师考试的模拟练习用书。

中国医药科技出版社
2019 年 3 月

《全国高等教育五年制临床医学专业教材精编速览》
《全国高等教育五年制临床医学专业同步习题集》

建设指导委员会

编 委 会

主　编　方向明　王英伟

编　委（以姓氏笔画为序）

王　云（首都医科大学附属北京朝阳医院）

王英伟（复旦大学附属华山医院）

王海云（天津市第三中心医院）

王海英（遵义医科大学附属医院）

车薛华（复旦大学附属华山医院）

方向明（浙江大学医学院）

申　乐（中国医学科学院北京协和医院）

刘学胜（安徽医科大学第一附属医院）

安海燕（北京大学人民医院）

苏振波（吉林大学中日联谊医院）

李　洪（陆军军医大学附属新桥医院）

李金宝（上海交通大学附属第一人民医院）

李慧莉（首都医科大学附属北京朝阳医院）

时鹏才（山东省千佛山医院）

吴晓丹（福建省立医院）

张加强（河南省人民医院）

张林忠（山西医科大学第二医院）

张诗海（华中科技大学同济医学院附属协和医院）

邵建林（昆明医科大学第一附属医院）

陈新忠（浙江大学医学院附属妇产科医院）

周　锦（东北国际医院）

胡双飞（杭州医学院附属浙江省人民医院）

胡智勇（浙江大学医学院附属儿童医院）

思永玉（昆明医科大学第二附属医院）

顾卫东（复旦大学附属华东医院）

黄立宁（河北医科大学第二医院）

梅　伟（华中科技大学同济医学院附属同济医院）

程宝莉（浙江大学医学院附属第一医院）

谢玉波（广西医科大学第一附属医院）

曹学照（中国医科大学附属第一医院）

曹铭辉（中山大学孙逸仙纪念医院）

戴茹萍（中南大学湘雅二医院）

魏　珂（重庆医科大学附属第一医院）

前 言

本习题集是以全国医学院校教学大纲和执业医师资格考试大纲为依据，根据全国高等教育五年制临床医学专业《麻醉学》教材大纲的基本知识及学习要点为蓝本，本着帮助学生自我回顾、巩固所学知识的目的，模拟考查每章所学知识要点，及时帮助学生测试对所学知识掌握程度而编写。内容共有35章，每章均包括习题及答案解析两大部分。这些解析性答案有助于学生理解掌握和融汇所学知识，进行回顾性复习总结。同时，本习题集的大多数题型以目前临床医学生的国家执业医师资格考试题型为主，可直接作为医学生准备执业医师资格考试的自我模拟测评参考用书。

另外，在收集、编写习题过程中，我们还参考了国内外高校、科研院所《麻醉学》课程结业考试题以及往年研究生入学考试试题，其中有些试题可能超出了普通本科生的教学大纲，但是这些试题都是在所学知识上的些许延伸，帮助学生对本领域一些重要的最新研究进展进行了解掌握，并启发学生的思维创造能力。因此，本同步习题集可以作为医学生、麻醉学相关专业的研究生入学考试的模拟测试习题使用，也可供相关专业教师作为阶段性测试参考使用。

本习题集由来自北京协和医院、浙江大学医学院、华中科技大学同济医学院附属同济医院、陆军军医大学附属新桥医院、天津市第三中心医院等全国多所高等院校、医院的，参加编写精编速览《麻醉学》一书的全体教师和麻醉科专家及学者共同编写而成，保证了所有习题和所考查的知识点与配套教材完全匹配，力求符合广大医学生边学边练，及时回顾所学内容的需求。

由于编者编写时间仓促，知识容量有限，在编写过程中难免存在一些疏漏和不足之处，恳请广大师生和读者提出宝贵意见。

编　者

2019年1月

目　录

第一章　麻醉前对病情的评估

【同步习题】

一、选择题

【A/型/题】

1. 某择期病人 DM（2 型）多年，未规律控制，空腹血糖 11mmol/L，平时生活自理，否认冠心病表现。则该病人 ASA 分级为

A. Ⅰ级　B. Ⅱ级

C. Ⅲ级　D. Ⅳ级

2. 某急诊病人近期存在不稳定型心绞痛，因“腹痛、腹胀，肠穿孔可能性大”拟急诊手术。作为值班麻醉医生，应该

A. 暂停手术，完善心脏检查

B. 开始冠心病二级预防，同时手术

C. 按照冠心病病人对待，立刻手术

D. 和外科医生沟通，请心内科医生会诊后再决定手术时机

3. 围术期单胺氧化酶抑制剂的不良反应不包括

A. 高血压危险　B. 变态反应

C. 呼吸抑制、镇静　D. 降低血压

E. 高热昏迷

4. 抑制低氧性肺血管收缩的麻醉药物有

A. 七氟烷　B. 罗库溴铵

C. 芬太尼　D. 丙泊酚

E. 吗啡

5. COPD 急性发作最常见的原因是

A. 气候变化　B. 接触香烟烟雾

C. 接触过敏原　D. 空气污染

E. 感染

6. 哮喘病人最常见的控制药物为

A. 口服激素

B. 气管扩张剂喷雾剂

C. 吸入型激素/气管扩张剂喷剂

D. 茶碱

E. 抗组胺药物

7. 重度 COPD 的肺功能诊断标准为 FEV_1/FVE

A. ≥80%　B. ≥50%

C. ≥30%　D. ≤30%

8. 某病人术前 ABG 提示：$PaO_2$90mmHg，$PaCO_2$60mmHg，可能的原因为

A. Ⅰ型呼衰

B. Ⅱ型呼衰

C. Ⅱ型呼衰，吸氧状态

D. 测定失误

9. 屏气实验结果大于下列哪项时，提示病人肺功能基本正常

A. 30 秒　B. 40 秒

C. 20 秒　D. 10 秒

10. A 型血友病病人缺乏下列哪种凝血因子

A. Ⅴ　B. Ⅶ

C. Ⅷ　D. Ⅹ

E. Ⅺ

11. 嗜铬细胞瘤病人的特征性临床表现为

A. 心悸、头痛、大汗三联

B. 阵发性心绞痛

C. 高血压

D. 低钾血症

12. 下列情况属于椎管内禁忌症的包括

A. 哮喘病人　B. 抗凝病人

C. 肥胖病人　D. 糖尿病病人

E. 控制良好的高血压病人

13. 规律血透病人拟行择期手术，术前检查不包括

A. 凝血功能　B. 血小板功能测定

C. 血常规　D. 电解质水平

E. 心电图

14. 适合肾衰竭病人的肌松药为

A. 罗库溴胺　B. 琥珀酰胆碱

C. 阿曲库胺　D. 维库溴铵

15. 甲亢病人接受择期手术，术前应该达到的状态包括

A. 甲状腺功能正常

B. 频繁大汗、心悸

C. 间断性躁狂

D. 代谢率偏高

E. 体重增加

16. 下列哪项指标可以评估病人近期血糖控制水平

A. 糖化血红蛋白水平　B. 肌酐清除率

C. 空腹血糖水平　D. 外周神经功能
E. 睡前血糖水平

17. 肢端肥大病人的首要麻醉风险为
A. 药物剂量增大　B. 骨质疏松
C. 通气及插管困难　D. 常见低血压
E. 高血糖

18. 车祸病人存在颈椎损伤，因出血性休克拟急诊手术，麻醉插管最好选择
A. 常规直接喉镜插管
B. 清醒纤支镜插管
C. 可视喉镜插管
D. 经鼻盲探插管
E. 喉罩置入

19. 纠正下列病理状态，需要特别注意纠正速度不得过快的状态为
A. 出血性休克　B. 低钠血症
C. 高钾血症　D. 低钾血症
E. 呼吸性酸中毒

20. 对于无显著冠心病及脑卒中病人而言，围术期血红蛋白水平应该保持在
A. 100g/L　B. 120g/L
C. 80g/L　D. 60g/L

21. 围术期急性等容血液稀释不适用于下列哪类病人
A. 冠心病病人　B. 肥胖病人
C. 高血压病人　D. 糖尿病病人

22. 择期病人服用阿司匹林，拟接受开颅手术，则阿司匹林的停药时间为
A. 2 天　B. 5 天
C. 凝血功能正常　D. 24 小时
E. 48 小时

【X/型/题】

23. 下列哪些特征预示困难气道
A. 既往困难插管病史
B. 肥胖
C. 睡觉打鼾
D. Mallampati 分级Ⅳ级
E. 镶牙史

24. 择期病人自述有反流性食管炎病史，麻醉过程中需要注意的事项
A. 诱导及拔管过程中预防反流和误吸
B. 手术结束后使用止吐药物
C. 补充足够容量
D. 手术过程中保持头高位

25. 下列药物术前不需要停用或者更替的有
A. 口服降糖药　B. 氯吡格雷
C. ARB 和 ACEI　D. 利尿药
E. 三环抗抑郁药

26. 关于肥厚性心肌病病人的处理，正确的有
A. 了解是否存在晕厥病史
B. 心脏超声确定是否存在梗阻表现
C. 建议心外科手术处理肥厚性病变再行择期手术
D. 了解运动耐力及运动时是否出现低血压
E. 全面的体检

27. 华法林的抗凝效果不能被下列哪些治疗拮抗
A. 新鲜冰冻血浆
B. 维生素 K
C. 凝血酶原复合物
D. 血透

28. 椎管内麻醉最常见并发症为
A. 腰背痛　B. 头痛
C. 颅内感染　D. 马尾综合征
E. 脑膜炎

29. 手术刺激导致的糖耐量降低，血糖升高的原因为
A. 胰岛素分泌障碍
B. 胰高血糖素分泌增加
C. 胰岛素抵抗
D. 儿茶酚胺分泌增加
E. 分解性代谢激素浓度升高导致葡萄糖生成/利用比率升高

二、名词解释

1. 肝脏的 Child-Pugh 分级
2. 慢性肾脏疾病（CKD）的分期

三、填空题

1. 免疫病病人常用的药物有________和________。
2. 围术期高血压定义为血压超过平常的________或者绝对值超过________mmHg。
3. 重症肌无力病人如果进行全麻，需要考虑的问题是________。

四、简答题

简述垂体瘤病人的分类以及麻醉前访视的要点。

【参考答案及解析】

一、选择题

【A/型/题】

1. C

[解析] 该病人患有系统性疾病，未进行治疗，空腹血糖水平远高于正常值。

2. D

[解析] 急诊病人原则上不能推迟手术，由于病人近期出现不稳定心绞痛症状，与外科医生沟通并确定是否有时间进行专科会诊，是比较稳妥的选择之一。如果为择期病人，应该在专科会诊后并对冠心病进行优化后再手术。

3. B

[解析] MOI 的不良反应不包括变态反应，其余选项均可能出现。

4. A

[解析] 吸入麻醉药在一定浓度下可以显著抑制低氧性肺血管收缩。

5. E

[解析] 感染为常见的 COPD 急性发作诱因。

6. C

[解析] 吸入型激素/气管扩张剂的混合药物最为常见。

7. D

[解析] 小于 30%预示严重 COPD。

8. C

[解析] 对于二型呼吸衰竭病人，吸氧时可以提高氧分压，但是 CO_2 潴留仍然存在，并且需要警惕由于吸氧浓度过高导致的呼吸功能减低。

9. A

[解析] 屏气时间超过 30 秒提示肺功能基本正常。

10. C

[解析] 在我国 A 型血友病最常见，主要原因是病人缺乏Ⅷ因子。

11. A

[解析] 因为血压的瞬时升高导致相应的临床表现。

12. B

[解析] 抗凝病人如果行椎管内穿刺，发生硬膜外血肿的风险显著增加。

13. B

[解析] 规律血透病人如果未服用抗血小板药物，则没有必要常规进行血小板功能测定。

14. C

[解析] 阿曲库胺依赖 Hoffman 代谢，肾功能对其代谢影响很小。

15. A

[解析] 甲亢病人择期手术，应该控制其甲状腺功能正常。

16. A

[解析]糖化血红蛋白水平可以反映病人近期的血糖水平。

17. C

[解析] 困难通气和插管在肢端肥大病人中常见。

18. B

[解析] 对于颈椎损伤病人，在插管过程中要谨防颈椎再次损伤。纤支镜插管可以避免该损伤。

19. B

[解析] 快速提高血纳水平可能导致中枢急性脱髓鞘改变，因此必须缓慢纠正。

20. B

[解析] 对于无冠心病及脑血管病变的病人，一般维持 Hb 在 80g/L 即可，低于该标准考虑输血。

21. A

[解析] 急性等容血液稀释可以减少病人异体血的输入，但是不适用于冠心病病人，因为有可能诱发心肌缺血。

22. B

[解析] 阿司匹林停药时间为 5～7 天，而常规凝血检查并不能评估血小板功能。

【X/型/题】

23. ABCD

[解析] 其中 C 项可能提示通气困难。肥胖病人的困难通气及插管困难风险显著增加。

24. ABD

[解析] C 项适用于一般全麻病人，其余三项是针对反流性食管炎的病人所采取的措施。

25. CD

[解析] 其余药物都需要替换或者停用，其中氯吡格雷需要停用一周，口服降糖药应该用胰岛素替换，抗抑郁药停用一周。

26. ABD

[解析] 心肌肥厚分为梗阻性和非梗阻性，梗阻性肥厚病人麻醉风险显著增加，术前应该对既往史、活动耐力以及超声结果进行全面评估，以确定手术时机并制定完善的麻醉方案。

27. CD

[解析] 华法林通过在肝脏微粒体中抑制维生素K依赖的Ⅱ/Ⅶ/Ⅸ/Ⅹ的合成，其抗凝效果可以被维生素K拮抗，新鲜冰冻血浆可以补充被抑制的凝血因子，因此也可以一定程度上拮抗其效应。

28. AB

[解析] 椎管内麻醉的常见并发症为腰痛，以及穿破硬脊膜后导致的头痛。

29. BDE

[解析] 机体在应激状态时，分解性激素水平大于合成激素水平（胰岛素），从而导致血糖升高。

二、名词解释

1. 是临床上常用的肝功能评估。根据病人的下列五项临床指标：肝性脑病、腹水、凝血时间、白蛋白水平、总胆红素水平进行评分，最后得出总分。分值越高，手术风险越高，预后越差。
2. 根据GFR水平（ml/min）将肾脏病病人进行分期。其中如果GFR＞90ml/min，则为1期；GFR如果处于60～89ml/min，则为2期；30～59ml/min，为3期；15～29ml/min为4期；＜15ml/min则为5期，肾衰竭期。

三、填空题

1. 激素；免疫抑制剂。
2. 20%；160/90
3. 肌松药的选择和手术后延迟拔管。

四、简答题

垂体瘤可以分为有功能型和无功能型。对于无功能型的垂体瘤病人，往往因为肿瘤的占位效应而需要手术治疗，此类病人的术前评估及访视和普通病人一致。对于有功能的垂体瘤，包括泌乳素瘤、生长激素和Cushing类型的病人，则有不同的特点。泌乳素瘤病人一般来说可以通过服药控制，术前访视和普通病人无异。对于生长激素性，如果为成年后的病人，则表现为肢端肥大症，面容的特殊改变，是困难通气以及困难插管的高危因素，病人往往存在OSAS表现，在麻醉诱导以及插管时需要准备完善，按照困难气道处理。对于Cushing病人，由于肾上腺皮质激素的作用，病人会出现满月脸、水牛背、骨质疏松等，在术前访视时重点评估气道情况，在围术期进行搬动时需要轻柔，手术以后需要及时补充激素。

（何　凯　申　乐）

第二章　麻醉前准备与麻醉前用药

【同步习题】

一、选择题

【A/型/题】

1. 目前一般推荐严重高血压病人麻醉前允许血压控制在
A. 200/110mmHg 以下
B. 190/115mmHg 以下
C. 180/110mmHg 以下
D. 170/115mmHg 以下
E. 160/100mmHg 以下

2. 择期手术术前有急性呼吸道感染，应在感染控制后多长时间再安排手术
A. 1 周后　B. 2 周后
C. 3 周后　D. 4 周后
E. 5 周后

3. 急性脑梗死后再行择期手术应推迟
A. 1～2 周　B. 2～4 周
C. 4～6 周　D. 6～8 周
E. 8～10 周

4. 对于糖尿病病人，择期手术应控制空腹血糖最高不应超过
A. 6.1mmol/L　B. 7.2mmol/L
C. 8.3mmol/L　D. 11.1mmol/L
E. 12.2mmol/L

5. 根据 Child-Pugh 肝功能不全评估分级，中度肝功能不全分值为
A. 5～6 分　B. 6～7 分
C. 7～8 分　D. 7～9 分
E. 7～10 分

6. 肾衰竭病人行择期手术，需要在透析后多长时间安排手术
A. 4 小时内　B. 8 小时内
C. 12 小时内　D. 24 小时内
E. 48 小时内

7. 一般成人择期手术要求血红蛋白和血小板的最低标准为
A. Hb＞100g/L，PLT＞100×10^9/L
B. Hb＞90g/L，PLT＞80×10^9/L
C. Hb＞80g/L，PLT＞50×10^9/L
D. Hb＞70g/L，PLT＞40×10^9/L
E. 以上都不对

8. 长期服用阿司匹林病人，择期手术一般需停药多长时间
A. 1～2 周　B. 2～4 周
C. 4～6 周　D. 6～8 周
E. 8～10 周

9. 服用华法林病人，择期手术一般需停药多长时间
A. 1～2 天　B. 2～4 天
C. 3～5 天　D. 6～8 天
E. 8～10 天

10. 下列麻醉前对病人精神方面的准备不正确的是
A. 解除病人和家属对麻醉手术的恐惧、焦虑，增强病人的信心
B. 适当介绍所选麻醉用于该病人的优点、麻醉过程、可靠的安全性和安全措施
C. 指导病人如何配合，同时耐心听取并合理解答病人及家属提出的问题
D. 对病人多加关心和鼓励以取得病人的理解、信任和合作
E. 对于过度紧张而难以自控者，应停止手术

11. 所有年龄病人术前 2 小时可饮清液，不包括
A. 饮用水　B. 糖水
C. 清茶　D. 母乳
E. 苏打饮料

12. 以下均应视作“饱胃”病人，不包括
A. 严重创伤　B. 急腹症病人
C. 产妇　D. 禁食时间不足
E. 以上都不对

13. 在气管插管前进行面罩正压通气，为防止胃反流误吸而采用 Sellick 手法，正确的做法是
A. 压迫甲状软骨　B. 压迫环状软骨
C. 压迫腹部　D. 压迫气管
E. 压迫舌骨

14. 麻醉选择时需要考虑的病人情况不包括
A. 年龄　B. 性别
C. 情绪和合作程度　D. 病人意愿

E. 重要脏器功能

15. 麻醉选择时需要考虑的手术方面因素不包括
A. 手术部位　B. 手术方式
C. 术者年龄　D. 术者技术水平
E. 手术体位

16. 麻醉选择时需要考虑的麻醉方面因素不包括
A. 麻醉者的业务水平
B. 麻醉者经验和习惯
C. 麻醉设备
D. 麻醉药品
E. 以上都不对

17. 麻醉前用药的目的是
A. 镇静
B. 镇痛
C. 预防和减少某些毒麻药的副作用
D. 降低基础代谢和神经反射的应激性
E. 以上都对

18. 在麻醉前用药中，能引起顺行性遗忘的药物是
A. 咪达唑仑　B. 异丙嗪
C. 美沙酮　D. 戊巴比妥
E. 格隆溴铵

19. 在麻醉前用药中，口服比肌内注射生物利用度高的药物是
A. 格隆溴铵　B. 苯巴比妥钠
C. 西咪替丁　D. 地西泮
E. 哌替啶

20. 在麻醉前常用药镇静安定药中，可出现锥体外系症状的是
A. 地西泮　B. 咪达唑仑
C. 氟哌利多　D. 氟硝西泮
E. 异丙嗪

21. 在麻醉前用药中，提高痛阈最显著且有明显镇静作用的是
A. 咪达唑仑　B. 吗啡
C. 苯巴比妥　D. 东莨菪碱
E. 格隆溴铵

22. 出现下列哪种情况时，麻醉前用药用东莨菪碱替代阿托品
A. 心动过缓　B. 限制性通气障碍
C. 明显心肌缺血　D. 低钾血症
E. 高龄

23. 在麻醉前用药中，对心率影响最小的抗胆碱药是
A. 阿托品　B. 格隆溴铵
C. 东莨菪碱　D. 戊乙奎醚
E. 山莨菪碱

24. 西咪替丁能增强某些药物的药效，不包括
A. 地西泮　B. 苯妥英钠
C. 普萘洛尔　D. 华法林
E. 以上都不对

25. 一般麻醉前用药时间在麻醉前
A. 10～15 分钟　B. 15～30 分钟
C. 30～60 分钟　D. 45～60 分钟
E. 以上都不对

26. 在麻醉前用药中，需酌情减少镇静安定药、中枢性镇痛药等抑制性药物剂量者包括
A. 一般情况差、年老体弱
B. 休克
C. 甲状腺功能减退
D. 恶病质
E. 情绪紧张或激动

27. 在麻醉前用药中，禁用和慎用中枢性镇痛药者包括
A. 呼吸功能不全　B. 呼吸道梗阻
C. 颅内压增高　D. 临产妇
E. 以上都对

28. 在麻醉前用药中，宜不用或少用抗胆碱药的情况，不包括
A. 病人有心动过缓
B. 病人有心动过速
C. 甲状腺功能亢进者
D. 高热者
E. 气候炎热或室温过高

29. 全身麻醉的设备用具一般应包括
A. 适用的麻醉机及相应气源
B. 气管和支气管内插管用具、听诊器
C. 口咽和鼻咽通气道
D. 吸引装置和监测生命体征的监护仪
E. 以上都对

30. 病人入手术室后核对病人的基本情况，内容不包括
A. 姓名、性别、年龄
B. 床号、住院号
C. 病人身高
D. 拟实施手术
E. 手术部位

31. 对于甲状腺功能亢进病人，麻醉前准备不正确的是
A. 血中 T_3、T_4 水平正常
B. 心动过速、多汗症状明显改善
C. 体重增加
D. 基础代谢率 30%

E. 情绪稳定

32. 甲亢手术当晚病人体温升至 39℃，且有继续上升的趋势，心率增快至 125 次/分，伴有大汗淋漓。应首先怀疑病人发生了

A. 急性肾上腺皮质功能减退危象

B. 甲状腺功能亢进危象

C. 菌血症

D. 高渗性非酮症高血糖昏迷

E. 过敏反应

【B/型/题】

A. 苯二氮䓬类　　B. 丁酰苯类

C. 吩噻嗪类　　D. 催眠药

E. 抗胆碱药

下列麻醉前常用药物各属于哪一类

33. 异丙嗪属于

34. 戊乙奎醚属于

35. 地西泮属于

36. 氟哌利多属于

37. 苯巴比妥属于

A. 地西泮　　B. 西咪替丁

C. 甲氧氯普胺　　D. 吗啡

E. 东莨菪碱

38. 有助于预防误吸的麻醉前用药是

39. 不宜肌内注射而通常采用口服的麻醉前用药是

40. 肠梗阻病人常用的麻醉前用药是

【X/型/题】

41. 麻醉前改善病人的全身情况，具体内容包括

A. 改善病人的营养状况

B. 纠正严重贫血、水电解质紊乱和低蛋白血症

C. 停止吸烟

D. 增强体力

E. 练习深呼吸、改善心肺储备功能

42. 高血压病人手术前持续使用至手术当天的抗高血压药是

A. 中枢性降压药　　B. β 受体阻断药

C. 钙拮抗药　　D. 硝酸酯类药

E. 血管紧张素转化酶抑制剂

43. 术前不建议使用阿托品的病人有

A. 心动过速　　B. 甲状腺功能亢进

C. 高热　　D. 青光眼

E. 以上都不是

44. 麻醉前用药苯二氮䓬类的作用包括

A. 镇静、催眠、抗焦虑、抗惊厥

B. 中枢性肌肉松弛

C. 逆行性遗忘作用

D. 镇痛作用

E. 可增强麻醉性镇痛药或全身麻醉药的作用

二、名词解释

1. 麻醉性镇痛药

2. 阿片类物质

三、填空题

1. 麻醉前的常用药物有________、________、________、________、________。

2. 麻醉选择应结合________、________和________等因素综合考虑。

3. 麻醉前病人体格方面的准备主要有________、________、________、________、________。

4. 择期手术常规排空胃，严格执行麻醉前禁食、禁饮的要求：所有病人术前________小时可饮清液；新生儿、婴幼儿禁母乳至少________小时；禁食易消化固体食物、含脂肪较少的食物、牛奶、配方乳等非人乳至少________小时；禁食肉类、油煎制品等含脂肪较高的食物至少________小时。

5. 麻醉科医师在任何地点实施任何麻醉前，都应与________、________共同执行手术安全核查制度。

四、简答题

1. 麻醉前准备的目的和任务？

2. 麻醉前用药的目的？

3. 麻醉前用药的注意事项？

五、病例分析题

病人男，70 岁。拟行甲状腺腺瘤切除术。除偶有胸闷外，无其他特殊病史，吸烟史 40 年。BP 145/75mmHg，HR 99 次/分。术前检查：Hb 115g/L，WBC 9.5×10^9/L，ECG 示Ⅱ、Ⅲ、aVF 导联 ST 段下移超过 0.05mV。

1. 麻醉前用药最 vb 选用

A. 苯巴比妥钠+阿托品

B. 地西泮+戊乙奎醚

C. 哌替啶+阿托品

D. 吗啡+东莨菪碱

E. 地西泮+阿托品

2. 该病人术前禁烟至少需多长时间才有意义

A. 1～2 周　　B. 2～4 周

C. 4～6 周　　D. 6～8 周

E. 8 周以上

病人,男，26 岁，65kg。因“车祸伤及腹部 2 小时”

入院。入院查体病人呼吸急促、烦躁不安、面色苍白，HB 86/50mmHg，HR 120 次/分，脉搏细速，双肺呼吸音对称、稍粗，腹肌紧张，全腹压痛反跳痛明显，右下腹穿刺抽出不凝血。

3. 处理措施首先考虑

A. 拍胸片　B. 立即手术

C. 抗休克治疗　D. 腹部 B 超

E. 立即将血压升高到正常水平

4. 该病人的麻醉首选

A. 局麻　B. 硬膜外麻醉

C. 腰麻　D. 神经阻滞麻醉

E. 气管内插管全身麻醉

5. 该病人麻醉诱导，为防止误吸，可采取

A. 预先使用 H_2 受体拮抗药

B. 预先诱发呕吐

C. 表面麻醉清醒气管插管

D. 压迫环状软骨法

E. 慢性诱导气管插管

【参考答案及解析】

一、选择题

【A/型/题】

1. C

[解析]一般推荐严重高血压病人（收缩压＞200mmHg，舒张压＞115mmHg）推迟择期手术，直至血压降至 180/110mmHg 以下。

2. A

[解析] 急性呼吸道感染者，择期手术应暂停，感染得到充分控制一周后再安排手术。

3. C

[解析]急性脑梗死后应推迟 4～6 周再行择期手术，等待梗死周边缺血区已消失的自动调节功能有所恢复。

4. D

[解析] 糖尿病病人，择期手术控制空腹血糖在 8.3mmol/L 以下，最好在 6.1～7.2mmol/L 之间，最高不超过 11.1mmol/L，尿糖（+/–），尿酮体阴性。

5. D

[解析]根据 Child-Pugh 肝功能不全评估分级，总分 5～6 分者为轻度肝功能不全（A 级）；7～9 分为中度（B 级）；10 分以上为重度（C 级）。

6. D

[解析] 随着医疗技术得提高，肾衰竭已经不是择期手术的禁忌，透析应在计划手术 24 小时内进行。

7. C

[解析] 成人择期手术血红蛋白＞80g/L；血小板＞50×10^9/L。

8. A

[解析] 阿司匹林是血小板抑制剂，由于其抑制作用不可逆，一般需停药 1～2 周待新生的血小板发挥作用，以免术中可能出现的难以控制的出血。

9. C

[解析] 华法林为维生素 K 抑制剂，术前需停 3～5 天，必要时加用维生素 K。

10. E

[解析] 对于过度紧张而难以自控者，应以药物配合治疗。

11. D

[解析] 新生儿、婴幼儿禁母乳至少 4 小时。

12. E

[解析] 对于严重创伤、急腹症病人、产妇及禁食时间不足或虽距末餐进食已超过 8 小时，由于胃排空延迟，均视为“饱胃”病人。

13. B

[解析]Sellick 手法是用拇指和示指紧紧压住环状软骨，可有效地压迫和阻塞食管，减少胃内容物被动反流进入咽部的危险，并能使声门向后移位易于在气管喉镜下暴露。

14. B

[解析] 麻醉选择时考虑病人的情况包括年龄、拟行手术治疗的疾病及其并发症的严重程度、重要脏器功能、情绪与合作程度、病人意愿等。

15. C

[解析] 麻醉选择时手术方面的考虑包括手术部位、方式、体位、术者的特殊要求与技术水平等。

16. E

[解析] 麻醉选择时麻醉方面的考虑包括麻醉者的业务水平、经验或习惯、麻醉设备和药品方面的条件等。

17. E

[解析] 麻醉前用药的目的①镇静：消除病人对手术的恐惧、紧张、焦虑情绪，使病人情绪安定、合作，产生必要的遗忘。②镇痛：提高病人痛域，增强麻醉效果，减少麻药用量，缓解术前和麻醉前操作引起的疼

痛。③预防和减少某些麻醉药的副作用如呼吸道分泌物增加，局麻药的毒性反应等。④降低基础代谢和神经反射的应激性 调整自主神经功能，消除或避免不利的神经反射活动。⑤其他：减少胃液容量和酸度、镇吐，预防和对抗过敏反应。总的目的是通过以上相应用药使麻醉过程舒适平稳。

18. A

[解析] 咪达唑仑具有镇静、催眠、抗焦虑、抗惊厥、中枢性肌肉松弛及顺行性遗忘作用。

19. D

[解析] 地西泮在进行肌内注射时因注射部位疼痛和吸收不佳而多采用口服给药，口服给药利用度高于肌内注射，且吸收快。

20. C

[解析] 氟哌利多具有较强的镇静、安定、抗焦虑和止吐作用，有轻度的α肾上腺素受体拮抗作用，静脉用药时可降低血压，并可出现锥体外系症状。

21. B

[解析] 吗啡具有较强的镇痛作用，能提高痛阈，还有明显的镇静作用，与全身麻醉药有协同作用，作为辅助药可改善其他麻醉效果，或用于术后镇痛。

22. C

[解析] 在扩瞳、抑制腺体分泌和中枢镇静方面，东莨菪碱作用强于阿托品；而在抑制迷走神经作用方面，阿托品更强，在心脏病病人需要抗胆碱药时一般均用东莨菪碱而不用阿托品。

23. D

[解析] 戊乙奎醚选择性地作用于 M_1、M_3 受体，对 M_2 受体作用较弱或不明显，对心脏无明显影响，不增快心率。

24. E

[解析] 西咪替丁有抑制细胞色素 P_{450} 的作用，能干扰其他药物在肝中的代谢，使地西泮、咪达唑仑、苯妥英钠、苯巴比妥、普萘洛尔、茶碱、华法林等药物的药效增强。

25. C

[解析] 传统的用药方式一般在病房内给药，一般在麻醉前 30～60 分钟肌内注射。

26. E

[解析] 需酌情减少抑制性药物剂量者：一般情况差、年老体弱、恶病质、休克、甲状腺功能减退等；1 岁以下婴儿一般不用。需酌情增加抑制性药物剂量者：年轻体壮、情绪紧张或激动、甲状腺功能亢进等。

27. E

[解析] 禁用和慎用中枢性镇痛药者：呼吸功能不全、呼吸道梗阻、颅内压增高等禁用。对临产妇最好不用，如必须用，应考虑胎儿的娩出时间，用哌替啶以在胎儿娩出前 1 小时以内或 4 小时以上为宜。口服和肌注吗啡禁用于临产妇。

28. A

[解析] 抗胆碱药剂量宜较大者：使用硫喷托纳、氯胺酮、羟丁酸钠、氟烷等麻醉药或作椎管内麻醉，或病人原有心动过缓，或需借助于东莨菪碱的镇静作用。小儿腺体分泌旺盛，按体重计算其剂量较成人用量为大。宜不用或少用抗胆碱药者：病人有心动过速、甲状腺功能亢进、高热等疾病，气候炎热或室温过高。

29. E

[解析] 全身麻醉的设备用具包括：适用的麻醉机及相应气源；气管和支气管内插管用具、听诊器；口咽和鼻咽通气道；吸引装置；监测生命体征的监护仪；其他如液体、微量输液泵、套管针等；常用的麻醉药和肌肉松弛药、心血管药物和其他急救用药等。

30. C

[解析] 麻醉科医师在任何地点实施任何麻醉前，都应与手术医生、手术护士共同执行手术安全核查制度。首先核对病人的基本情况，包括姓名、病室、床号、住院号、性别、年龄、拟实施手术及部位、确定病人及病历无误。

【B/型/题】

31. D；32. B

[解析] 甲状腺功能亢进病人，麻醉前准备的关键在于手术前控制病情，有效降低基础代谢率、防止术中、术后甲状腺危象的发生。甲亢危象的典型临床表现为高热、心动过速、大汗淋漓、呕吐、腹泻、谵妄、昏迷等。当甲亢患者围术期发生体温迅速升高、心率明显增快、大汗等表现时，应高度怀疑甲亢危象的可能。

33. C；34. E；35. A；36. C；37. D；38. B；39. A；40. C

[解析] 西咪替丁是 H_2 受体拮抗剂，减少胃酸分泌，对有反流症状或种树神经系统抑制的患者有助于预防误吸；地西泮在进行肌内注射时因注射部位疼痛和吸收不佳而多采用口服给药，口服给药利用度高于肌内注射；甲氧氯普胺因可增加逆行性蠕动而禁用于肠梗阻病人。

【X/型/题】

41. ABCDE

[解析] 麻醉前应尽力改善病人状况，纠正生理功能紊乱和治疗合并的内科疾病，使病人各脏器功能处于较

好的状态，增强对麻醉和手术的耐受力。具体内容如下：改善病人的营养状况；纠正严重贫血、水电解质紊乱和低蛋白血症；停止吸烟；增强体力；练习深呼吸、改善心肺储备功能等。

42. BCD

[解析]一般推荐严重高血压病人（收缩压＞200mmHg，舒张压＞115mmHg）推迟择期手术，直至血压降至180/110mmHg 以下。选择抗高血压药物时，避免使用中枢性降压药和血管紧张素转化酶抑制剂，以免麻醉期间发生顽固性低血压和心动过缓，其他降压药可用至手术当天，避免因停药而发生血压剧烈波动。

43. ABCD

[解析] 宜不用或少用抗胆碱药者：病人有心动过速、甲状腺功能亢进、高热等疾病，气候炎热或室温过高。阿托品禁用于青光眼病人。

44. ABE

[解析] 苯二氮草类具有镇静、催眠、抗焦虑、抗惊厥、中枢性肌肉松弛及顺行性遗忘作用，不具有镇痛作用，但可增强麻醉性镇痛药或全身麻醉药的作用，剂量偏大时可引起躁动、谵妄、兴奋等反常反应。

二、名词解释

1. 麻醉性镇痛药也称中枢性镇痛药，由于这类药都是阿片生物碱或其半合成的衍生物，常称之为阿片类药物。
2. 能与阿片受体结合并能产生不同程度激动效应的天然或合成的物质。

三、填空题

1. 镇静安定药；催眠药；麻醉性镇痛药；抗胆碱药；H_2组胺受体拮抗药
2. 病人的情况；手术方面；麻醉方面
3. 改善病人的全身情况；积极治疗内科疾病；既往治疗用药的准备；严格执行麻醉前的禁食、禁饮；饱胃的处理
4. 2；4；6；8
5. 手术医生；手术护士

四、简答题

1. （1）目的：使病人在体格和精神两方面处于可能达到的最佳状态，以增强病人对麻醉和手术的耐受力，提高病人在麻醉中的安全性，避免麻醉意外的发生，减少麻醉后的并发症。

   （2）任务：①做好病人体格和精神方面的准备。②给予病人恰当的麻醉前用药。③做好麻醉用具、设备、检测仪器和药品（包括急救药品和设备）等的准备。
2. ①镇静：消除病人对手术的恐惧、紧张、焦虑情绪，使病人情绪安定、合作，产生必要的遗忘。②镇痛：提高病人痛域，增强麻醉效果，减少麻药用量，缓解术前和麻醉前操作引起的疼痛。③预防和减少某些麻醉药的副作用：如呼吸道分泌物增加，局麻药的毒性反应等。④降低基础代谢和神经反射的应激性：调整自主神经功能，消除或避免不利的神经反射活动。⑤其他：减少胃液容量和酸度、镇吐，预防和对抗过敏反应。总的目的是通过以上相应用药使麻醉过程舒适平稳。
3. ①需酌情减少抑制性药物剂量者：一般情况差、年老体弱、恶病质、休克、甲状腺功能减退等；1 岁以下婴儿一般不用。②需酌情增加抑制性药物剂量者：年轻体壮、情绪紧张或激动、甲状腺功能亢进等。③禁用和慎用中枢性镇痛药者：呼吸功能不全、呼吸道梗阻、颅内压等禁用。对临产妇最好不用，如必须用，应考虑胎儿的娩出时间，用哌替啶以在胎儿娩出前 1 小时以内或 4 小时以上为宜。口服和肌注吗啡禁用于临产妇。④抗胆碱药剂量宜较大者：使用硫喷托纳、氯胺酮、羟丁酸钠、氟烷等麻醉药或作椎管内麻醉，或病人原有心动过缓，或需借助于东莨菪碱的镇静作用。小儿腺体分泌旺盛，按体重计算其剂量较成人用量为大。⑤宜不用或少用抗胆碱药者：病人有心动过速、甲状腺功能亢进、高热等疾病，气候炎热或室温过高。⑥多种麻醉前用药复合应用时，应根据药物的作用相应调整剂量。⑦对于急症病人，必须时以经静脉用药为宜。

五、病例分析题

1. B

[解析] 老年人对镇静、催眠药的反应性明显增高，容易出现呼吸抑制，应减量慎重使用，一般选用苯二氮草类药，少用巴比妥类药。老年人迷走神经张力明显增高，麻醉前给予阿托品有利于麻醉的实施，如果心率过快，有明显心肌缺血时应避免使用，可以使用戊乙奎醚，因为其对心脏作用不明显，不出现心率增快。

2. B

[解析] 术前停止吸烟至少 2 周，并进行呼吸功能训练，才可以明显减轻气道的高反应性，减少气道的分泌物。

3. BC

[解析] 对于急症大出血病人，不进行手术难以较好的纠正休克甚至危及病人生命，在情况紧迫时，可以边纠正休克边进行麻醉和手术。

4. E

[解析] 病人创伤严重，手术需要探查和处理的范围较广，局麻和神经阻滞麻醉难以胜任，休克病人是腰麻

的绝对禁忌证和硬膜外麻醉的相对禁忌证。因此，气管内插管全身麻醉最为适宜。

5. ACD

［**解析**］对于严重创伤、急腹症病人、产妇及禁食时间不足或虽距末餐进食已超过 8 小时，由于胃排空延迟，均视为“饱胃”病人。对于此类病人的处理措施：全麻时可采用“清醒气管内插管”；如考虑快速诱导气管内插管，可将环状软骨压向食管；麻醉前留置胃管适当减少为内容物；术前应用止吐药、抑酸药，准备透明面罩和吸引装置，调整体位等。患者处于休克状态，预先诱发呕吐仍有误吸可能。慢诱导气管插管，其过程较长预防误吸难度明显加大。

（马　纪　王海云）

第三章　气管和支气管内插管

【同步习题】

一、选择题

【A/型/题】

1. 气管内插管套囊压力过高，充气时间过长，易导致
   A. 气管插管滑落
   B. 气道漏气
   C. 气道黏膜溃疡坏死
   D. 气道阻塞
   E. 咳嗽反射
2. 经口气管插管的适应证为
   A. 上呼吸道梗阻　　B. 呼吸衰竭
   C. 气道分泌物潴留　　D. 实施机械通气
   E. 以上都是
3. 下列哪项不能提示困难插管
   A. 张口度小于 2.5cm
   B. 甲颏距离短于 3cm
   C. 肥胖病人
   D. Mallampati 气道分级 I 级
   E. 颈椎后仰小于 80°
4. 困难气道气管插管首选且最有效的方法是
   A. 经口盲探插管　　B. 经鼻盲探插管
   C. 逆行引导插管　　D. 顺行引导插管
   E. 经纤支镜引导插管
5. 下列说法不正确的是
   A. 套囊是气管导管的防漏装置，为避免漏气，套囊内注气应越多越好
   B. 成年男性通常选 ID 8.0 的气管导管
   C. 成年女性通常选 ID 7.0 的气管导管
   D. 弯喉镜片沿舌背置入会厌谷，不刺激喉上神经，很少出现喉痉挛
   E. 直喉镜片需挑起会厌，刺激大，操作稍难
6. 下列哪项不是经鼻插管的适应证
   A. 口腔内手术
   B. 有解剖畸形或上起到有病不能直接窥喉者
   C. 开胸手术
   D. 术后需长时间机械通气者
   E. 困难气管内插管
7. 全麻快速诱导气管内插管最常用的肌松药是
   A. 阿曲库铵　　B. 维库溴铵
   C. 琥珀胆碱　　D. 泮库溴铵
   E. 哌库溴铵
8. 喉头的位置相当于
   A. C_3　　B. C_4
   C. C_5　　D. C_6
   E. $C_{4\text{-}6}$
9. 临床上目前最常用的气管导管标号是
   A. 法制（F）标号
   B. 内径（ID）标号
   C. 外径（ED）标号
   D. 长度（L）标志
   E. 以 00-10Magil 专利标号
10. 经鼻比经口气管插管深
    A. 1cm　　B. 2～3cm
    C. 4cm　　D. 5cm
    E. 6cm
10. 发育正常 4 岁小儿经口气管插管，导管号选
    A. 2～3ID　　B. 3.5～4.0ID
    C. 4.5～5.5ID　　D. 6.0～7.0ID
    E. 7.5ID
11. 下列有关导管气囊充气的描述，正确的是
    A. 充气 2～3ml　　B. 充气 4～5ml
    C. 充气 6～7ml　　D. 充气 8～9ml
    E. 充气到吸气呼气刚好不漏气为准
12. 择期全麻气管插管的绝对禁忌证是
    A. 急性喉水肿　　B. 气管内肿瘤
    C. 凝血功能障碍　　D. 喉返神经麻痹
    E. 颅内高压
13. 关于全麻前给抗胆碱药的目的，下列哪项是正确的
    A. 镇静
    B. 提高痛阈
    C. 防止插管困难时反复插管分泌物过多
    D. 促进胃排空
    E. 扩张支气管
14. 消除咽喉反射的麻醉深度为
    A. 麻醉 I 期　　B. 麻醉 Ⅱ 期

C. 麻醉Ⅲ期1级　　D. 麻醉Ⅲ期2级
E. 麻醉Ⅲ期3级

15. 经鼻插管前鼻腔滴入3%麻黄碱的目的
A. 局部麻醉　　B. 润滑鼻腔
C. 收缩鼻黏膜血管　　D. 预防诱导时低血压
E. 预防感染

16. 为预防吸痰、拔管时的呛咳反应，宜选
A. 硫喷妥钠 5mg/kg 静脉推注
B. 利多卡因 1.5mg/kg 静脉推注
C. 芬太尼 2μg/kg 静脉推注
D. 氯胺酮 2mg/kg 静脉推注
E. 琥珀胆碱 1.5mg/kg 静脉推注

17. 气管内一次吸痰时间应限制在
A. 2秒以内　　B. 5秒以内
C. 10秒以内　　D. 20秒以内
E. 30秒以内

18. 快速诱导气管插管时静注利多卡因的主要目的是
A. 抑制心率升高　　B. 抑制血压升高
C. 抑制颅内压升高　　D. 抑制呛咳反应
E. 加深麻醉

19. 引起气管插管心血管反应的主要是以下哪项激素
A. ACTH　　B. 皮质醇
C. 心钠素　　D. 去甲肾上腺素
E. 肾上腺素

20. 判断气管导管误入食管的最佳方法是
A. SpO_2 下降　　B. 手控通气阻力大
C. 通气时腹部隆起　　D. 听诊
E. 呼气末二氧化碳曲线消失

21. 显露声门的第一标志是
A. 会厌　　B. 门齿
C. 悬雍垂　　D. 咽后壁
E. 声带

22. 按 Steward 苏醒评分，病人必须达以下哪项才能送回病房
A. 1分　　B. 2分
C. 3分　　D. 4分
E. 5分

23. 上呼吸道三轴线是
A. 口腔至咽前壁的连线，咽前壁至喉头的连线，喉头至气管上段的连线
B. 口腔至咽前壁的连线，咽后壁至喉头的连线，喉头至气管上段的连线
C. 口腔至咽后壁的连线，咽后壁至喉头的连线，喉头至气管的连线
D. 口腔至咽后壁的连线，咽后壁至喉头的连线，喉头至气管上段的连线
E. 口腔至咽后壁的连线，咽前壁至后头的连线，喉头至气管上段的连线

24. 经鼻气管插管时，最易发生曲折的部位是
A. 鼻前庭　　B. 下鼻道
C. 中鼻道　　D. 鼻后孔
E. 鼻咽部

25. 单侧支气管气管插管后摆体位时，要注意
A. 保持呼吸道压力不变
B. 保持呼吸音不变
C. 保持头颈部与胸廓之间位置不变
D. 吸除呼吸道分泌物
E. 保持循环稳定

26. 国内1万例麻醉期间死亡的原因中，完全由麻醉引起的
A. 0.5～1例　　B. 1～2例
C. 3～4例　　D. 5～6例
E. 7～8例

27. 下列哪项与双腔气管导管的特点不符
A. 可使左右总支气管的通气暂时隔开
B. 可仅用健侧管长时间实施麻醉和通气
C. 可随时分别吸除其中的分泌物
D. 可按需将患侧管敞开以引流肺内分泌物
E. 可按需对两侧肺进行不同方式的通气

28. 支配会厌的神经是
A. 舌咽神经　　B. 迷走神经
C. 三叉神经　　D. 副神经
E. 舌咽神经和迷走神经

29. 病人，56岁，身高170cm，体重95kg，饱胃、急症手术，以下哪种诱导插管法不当
A. 清醒表麻经口明视下插管
B. 清醒表麻经鼻盲探插管
C. 全麻快诱导插管
D. 清醒、健忘、镇痛下插管
E. 清醒表麻经鼻明视下插管

30. 患儿，7岁，体重18kg，因“腹痛、发热、频繁呕吐伴少尿 2 天”入院，体格检查：T 38.5℃，BP 105/65mmHg，HR 124次/分，表情淡漠、反应迟钝、呈嗜睡状；皮肤张力低、舌唇黏膜干燥。影像学检查与临床诊断：胆总管囊肿伴感染，逆行肝胆内引流术。进行气管插管全麻，以下说法错误的是
A. 婴儿喉头位置高，位于第5～6颈椎平面
B. 婴儿喉头最狭窄部位在环状软骨处

C. 6岁以后儿童，喉头最狭窄处在声门

D. 导管内径=年龄/4+4

E. 该患儿不可用喉罩通气

【B/型/题】

A. 90°～160° B. 100°～140°

C. 4～5cm D. 6.5～8cm

E. 6～7cm

31. 正常张口度为

32. 正常甲颏距离为

33. 正常头颈伸曲范围为

A. 经鼻盲探气管插管

B. 清醒气管插管

C. 半清醒气管插管

D. 右侧支气管插管

E. 经气管造口插管

34. 气管不全梗阻者宜选

35. 张口困难者宜选

36. 巨大咽后壁脓肿者宜选

37. 情绪紧张的高龄者宜选

38. 左侧支气管肿瘤者宜选

A. 28～32cm B. 13～15cm

C. 10～14cm D. 5cm

E. 2cm F. 25° 角

G. 50° 角

39. 成人门齿距隆突长

40. 成人左总支气管长

41. 成人右总支气管长

42. 成人左总支气管与气管夹角

43. 成人右总支气管与气管夹角

【X/型/题】

44. 气管内插管的并发症包括

A. 牙齿及口腔软组织损伤

B. 高血压

C. 心律失常

D. 喉、支气管痉挛

E. 喉或声门下水肿

45. 饱胃或困难插管者术毕拔管指征有

A. 意识完全清醒

B. 自主呼吸空气下 SpO_2 与术前水平持平

C. 自主抬头坚持时间大于5秒

D. 吞咽、呛咳反射正常

E. 潮气量＞7ml/kg

46. 气管插管心血管反应出现时下列那些激素水平升高

A. ACTH B. 胰岛素

C. 5-羟色胺 D. 去甲肾上腺素

E. 心钠素

47. 某男，49岁，双侧鼻孔充满鼻息肉，拟咋全麻下鼻息肉摘除术，请问哪些麻醉诱导方法不当

A. 常规快速诱导

B. 放入口咽通气道

C. 清醒、表麻下慢诱导

D. 全凭吸入诱导

E. 诱导后不气管插管

二、名词解释

1. 支气管插管

2. 困难气道

三、填空题

1. 经口气管插管规格选择男性 ID________；女性 ID________。

2. 如2分钟内未能插入气管插管者，应加压面罩给氧________分钟后再行气管插管。

3. 插管时导管插入气管内的距离成人为________cm；导管尖端距离门齿的距离为________cm。

4. 正常张口度约为________，若张口度小于________预示窥喉困难

5. 根据插管径路的不同将气管内插管分为________、________；根据插管时是否显露声门可将气管内插管分为________、________。

四、简答题

1. 简述气管插管的适应证与禁忌证。

2. 简述拔管指征。

3. 紧急通气技术包括哪些？

五、病例分析题

病人，女性，60岁，体重45kg，因“食管癌”拟在气管内插管全麻下行食道癌根治术，术前查体：病人神志清楚，张口困难，张口仅1.5cm，牙龈萎缩，装有全口固定瓷釉牙和假牙。

1. 请根据插管的途径简述气管内插管的方法。你准备对病人选用哪一种气管内插管方法？

2. 为需插管全麻的病人选择气管导管时，应根据哪些因素进行导管口径及长度的选择？参考依据有哪些？

3. 气管插管时常规病人安置的头位是什么？简述头位与口、咽、喉之间的关系。

【参考答案及解析】

一、选择题

【A/型/题】

1. C

[解析] 套囊压力应控制在20mmHg以下，压力过大会造成气管表面黏膜血流量减少，造成局部缺血和黏膜损伤。

2. E

[解析] 经口气管插管适应证包括：全身麻醉、呼吸困难的治疗和心肺复苏等。

3. D

[解析] Mallampati 分级Ⅲ级以上提示困难插管。

4. E

[解析] 纤支镜引导插管适用于无法显露声门、插管困难的病例。

5. A

[解析] 套囊压力应控制在20mmHg以下，压力过大会造成气管表面黏膜血流量减少，造成局部缺血和黏膜损伤。

6. C

[解析] 开胸手术的病人可以进行经鼻插管。

7. C

[解析] 琥珀胆碱是快速起效的肌松药。

8. E

[解析] 喉头的位置相当于颈4～6椎体水平。

9. B

[解析] 气管导管的型号通常以导管内径（ID）标号，每号相差0.5cm。

10. B

[解析] 经鼻插管多选用ID 7.0～7.5，插管深度应比经口插管的深度多3cm。

10. C

[解析] 小儿导管参考公式：年龄/4+4。

11. E

[解析] 目前所用的套囊均为高容低压套囊，标准的套囊充气方法是缓慢给气囊充气，直到正压通气时听不到漏气为止。

12. A

[解析] 全麻气管插管的禁忌证包括喉水肿、急性喉炎、喉头黏膜下血肿。

13. C

[解析] 气道分泌物妨碍对气道的观察，因此在插管前给予抗胆碱药物来减少起气道分泌物。

14. E

[解析] 麻醉深度分期：I期（镇痛期），Ⅱ期（兴奋期），Ⅲ期（手术麻醉期），Ⅳ期（延髓麻痹期）。气管插管时病人刺激比较大，麻醉深度至少达到麻醉Ⅲ期3级。

15. C

[解析] 经鼻插管易发生鼻腔出血，插管前给予3%麻黄碱可以收缩鼻黏膜血管，减少鼻出血。

16. B

[解析] 利多卡因和小剂量阿片类药物可使拔管过程更平稳。

17. C

[解析] 气管内吸痰时间要控制在10秒以内，以免造成病人高血压、心律失常及低氧血症。

18. D

[解析] 静脉注射利多卡因可以减轻气管内插管的呛咳反应。

19. D

[解析] 气管插管时交感神经传出纤维的电活动增强，主要表现为去甲肾上腺素分泌增多。

20. E

[解析] 插管后连接呼末二氧化碳监测，可看到二氧化碳波形，是最准确的判断方法。

21. C

[解析] 置入喉镜后首先看到的是悬雍垂，向前进看到会厌，看到会厌后挑起会厌看到声带。

22. D

[解析]

Steward 苏醒评分表

病人状况	分值
1. 清醒程度	
完全清醒	2
对刺激有反应	1
对刺激无反应	0
2. 呼吸通畅程度	
可按医师吩咐咳嗽	2
可自主维持呼吸道通畅	1
呼吸道需予以支持	0
3. 肢体活动程度	
肢体能做有意识的活动	2
肢体无意识活动	1
肢体无活动	0

评分在 4 分以上方可离开复苏室。

23. D

[解析] 呼吸道三轴线是口腔至咽后壁的连线，咽后壁至喉头的连线，喉头至气管上段的连线。

24. D

[解析] 经鼻气管插管在经过鼻后孔时易发生导管弯曲。

25. C

[解析] 变动体位时，单侧支气管易发生变位，易脱出，要保证头颈与胸廓之间的位置不变，防止导管变位。

26. B

[解析] 国内完全由麻醉引起的死亡率为万分之一到万分之二。

27. B

[解析] 长期单侧肺通气易引发肺不张和低氧血症。

28. E

[解析] 支配会厌的神经为舌咽神经和迷走神经。

29. C

[解析] 病人肥胖且饱胃状态，可疑困难气道，应实施清醒气管插管，快速诱导插管易发生反流误吸。

30. A

[解析] 婴儿喉头较高，位于第 3～4 颈椎平面，成人喉头位于第 5～6 颈椎平面。

【B/型/题】

31. C；32. D；33. A

[解析] 正常人张口度为 3 横指，4～5cm；甲颏距离正常值在 6.5cm 以上，小于 6cm 可能窥镜困难；正常头颈活动度在 90°～165°，如头后伸不足 80°可使插管操作困难。

34. B；35. A；36. E；37. C；38. D

[解析] 气管不全梗阻病人可疑存在困难气道，插管困难宜选清醒气管插管；张口困难的病人可能不能直接窥镜或窥镜困难，可选择经鼻插管；巨大咽后壁脓肿的病人气管导管可能无法通过咽后壁或者造成脓肿破溃，因此选择经气管造口插管；插管前给予适量的镇静药物，可以减轻插管反应，降低高血压、心律失常等并发症的发生，适用于紧张高龄病人；左侧支气管肿瘤病人，手术需右侧单肺通气，因此选右侧支气管插管，也可将两肺隔离开。

39. A；40. D；41. E；42. G；43. F

[解析] 成人门齿距隆突距离为 28～32cm；成人左总支气管长 5cm，右侧约为其一半；成人左总支气管与气管夹角为 50°，右侧为其一半。

【X/型/题】

44. ABCDE

[解析] 气管插管并发症：牙齿及口腔软组织损伤，高血压和心律失常，颅内压升高，气管导管误入食管，误吸，气管导管梗阻，导管脱出，导管误入单侧支气管，呛咳动作，支气管痉挛，吸痰操作不当，喉痉挛，误吸和呼吸道梗阻，咽喉痛，声带麻痹，拔管后气管萎陷，杓状软骨脱位，喉水肿或声门下水肿，上颌窦炎，肺感染。

45. ABCDE

[解析] 拔管指征：病人完全清醒，呼之能应，咽喉反射、吞咽反射、咳嗽反射已完全恢复，潮气量和每分通气量恢复正常，必要时，让病人呼吸空气 20 分钟后，测定血气指标达到正常值，估计拔管后无引起呼吸道梗阻的因素存在。

46. ADE

[解析] 气管插管时体内升高的激素有 ACTH、去甲肾上腺素、心钠素。

47. ADE

[解析] 双鼻腔充满息肉病人，可疑通气困难，宜选清醒气管插管，鼻通气受阻时影响吸入麻醉药的诱导速度。

二、名词解释

1. 经过口腔或鼻孔经喉把特制的气管导管插入单侧支气管内。
2. 经过正规训练的麻醉医师在行面罩和（或）气管插管时遇到了困难。

三、填空题

1. 7.5～8.5；7.0～8.0
2. 1～3
3. 4～5；18～22
4. 4～5；2.5
5. 经口腔气管插管；经鼻腔气管插管；明视气管插管；盲探气管插管

四、简答题

1.（1）适应证：全身麻醉、呼吸困难的治疗、心肺复苏。①全身麻醉；②心跳、呼吸骤停及窒息的抢救；③呼吸衰竭，呼吸机麻痹或呼吸抑制需机械通气者；④存在上呼吸道损伤、狭窄、气管食管瘘等影响正常通气者；⑤咳嗽反射弱，气道分泌物清除能力不够，胃内容物反流，随时有误吸可能者；⑥严重的气道感染造成气道分泌物增多、过于黏稠或气管内液态异物吸入，需做气道冲洗时。

（2）禁忌证：喉水肿、急性喉炎、喉头黏膜下血肿、急性呼吸道感染、胸主动脉瘤压迫器官、严重出血倾向者。

2. ①病人完全清醒，呼之能应；②咽喉反射、吞咽反射、咳嗽反射已完全恢复；③潮气量和每分通气量恢复正常；④必要时，让病人呼吸空气 20 分钟后，测定血气指标达到正常值；⑤估计拔管后无引起呼吸道梗阻的因素存在。

3. 气管喷射通气；环甲膜切开；气管切开。

五、病例分析题

1. 根据插管途径，气管内插管方法有：①经口插管法；②经鼻插管法；③经气管造口插管。该患者由于存在张口困难，应选用经鼻腔气管内插管发。

2. 为需插管全麻的病人选择气管导管时，应根据病人的年龄、性别、身高体重及插管途径等因素进行导管的选择。参考依据：①成年男性常用 ID7.5～8.5 导管，深度为 23cm 左右，女性常用 ID 7.0～8.0 导管，深度为 21cm 左右；②经鼻多选用 ID 7.5～7.5 导管，深度比经口插管深 3cm 左右；③小儿参考公式：ID=年龄/4+4，深度=年龄/2+12。

3. 病人平卧，头部置于“以鼻嗅味”的位置。平卧时经口、咽、喉的三轴线是相互交叉的；头抬高 10cm，肩部仍靠手术台，可使咽、喉轴线重叠；将病人寰枕关节极度后伸，“以鼻嗅味”体位时，口、咽、喉三轴重叠。

（李凤丽　王海云）

第四章　全身麻醉的基本概念

【同步习题】

一、选择题

【A/型/题】

1. 关于静脉快速诱导法特点的描述，不正确的是
   A. 诱导时间短
   B. 使用了肌松剂
   C. 适合于所有病人全麻诱导
   D. 可适用于饱胃病人的麻醉
   E. 诱导过程中可出现循环抑制
2. 吸入麻醉诱导主要用于
   A. 小儿麻醉　　B. 老年麻醉
   C. 妊娠病人麻醉　　D. 饱胃病人的麻醉
   E. 休克病人麻醉
3. 全身麻醉诱导期间潜在的危险因素不包括
   A. 手术创伤
   B. 病人的合并症
   C. 外科疾病本身
   D. 麻醉方法及药物对病人生理功能的影响
   E. 气管内插管相关的应激反应
4. 不能预防气管内插管所致的心血管反应的是
   A. 静脉注射适量的肌肉松弛剂
   B. 加用适量的芬太尼
   C. 插管前静脉注射适量的利多卡因
   D. 充分表面麻醉
   E. 插管前静脉注射适量的艾司洛尔
5. 预防危重病人诱导时出现低血压，不恰当的是
   A. 全身麻醉静脉诱导时应缓慢、分次给药
   B. 采用最小的有效诱导剂量
   C. 吸入麻醉宜从低浓度开始，逐步增加至所需浓度
   D. 插管前再给予丙泊酚进一步加深麻醉
   E. 诱导前先适当静脉输液
6. 全麻中下列不利于保持呼吸道通畅的方法是
   A. 口咽通气道　　B. 喉罩
   C. 气管内插管　　D. 头垫高，以防呕吐误吸
   E. 头后仰并托起下颌
7. 疑下颌关节强直张口度 1 横指的病人最安全可靠的气管内插管方法是
   A. 快诱导插管　　B. 慢诱导插管
   C. 清醒盲探插管　　D. 纤维支气管镜下插管
   E. 全麻下盲探插管
8. 下列关于全麻维持过程中注意事项的描述，下列说法不正确的是
   A. 麻醉维持应与诱导密切衔接，使麻醉深度维持平稳
   B. 了解和观察手术操作进程，使麻醉深度与手术刺激相适应
   C. 机械通气应根据呼气末 CO_2 分压和脉搏氧饱和度或血气分析进行
   D. 根据具体病情，调节好呼吸参数
   E. 不需要肌松监测仪指导肌松剂的应用
9. 全身麻醉苏醒期错误的是
   A. 当麻醉进入苏醒期，为防止呛咳、躁动，尽管咳嗽、吞咽反射尚未恢复，仍可拔除气管导管
   B. 尽量自然苏醒，必要时使用拮抗药催醒
   C. 如无禁忌，可使用肌松拮抗剂
   D. 尽量吸尽气道分泌物和胃内容物，保持呼吸道通畅
   E. 为加速苏醒，可用较大通气量促使吸入麻醉药加快经肺排出
10. 关于外科麻醉期特点的描述，错误的是
    A. 眼球固定于中央
    B. 瞳孔缩小
    C. 呼吸平稳、规律（未用肌松剂时）
    D. 血压稍低
    E. 唾液分泌增多
11. 外科手术大多在以下哪期麻醉下进行的
    A. 遗忘期　　B. 兴奋期
    C. 三期Ⅰ级　　D. 三期Ⅱ级
    E. 四期
12. 下列关于脑电双频谱（BIS）分析的描述，错误的是
    A. BIS 是在功率谱基础上，对脑电特征参数加上相关分析得到的数字指标
    B. 指数范围为 0～100
    C. 表达相应的镇静水平

D. 指数越低，麻醉越深

E. 指数越高，麻醉越深

13. 男性，65 岁，化脓性阑尾炎 8 天。患者一般情况差，血压 80/52mmHg，心率 130 次/分，血气分析示代谢性酸中毒，拟行剖腹探查术。此病人最安全的麻醉方式选择是

A. 全身麻醉气管内插管

B. 硬膜外麻醉

C. 蛛网膜下隙阻滞麻醉

D. 局部浸润麻醉

E. 神经阻滞麻醉

14. 男性，30 岁，车祸 2 小时入院。血压、心率在正常范围内，极为烦躁，拟于急诊全麻下行剖腹探查术，较为适合的麻醉诱导方式是

A. 静脉快速诱导

B. 吸入诱导

C. 保留自主呼吸诱导

D. 清醒插管后再诱导

E. 肌内注射诱导

15. 女性，22 岁，饱胃。因“宫外孕破裂出血”行急症手术，术前血压 89/58mmHg，脉搏 120 次/分。下列全身麻醉处理不正确的是

A. 保持呼吸道通畅

B. 加快输血，输液

C. 选用静脉快速诱导，麻醉诱导剂量酌减

D. 静脉快速诱导面罩加压给氧时，潮气量要大，以充分气体交换

E. 维持适当的麻醉深度以防止术中知晓

16. 患儿，女，2 岁，10kg，口唇发绀。诊断为“法洛四联症”，拟在体外循环下行法洛四联症矫治术。全麻诱导气管插管时下列处理不正确的是

A. 可以选用氯胺酮基础麻醉

B. 血压低时可选用去氧肾上腺素

C. 诱导时可出现严重低氧血症，应连续监测 SpO_2

D. 保持较高气道压

E. 静脉麻醉诱导迅速，吸入诱导缓慢

【B/型/题】

A. 血压升高，心率增快

B. 血压下降，心率增快

C. 瞳孔缩小，呼吸平稳

D. 血压升高，心率减慢

E. 呼吸停止，瞳孔散大，血压剧降

17. 麻醉过浅时

18. 失血过多或心功能衰竭早期

19. 外科麻醉期

20. 延髓麻醉期

A. 静脉快速诱导

B. 吸入麻醉诱导

C. 保留自主呼吸辅用表面麻醉诱导

D. 清醒插管后再诱导

E. 局部浸润麻醉

21. 女性，56 岁，有精神疾病史，巨大甲状腺肿压迫气管（距离声门约 4 cm）。拟行全麻下甲状腺癌根治术，最安全的插管方法是

22. 2 岁患儿，哭闹入室，拟行右中指清创缝合术，较适合的麻醉诱导方式是

23. 男性，45 岁，有高血压病史，拟行开颅动脉瘤夹闭术，最适合的全麻诱导方法是

二、名词解释

1. 全身麻醉
2. 延髓麻醉期
3. BIS

三、填空题

1. 常用的全麻诱导方法________、________、________、________。
2. 保持自主呼吸的全麻诱导特点________、________，主要适用于________病人。
3. 在病人意识丧失且使用肌松药的情况下，________和________是判断麻醉深浅的主要依据。
4. 全身麻醉深度监测技术有________、________、________、________。

四、简答题

1. 试述全麻诱导过程中的注意事项。
2. 简述静脉快速诱导和慢诱导各自的特点。
3. 判断全身麻醉深度的临床体征有哪些？（请举例说明）

五、病例分析题

女性，34 岁，56kg，既往体健，体检发现“子宫肌瘤”。3 周前因“感冒”行青霉素皮试，突发呼吸困难、胸闷、出冷汗等症状，给予钙剂、激素等治疗 4 天。心电图、胸片检查无明显异常，Hb 102g/L。拟全麻下行腹腔镜下子宫肌瘤剔除术。

1. 病人术前准备不必要的是

A. 了解上呼吸道感染治疗情况

B. 心脏彩超检查

C. 禁食 6～8 小时

D. 了解既往过敏史

E. 出凝血时间检查

2. 该病人诱导过程中最可能出现的情况是

A. 高血压　　B. 心肌梗死

C. 过敏性休克　　D. 心律失常

E. 肺栓塞

3. 当出现上述情况时，处理措施不当的是

A. 停止给药

B. 加快输液

C. 首选去甲肾上腺素

D. 病人麻醉状态下首要的表现可是血压降低，心率增快

E. 快速气管内插管，控制呼吸道

4. 全身麻醉维持中错误的是

A. 应预防性应用止吐剂

B. 严密监测气腹压，使其低于15mmHg

C. 维持足够的通气量，使 $PaCO_2$ 维持在正常范围

D. 备用阿托品以防术中突发心率减慢

E. 采用BIS指数监测麻醉镇痛深度，以防术中知晓

【参考答案及解析】

一、选择题

【A/型/题】

1. C

[解析] 静脉快速诱导法使用了肌松剂和抑制呼吸的药物，不适合术前评估高度怀疑气道不畅或插管困难的病人；对于饱胃病人，有经验的麻醉医师可采用静脉快速诱导配合环状软骨压迫等方法实施全麻诱导。

2. A

[解析] 吸入麻醉主要用于不能配合、未开放静脉通道的小儿麻醉诱导。

3. A

[解析] 病人所患疾病本身、合并的系统性疾病、麻醉方法及用药、气管内插管操作等均可对全麻诱导过程产生极大影响，严重时可危及病人生命安全。此过程中，无手术操作的影响。

4. A

[解析] 肌肉松弛药不能抑制应激反应，其他措施均可减轻应激反应。

5. D

[解析] 危重病人对麻醉药耐受性差，诱导时应慎重，边观察、边给药，采用最小的有效诱导剂量，适当补液可增加病人术前丢失的血容量；丙泊酚对循环抑制大，盲目追加用药剂量对危重病人极易出现低血压。

6. D

[解析] 头垫高位，可增加呕吐物的误吸，不利于保持呼吸道通畅。

7. D

[解析] 下颌关节强直张口度1横指的病人最安全可靠的气管内插管方法是纤支镜引导下经鼻气管内插管。

8. E

[解析] 全麻维持中，最好使用肌松监测仪指导用药，以免剂量过大或不足，且减少或避免术后拮抗药的应用。

9. A

[解析] 病人咳嗽、吞咽反射未恢复，未达到拔管指征，不能拔管。

10. E

[解析] 外科麻醉期唾液分泌物应消失。

11. D

[解析] 记忆题。

12. E

[解析] BIS指数越高，麻醉越浅；指数越低，麻醉越深。

13. A

[解析] 该病人已处休克状态，是椎管内麻醉的禁忌症，最安全的麻醉方式是全麻气管内插管。

14. A

[解析] 车祸伤，烦躁病人不能配合，静脉快速诱导法所需时间短，能快速控制呼吸道，是适合的麻醉诱导方式。

15. D

[解析] 饱胃病人，全麻诱导面罩加压给氧时，潮气量不宜过大，以防胃内压增加引起胃内容物反流误吸。

16. D

[解析] 氯胺酮对交感神经系统有兴奋作用，适用于有右向左分流的心脏病，如法洛四联症患儿；该患儿对缺氧耐受性差，围术期应连续监测 SpO_2；血压低时可选用去氧肾上腺素提升血压；较高气道压可引起肺循环阻力增加，加重右向左分流。

【B/型/题】

17. A；18. B；19. C；20. E

[解析] 失血过多或心功能衰竭早期出现血压下降，代

偿性的心率增快。

21. C；22. B；23. A

[解析] 有明确气管压迫征象，精神疾病史不能配合的病人，最安全的麻醉诱导方式是保留自主呼吸的插管。不能配合的小儿首选吸入麻醉诱导。行颅内动脉瘤夹闭术的病人，为避免动脉瘤破裂出血，首选静脉快速诱导。

二、名词解释

1. 是指麻醉药通过吸入、静脉或肌内注射等方法进入病人体内，使中枢神经系统受到抑制，病人可逆性的意识消失而无疼痛感觉的一种病理生理状态。
2. 是指由于麻醉药物使用过量而引起的麻醉期，病人表现为呼吸停止、瞳孔散大、血压剧降甚至循环衰竭，需绝对避免或尽快减浅麻醉。
3. bispectral index，双频谱指数脑电图分析，对判定镇静深度有较大价值。指数范围为 0～100，数值越大，镇静越浅，数值越小，镇静越深，其中 90～100 为正常状态，60～90 为浅镇静状态，40～60 为麻醉手术镇静状态，低于 40 为深度镇静。

三、填空题

1. 静脉快速诱导；吸入麻醉诱导；保持自主呼吸的诱导；（慢诱导）清醒插管后再诱导
2. 保留自主呼吸；辅用表面麻醉；气道不畅或估计作气管内插管困难者
3. 循环情况；神经反射
4. 食管下段肌肉收缩测定法；脑电双频谱指数；体感诱发电位；脑干听觉诱发电位

四、简答题

1. ①诱导前准备好麻醉机及气管内插管用具，并连续监测生命体征；②面罩加压给氧时，潮气量不宜过大，避免气体进入胃内而致胃胀气、反流；③根据病人耐受情况的估计，按体重计算所需静脉用药剂量，维持循环稳定；④保持呼吸道通畅；⑤保持一定的麻醉深度以减轻气管插管应激反应。
2. （1）静脉快速诱导，是目前最常用的诱导方法，特点：①诱导时间短；②使用了肌松剂；③打断了病人的自主呼吸。

   （2）慢诱导，也称保持自主呼吸的诱导。特点：①诱导所需时间长；②保留自主呼吸；③辅助使用表面麻醉；④主要用于气道不畅或估计作气管内插管有困难者。
3. 全身麻醉应该达到使病人意识消失、镇痛良好、肌肉松弛适度、将应激反应控制在适当水平、内环境相对稳定等要求，以满足手术需要和维护病人安全。因此，全麻深度的监测应包括三个方面：意识水平的监测、肌松监测和应激反应的监测。这三个方面可以通过一些临床体征来判断，如呼吸频率及幅度、肌张力的改变、循环的变化、眼征的改变以及自主神经反射活动的表现（如浅麻醉时出汗增多，泪腺分泌增加等）。举例：氯胺酮基础麻醉小儿，在麻醉后安静入睡，呼吸血压平稳。手术开始时，患儿出现体动、呼吸频率加快、心率加快、血压升高、呼吸道分泌物增多以及流泪等，说明患儿麻醉偏浅，此时应适当加深麻醉。

五、病例分析题

1. B

[解析] 病人既往体健，体检发现“子宫肌瘤”，3 周前有上呼吸道感染和对青霉素过敏病史。术前准备应着重了解上呼吸道感染治疗情况和对药物及食物过敏及治疗情况；心脏彩超不是必要检查。

2. C

[解析] 病人近期过敏反应严重，处于高敏状态，诱导期应注意麻醉药物的过敏而引起休克。

3. C

[解析] 过敏性休克时首选肾上腺素维持循环稳定，其他措施均正确。

4. E

[解析] 腹腔镜术中，应严密监测气腹压，任何情况均不能超过 15mmHg；为避免 CO_2 蓄积，应维持足够通气量，使 $PaCO_2$ 维持在正常范围；同时，妇科腹腔镜术后的恶心、呕吐发生率高，可预防性应用止吐剂；气腹压增高引起的腹膜牵张能增加迷走神经张力，应随时备用阿托品。BIS 监测麻醉镇静水平，不是镇痛深度。

（张诗海）

第五章　吸入全身麻醉

【同步习题】

一、选择题

【A/型/题】

1. 下列对于七氟醚麻醉特点的描述，错误的是
   A. 对呼吸道无刺激性
   B. 不易引发冠状动脉窃血综合征
   C. 可增加心脏对儿茶酚胺诱导的心律失常的敏感性
   D. 诱导、恢复迅速，麻醉深度易于掌握
   E. 化学性质不稳定
2. 下列关于吸入麻醉药的说法，正确的是
   A. 吸入麻醉药的强度以最低肺泡浓度（MAC）来衡量
   B. 吸入麻醉药的强度以血/气分配系数来衡量
   C. 吸入麻醉药的强度以油/气分配系数来衡量
   D. 心排出量降低使吸入麻醉药血液摄取量增加
   E. 吸入麻醉药绝大部分通过肝脏或肾脏代谢
3. 下列药物吸收和排出速率，按从大到小的顺序正确的是
   A. 地氟烷＞氟烷＞异氟烷＞恩氟烷＞七氟烷
   B. 七氟烷＞地氟烷＞氟烷＞异氟烷＞恩氟烷
   C. 地氟烷＞七氟烷＞异氟烷＞恩氟烷＞氟烷
   D. 氟烷＞地氟烷＞异氟烷＞七氟烷＞恩氟烷
   E. 异氟烷＞恩氟烷＞氟烷＞七氟烷＞地氟烷
4. 吸入麻醉诱导宜选用下列哪个药物
   A. 地氟烷　　B. 七氟烷
   C. 异氟烷　　D. 恩氟烷
   E. 甲氧氟烷
5. 手法解除舌后坠所造成的气道梗阻最有效的方法是
   A. 让病人头后仰　　B. 让病人头偏向一侧
   C. 抬起病人颈部　　D. 提起病人下颏
   E. 托起病人下颌
6. 低流量吸入麻醉的优点不包括
   A. 减少手术室污染
   B. 保持温度和湿度
   C. 可使七氟烷在碱石灰中降解具有肾毒性的复合物 A 生成量减少
   D. 增加对病人情况的了解
   E. 较易发现回路故障
7. 老年人吸入麻醉深慢的主要原因是
   A. 心排血量低　　B. 气道阻力小
   C. 肺活量大　　D. 功能残气量大
   E. 肺内分流率高
8. 关于麻醉中发生喉痉挛的处理，错误的是
   A. 消除刺激，诸如停止气道吸引、拔出口咽通气道等
   B. 加深麻醉，纯氧吸入
   C. 对于轻到中度的喉痉挛，面罩持续正压通气可能“冲开”痉挛
   D. 小剂量琥珀胆碱松弛喉肌
   E. 为赢得抢救时间，直接行环甲膜穿刺通气
9. 常在高浓度下实施单次肺活量完成吸入麻醉诱导药物是
   A. 恩氟烷　　B. 地氟烷
   C. 七氟烷　　D. 异氟烷
   E. 氧化亚氮
10. 关于吸入麻醉，不正确的是
    A. 心排血量和肺血流量增加可增大对吸入麻醉药的摄取
    B. 将氧化亚氮与挥发性吸入麻醉药两种药物同时吸入时可产生第二气体效应
    C. 肺泡内麻醉药浓度与吸入浓度的比值上升速度决定麻醉起效速度
    D. 麻醉的可控性取决于药物的血/气分配系数
    E. 吸入麻醉不可用于哮喘病人
11. 吸入麻醉诱导最适用于
    A. 老年病人　　B. 产科病人
    C. 儿科病人　　D. 饱食的急诊创伤病人
    E. 估计有气管插管困难的病人
12. 关于七氟烷的描述，正确的是
    A. 无气味，对气道无刺激性
    B. 可产生七氟烷相关性肝炎
    C. 在碱石灰中可降解生成具有肾毒性的复合物 A
    D. 因其血气分配系数较小，麻醉强度较大
    E. 在体内经肝代谢率大于 2%
13. 关于舌后坠的描述，错误的是
    A. 舌体过大、身材矮胖、短颈和咽后壁淋巴组织增生的病人易发生

B. 不完全梗阻时病人随呼吸发出强弱不等的鼾声
C. 完全梗阻时既无鼾声也无呼吸动作
D. 发生舌后坠时，可导致 SpO_2 下降
E. 是最常见的上呼吸道梗阻

14. 实施吸入麻醉时，肠梗阻病人不宜使用的药物是
A. 地氟烷 B. 七氟烷
C. 异氟烷 D. 恩氟烷
E. 氧化亚氮

15. N_2O 的不良反应有
A. 诱导、苏醒缓慢 B. 循环抑制重
C. 刺激性强 D. 易造成缺氧
E. 呼吸抑制重

16. 同时吸入 80%的 N_2O 和 1%的氟烷时
A. 氟烷在血中浓度升高的速度明显加快
B. 氟烷在血中浓度升高的速度明显减慢
C. 氟烷在血中浓度升高的速度基本不变
D. N_2O 在血中浓度升高的速度明显加快
E. N_2O 在血中浓度升高的速度明显减慢

17. 与吸入麻醉药合用易引起第二气体效应的药物是
A. 乙醚 B. 氧化亚氮
C. 七氟烷 D. 恩氟烷
E. 异氟烷

18. 关于 MAC 的表述，错误的是
A. MAC 相当于效价强度
B. MAC 是一个质反应指标
C. 不同吸入麻醉药的 MAC 不同
D. 不同吸入麻醉药的 MAC 具有一定的相加性质
E. 不同吸入麻醉药 MAC 相同时产生相同的心血管效应

19. 当吸入气中 CO_2 含量增加超过 20%时
A. 肺通气量增加 3～4 倍
B. 肺通气量增加 8～10 倍
C. 肺通气量不增加
D. 兴奋呼吸
E. 对呼吸中枢有麻醉作用

20. 下列吸入麻醉药中，MAC 最小的是
A. 氟烷 B. 异氟烷
C. 七氟烷 D. 恩氟烷
E. 甲氧氟烷

21. 血/气分配系数最小的是
A. 恩氟烷 B. 异氟烷
C. 七氟烷 D. 地氟烷
E. 氧化亚氮

22. 贮气囊的作用不包括下列哪项
A. 可进行控制或辅助呼吸
B. 可使气体加温
C. 挤压呼吸囊可使萎缩肺膨胀
D. 缓冲和防止高压气体对肺的损伤
E. 便于观察病人呼吸频率、幅度和呼吸阻力

23. 紧闭循环式回路吸入麻醉维持中气体不包括
A. O_2 B. N_2O
C. N_2 D. CO_2
E. 挥发性麻醉药

24. 根据麻醉通气系统分，下列哪项不属于半紧闭法吸入麻醉的优点
A. 吸气有空气进入
B. 呼气部分排向空气
C. 有部分呼出气重复吸收
D. 有钠石灰罐
E. 可有 O_2/N_2O 混合气体

25. 处理喉痉挛的首选措施是
A. 静注琥珀胆碱 B. 快速气管插管
C. 环甲膜穿刺 D. 气管切开
E. 面罩加压吸氧

26. 以下哪个部件不是麻醉装置的必备物件
A. 气源 B. 蒸发罐
C. 流量计 D. 二氧化碳吸收器
E. 废气吸收器

27. 关于麻醉维持期的管理，下列说法正确的是
A. 当麻醉达到满足手术要求的深度时就进入麻醉维持期
B. 吸入麻醉复合阿片类无法保留自主呼吸
C. 在麻醉维持期发现病人心动过速、高血压、瞳孔缩小、出汗、流涎往往提示麻醉深度不够
D. 在麻醉维持期病人出现自主神经系统反应只能用自主神经系统阻滞药来解除
E. 常规应用东莨菪碱，以免发生术中知晓

28. 患儿，男性，5 岁，因“左眼球破裂”拟急诊全麻下行“左眼球摘除术”，由于患儿哭闹不安，无法行静脉穿刺，拟采用吸入麻醉诱导，下列哪个药物最适合作为诱导药物
A. 氧化亚氮 B. 恩氟烷
C. 异氟烷 D. 七氟烷
E. 地氟烷

29. 临床上最常用的吸入麻醉方法是
A. 开放式吸入麻醉
B. 半开放式吸入麻醉
C. 半紧闭式吸入麻醉

D. 紧闭式吸入麻醉
E. 极低流量吸入麻醉

30. 异氟烷对循环系统的影响，错误的是
A. 对心脏的抑制小于恩氟烷及氟烷
B. 降低血压以扩张外周血管为主
C. 降低心肌氧耗及冠状动脉阻力，但并不改变冠脉血管血流量
D. 使心率稍增快，但心律稳齐
E. 增加心肌对儿茶酚胺的敏感性与氟烷一样

【B/型/题】

A. 有自主呼吸时可选用
B. 婴幼儿选用
C. 控制呼吸时用
D. 自主呼吸时可通过贮气囊观察到病人呼吸情况
E. 无临床使用价值

31. Mapleson A 系统
32. Mapleson B 系统
33. Mapleson C 系统
34. Mapleson D 系统
35. Mapleson E 系统
36. Mapleson F 系统

【X/型/题】

37. 影响 MAC 的因素是
A. 年龄
B. 体温
C. 麻醉持续时间
D. 肌肉松弛剂
E. 失血

38. 单纯吸入全麻麻醉诱导不适用于
A. 不宜用静脉麻醉诱导
B. 不易开放静脉的小儿
C. 体格强壮者
D. 嗜酒

39. 吸入麻醉药肺摄取过程主要取决于
A. 吸入麻醉药气体肺泡膜内外两侧分压差
B. 吸入麻醉药气体的血/气分配系数
C. 心排血量
D. 肺泡通气量
E. 体重

40. 呼吸道梗阻的常见原因有
A. 舌后坠　　B. 下呼吸道阻塞
C. 喉痉挛　　D. 麻醉装置不当
E. 气脑

二、名词解释

1. MAC
2. 吸入麻醉
3. 血/气分配系数
4. 第二气体效应

三、填空题

1. 吸入麻醉药在体内代谢、分解________，大部分以原型经排________出体外，因此，吸入麻醉具有可控性等________、________和________特点。
2. MAC 麻________醉强度小，MAC，________麻醉强度大。
3. 低流量吸入麻醉的优点________，________，________，________和________。
4. 吸入麻醉药在体内代谢最小的是________。
5. 肾衰竭病人吸入麻醉药首选________。

四、简答题

1. 简述术中发生喉痉挛和支气管痉挛的原因、表现及处理。
2. 简述吸入麻醉药浓度调控的影响因素。
3. 简述吸入麻醉药的临床评价。
4. 麻醉中呼吸道梗阻的临床表现有哪些？

五、病例分析题

患儿，男性，6 岁，身高 110cm，体重 18kg，因腹股沟疝，拟在全麻加气管插管下行腹股沟疝气修补术。既往体健，无发热流涕、咳嗽等感冒症状，双肺呼吸音清晰。

1. 应采取何种禁食、禁饮方案。
2. 应采用何种方法进行麻醉诱导，请简述之。
3. 诱导过程中，如果患儿出现明显吸气性呼吸困难，明显三凹征，可能的原因是什么？

病人，女性，45 岁，拟行择期胆囊切除术，该病人哮喘病程长，轻体力活动下即出现呼吸困难，需头垫双枕入睡。未见外周水肿。动脉血气分析显示如下：pH 7.36；PCO_2 60mmHg；PO_2 70 mmHg，CO_2 含量 36mmol/L。

4. 根据血气分析结果，应该做哪些术前准备？
5. 如果属于急诊手术，且适合进行快速贯序诱导，你将如何进行麻醉诱导？
6. 你将选择何种药物用于麻醉维持？为什么？

【参考答案及解析】

一、选择题

【A/型/题】

1. C

[解析] A、B、D、E 均为七氟烷的特点。吸入麻醉药中只有氟烷可增加心脏对儿茶酚胺诱导的心律失常的敏感性。

2. A

[解析] 吸入麻醉药的强度以最低肺泡浓度（MAC）来衡量。吸入麻醉药的强度与其油/气分配系数呈正比关系，油/气分配系数越高，麻醉强度越大，MAC 则越小。吸入麻醉药的可控性与其血/气分配系数相关，血/气分配系数越低者，其诱导和恢复的速度越快。

3. C

[解析] 吸入麻醉药的吸收与排出的快慢取决于血气分配系数，地氟烷 0.42，七氟烷 0.62，异氟烷 1.4，恩氟烷 1.91，氟烷 2.3。

4. B

[解析] 七氟院具有特殊的芳香气味，对呼吸道无刺激作用，且血气分配系数小，麻醉诱导迅速。其他所列的吸入麻醉药物均对气道有刺激作用，除地氟烷外，诱导速度均较慢。

5. E

[解析] 所有备选答案所涉及的手法均可在一定程度上缓解舌后坠所造成的气道梗阻，但最有效的手法是托起病人的下颌，与其他方法相比，该方法最大限度地增加了舌根与咽喉壁的距离，扩大口咽腔的空间。

6. C

[解析] 七氟烷可在碱石灰中降解生成有肾毒性的复合物 A，且在低流量吸入时生成量增多。

7. A

[解析] 该题主要考核老年人循环系统特点。

8. E

[解析] 喉痉挛根据其气道梗阻程度分为①轻度喉痉挛：仅在吸气时出现喉鸣，去除局部刺激后会自行缓解；②中度喉痉挛：吸气和呼气时都出现喉鸣，需用面罩加压吸氧治疗；③重度喉痉挛：声门紧闭，气道完全阻塞，可用粗静脉穿刺针行环甲膜穿刺吸氧，或静注琥珀胆碱迅速解除痉挛，然后加压吸氧或立即行气管插管进行人工通气。因此，不分喉痉挛的轻重，就直接行环甲膜穿刺吸氧显然不妥。

9. C

[解析] 地氟烷、七氟烷和氧化亚氮血气分配系数均较小，高浓度吸入时 F_A/F_1，上升快，诱导速度均很快，但地氟烷对气道有刺激作用，且高浓度快速诱导易导致自主神经功能紊乱，一般不用于高浓度吸入麻醉诱导。氧化亚氮麻醉效能较低，浓度过高易导致缺氧。

10. E

[解析] 研究证明，大多数吸入麻醉药对气道阻力无明显影响，可安全用于哮喘状态的病人。

11. C

[解析] 对于儿科病人可采用氟烷或七氟烷先行吸入麻醉诱导，能在保留自主呼吸的情况下维持一定的麻醉深度，避免因放置静脉导管导致患儿哭闹，并能直接延续到麻醉的维持期。

12. C

[解析] 七氟烷具有特殊的芳香气味，对气道无刺激性，在体内经肝脏代谢率为 1.5%，与氟烷可产生氟烷相关性肝炎不同，几乎无肝毒性，血气分配系数较小，麻醉强度不大，可在碱石灰中降解生成有肾毒性的复合物 A，且在低流量吸入时生成量增多。

13. C

[解析] 舌后坠导致的呼吸道完全性梗阻，病人鼾声消失，虽可见呼吸动作但无气体交换，SpO_2 呈进行性下降。

14. E

[解析] 在体内闭合性空间的气体主要是氮气，由于氧化亚氮在血中的溶解度为氮气的 31 倍，当应用氧化亚氮时，弥散进闭合性空间的氧化亚氮多于从空间弥散出的氮，闭合性空间气体体积增大，压力增高，故肠梗阻病人使用氧化亚氮可加重肠胀气，使病情恶化。

15. D

[解析] N_2O 是明确唯一吸入高浓度的吸入麻醉药，若氧化亚氮流量计或氧流量计不准时，易造成缺氧。

16. A

[解析] 此即第二气体效应。

17. B

[解析] 只有氧化亚氮能吸入高浓度。

18. E

[解析] MAC 仅反映镇痛作用，不同吸入麻醉药 MAC 相同时产生不同的心血管效应。

19. E

[解析] 当吸入气中 CO_2 含量增加时，$PaCO_2$ 增高，呼吸加强，通气量增大。超过 20%时，会出现对呼吸中

枢的麻醉作用，抑制呼吸。

20. E

[解析] 氟烷、异氟烷、七氟烷、恩氟烷、甲氧氟烷的MAC值分别是0.75～0.84、1.28、1.71～2.05、1.68和0.16。故本题选E。

21. D

[解析] 在含氟类吸入麻醉药中，甲氧氟烷的代谢转化率高居首位，为50%。地氟烷的血气分配系数仅为0.42，比 N_2O 的分配系数（0.47）还低，因此麻醉诱导和复苏都非常迅速。

22. B

[解析] 贮气囊不仅作为贮气用，手压贮气囊可以进行辅助或控制呼吸，亦可借此检测呼吸道的阻力以及肌肉松弛度。

23. C

[解析] 紧闭循环式回路吸入麻醉呼吸阻力大，无效腔小，吸气温度不高，不易吸入碱性粉尘，导管及活瓣可引起感染，呼吸一次通过 CO_2 吸收器，维持气体不含氮气。

24. A

[解析] 半紧闭法吸入麻醉不易产生二氧化碳蓄积，容易控制麻醉药浓度，因为增加新鲜气流量时，重复吸入的比例减少，吸入气体的成分接近新鲜气体的成分，易于调节吸入麻醉药浓度。本法的缺点是浪费麻醉药及污染室内空气，在低流量时或吸入氧浓度不够时可引起缺氧。

25. E

[解析] 麻醉中呼吸道梗阻也可引起喉痉挛与支气管痉挛。前者多半由于在气管插管前吸入麻醉药、分泌物、反流液等对喉部的刺激或在过浅麻醉下强烈的麻醉操作引起；后者则由于病人已有潜在的因素（如慢性支气管炎或支气管哮喘），麻醉药、麻醉操作和手术刺激等因素所致。在拔管后出现喉痉挛窒息，应立即用双手托起下颌，用紧闭面罩加压给氧，多能自行缓解。

26. E

[解析] 常用的吸入麻醉装置包括以下各部件：气源、流量计、蒸发器、贮气囊、呼吸螺纹管、不重复吸入活瓣、二氧化碳吸收器及湿化器。

27. A

[解析] 麻醉维持期一般是从手术开始一直持续到手术结束，亦即从达到所需的麻醉深度开始则进入麻醉维持期。从其他几个答案来看，吸入麻醉药复合小剂量阿片类药物经常用于要求保留病人自主呼吸手术的麻醉（如后颅凹手术）；麻醉深度不够时病人可出现瞳孔放大、流泪，而非瞳孔缩小、流涎；麻醉期间病人出现自主神经系统反应，也可用镇痛药、局部麻醉以及终止手术刺激等方法来解除；东莨菪碱不能完全避免术中知晓的发生。

28. D

[解析] 卤素类吸入麻醉药较接近理想的吸入麻醉药，其中七氟烷已在国内广泛使用，七氟烷尤宜用于小儿。该病例中5岁男性患儿拟采用吸入麻醉诱导，使用七氟烷最适合作为诱导药物。七氟烷具有特殊的芳香气味，对呼吸道无刺激作用，且血气分配系数小，麻醉诱导迅速。其他所列的吸入麻醉药物均对气道有刺激作用，除地氟烷外，诱导速度均较慢。

29. D

[解析] 常用的吸入麻醉方法有：开放式、半开放式、半紧闭式、紧闭式、低流量吸入麻醉、吸入麻醉诱导，最常用的吸入麻醉方法是紧闭式吸入麻醉方法。

30. E

[解析] 异氟烷对心功能的抑制小于恩氟烷及氟烷，心脏麻醉指数为5.7，大于恩氟烷（3.3）及氟烷（3.0）等。异氟烷能扩张冠状动脉，有报道指出，异氟烷可使冠心病患者正常冠脉供血增加，而狭窄冠脉供血减少，是否能引起“冠脉窃血”至今尚未证实。异氟烷不增加心肌对儿茶酚胺的敏感性，很少引起心律失常。降低心肌氧耗及冠状动脉阻力，但并不改变冠脉血管血流量。异氟烷使心率稍增快，但心律稳定，对术前有室性心律失常的病人，应用异氟烷麻醉维持期间并不增加发生心律失常的频率。异氟醚不增加心肌对外源性儿茶酚胺的敏感性。

【B/型/题】

31. A；32. E；33. E；34. C；35. B；36. D

[解析] Mapleson A系统排气活瓣接近病人，贮气囊和呼吸管的容积大于潮气量，自主呼吸时效率高，控制呼吸时由于肺泡气被重复吸入，一些新鲜气排出，因此辅助呼吸时低效不适用于控制呼吸；Mapleson B/C系统在自主呼吸时都引起肺泡气和新鲜气体混合，需要2～2.5倍每分钟通气量，故无临床使用价值；Mapleson D系统是传出贮气系统，自主呼吸时为低效率，新鲜气流量要达到每分钟通气量的2倍以上才能预防过高的 CO_2，在控制呼吸的时候是高效率的；Mapleson E系统无活瓣与贮气囊，因此阻力及无效腔均小，适用于新生儿、婴儿和5岁以下低体重幼儿，且在控制呼吸的时候效率高；Mapleson F，此系统可以在患者自主呼吸时通过贮气囊观察病人的呼吸情况，自主呼吸时可以提供CPAP，IPPV中给予PEEP。

【X/型/题】

37. ABE

[解析] MAC即肺泡最小有效浓度，指挥发性麻醉药入纯氧同时吸入时在肺泡内能达到50%病人对手术刺激不会引起摇头、四肢运动等反应的浓度。

38. CD

[解析] 吸入麻醉诱导适用于不宜用静脉麻醉及不易保持静脉开放的小儿等。对嗜酒者、体格强壮者不宜用。

39. ABC

[解析] 吸入麻醉药肺摄取过程与麻醉药的强度有关，麻醉药的油气分配系数影响麻醉强度，油气分配系数愈大，麻醉强度愈大，所需MAC也小。吸入麻醉药气体肺泡膜内外两侧分压差及吸入麻醉药气体的血/气分配系数，心排血量影响吸入麻醉药肺摄取过程。

40. ABD

[解析] 临床麻醉和复苏中的最基本原则是保持呼吸道通畅，呼吸道梗阻的最常见原因是舌根后坠，另一常见原因是下呼吸道阻塞，常由于误吸、反胃造成。麻醉装置不当，如麻醉机失灵、管道不通畅或气管插管开口部受阻或某一部分扭折等，均可致医源性呼吸道梗阻。

二、名词解释

1. 肺泡最小有效浓度，指挥发性麻醉药入纯氧同时吸入时在肺泡内能达到50%病人对手术刺激不会引起摇头、四肢运动等反应的浓度。
2. 麻醉药经呼吸道吸入，产生中枢神经系统抑制，使病人意识消失而致不感到周身疼痛，称为吸入麻醉。
3. 吸入麻醉药的血气分配系数（blood gas partion coefficient，B/G）指在血、气两相分压相等（达到动态平衡）时，吸入麻醉药在两相中的浓度比。B/G是吸入麻醉药最重要的理化性质之一，反映了药物在血中的溶解度。
4. 当同时应用两种吸入麻醉药时，第一种气体（如氧化亚氮）大量被血液摄取后，通过增大吸入容量是第二种气体（如异氟醚）的肺泡浓度和补充输入量增加。

三、填空题

1. 少；肺；好；安全；高效
2. 大；小
3. 减少手术室的污染；节约吸入麻醉药；增加对病人情况的了解；保持湿度和温度；易于发现回路故障
4. N_2O
5. 地氟烷

四、简答题

1. （1）原因：正常情况下声门闭合反射是使声门关闭，以防异物或分泌物吸入气道。喉痉挛则是因支配咽部的迷走神经兴奋性增强，使咽部应激性增高，致使声门关闭活动增强。硫喷妥钠是引起喉痉挛的常用全麻药。喉痉挛多发生于全麻Ⅰ～Ⅱ期麻醉深度，其诱发原因是低氧血症、高二氧化碳血症、口咽部分泌物与反流胃内容刺激咽喉部，口咽通气道、直接喉镜、气管插管操作等直接刺激喉部均可诱发喉痉挛，浅麻醉下进行手术操作如扩张肛门括约肌等均可引起反射性喉痉挛。

   （2）表现：轻度喉痉挛仅吸气时呈现喉鸣，中度喉痉挛吸气和呼气都出现喉鸣音，重度喉痉挛声门紧闭气道完全阻塞。

   （2）处理：轻度喉痉挛在去除局部刺激后会自行缓解，中度者需用面罩加压吸氧治疗，重度者可用粗静脉输液针行环甲膜穿刺吸氧或静注琥珀胆碱迅速解除痉挛，然后加夺吸氧或立即行气管插管进行人工通气。
2. 吸入麻醉药药物浓度的调控因素包括：①分钟通气量；②挥发罐开启浓度；③新鲜气流量；④呼气末麻醉药浓度。
3. （1）可控性：吸入麻醉药可控性优于静脉麻醉药。

   （2）麻醉强度：吸入麻醉药的麻醉强度与麻醉药的油气分配系数有关。

   （3）对心血管系统的抑制作用：所有强效吸入麻醉药都有减弱心肌收缩能力的作用。

   （4）对呼吸的影响：所有较强浓度的吸入麻醉药都会引起与剂量有关的呼吸抑制。

   （5）对运动终板的影响：吸入麻醉药具有肌肉松弛作用，而且易于调节控制，是其优点。

   （6）对颅内压和EEG的影响
4. ①呼吸囊、胸或腹呼吸运动减小，说明肺的通气功能减弱或消失；②吸气时见胸骨上颈部软组织或肋间隙塌陷，间或有胸廓反常呼吸；③麻醉不深时可见辅助肌呼吸与鼻翼呼吸；④吸气时见喉头与气管拖曳现象；⑤呼吸杂音增强；⑥脉搏增速、血压升高、皮肤青紫，如患者清醒时则表现为烦躁不安。

五、病例分析题

1. 禁固体食物8小时，清饮料2小时。
2. 采用七氟烷吸入麻醉药诱导，可使用浓度递增诱导法，麻醉机开启手动模式，新鲜气流设置为3～6L/min，开启七氟烷挥发罐，其实刻度为0.5%，患者每呼吸3次后曾江吸入浓度0.5%，直至到达6%。意识消失调至3%～4%，新鲜气流调至1～2L/min。建立静脉通道，使用其他镇静镇痛药物和/或肌肉松弛药完成喉罩安放或气管插管。

3. 可能原因多为上呼吸道梗阻，双手托下颌并使患儿张口，改善不明显时可置入口咽通气道；如果上呼吸道梗阻非常严重，应怀疑患儿有呼吸道问题如先天性喉喘鸣或先天性喉发育不良或者先天性气管软化症及扁桃体肥大等，此种情况的处理是立即减浅麻醉(关闭蒸发器，排空呼吸囊，增加新鲜气流)，仔细询问病史，再重新决定麻醉方案。吸入麻醉诱导也可能诱发喉痉挛，如果静脉通道已经建立可静脉推注丙泊酚 1mg/kg。如果没有建立可增加七氟烷吸入浓度，必要时肌内注射琥珀酰胆碱 2～4mg/kg。
4. 血常规，心电图，胸部X片，肺功能，超声心动图，凝血功能，基础血气分析，核实是否有过敏史。
5. 应同时考虑避免胃内容物反流和哮喘发作。使用丙泊酚、芬太尼和去极化肌松药进行快速贯序诱导盒气管插管对于防止误吸十分必要，但浅麻醉可能导致严重的支气管痉挛。

   2mg/kg 的氯胺酮也可作为非心源性哮喘的诱导药物选择。因为氯胺酮可以增加儿茶酚胺释放而具有支气管扩张效应。
6. 选择吸入麻醉药物如七氟烷、氟烷、异氟烷以及氧化亚氮和氧气。七氟烷、恩氟烷和异氟烷均优于氟烷，因为与七氟烷、恩氟烷和异氟烷相比，氟烷使心肌对儿茶酚胺导致心律失常作用更为敏感。然而，某些作者认为氟烷和七氟烷比异氟烷和地氟烷更适合，因为后者具有刺激性气味，可能刺激气道和诱发支气管痉挛。在小剂量（低于1个MAC）时，吸入麻醉药对化学诱导气管收缩的抑制作用依次为：氟烷＞恩氟烷＞异氟烷＞七氟烷。然时，最近的临床观察发现 1 MAC的七氟烷为最有效的药物，尤其在存在气道插管时。另外，与异氟烷或氟烷相比，七氟烷起效更为迅速。

（罗如意　戴茹萍）

第六章　静脉全身麻醉

【同步习题】

一、选择题

【A/型/题】

1. 大剂量芬太尼静脉麻醉可致
   A. 降低颅内压，控制惊厥
   B. 情绪激动和噩梦
   C. 肾上腺皮质激素释放减少
   D. 血压下降，苏醒延迟
   E. 迟发性呼吸抑制
2. 硫喷妥钠临床应用较广，但一般很少用于
   A. 麻醉诱导　B. 麻醉维持
   C. 小儿基础麻醉　D. 抗惊厥
   E. 防治局麻药中毒
3. 根据房室模型的概念，药物首先进入中央室，并在中央室和其他外周室之间进行药物的分布和转运。下面哪些脏器属于中央室
   A. 血浆或肺循环　B. 肌肉组织
   C. 脂肪组织　D. 胃肠等内脏
   E. 皮下组织
4. 关于静脉麻醉药，下列说法错误的是
   A. 氯胺酮是目前镇痛作用最强的静脉麻醉药
   B. 羟丁酸钠可引起一过性血清钾升高
   C. 依托咪醋对循环影响最小，适用于冠心病和其他心脏储备功能差的病人
   D. 异丙酚对循环的影响较等效剂量的硫喷妥钠稍重
   E. 异丙酚最适合于门诊手术
5. 关于咪达唑仑，下列叙述错误的是
   A. 具有逆行性遗忘作用
   B. 对正常人心血管系统影响轻微
   C. 可产生剂量相关性呼吸抑制作用
   D. 具有抗焦虑、催眠和抗惊厥作用
   E. 可使脑血流量和颅内压轻度下降
6. 静脉全麻病人苏醒时间长短主要与哪个因素有关
   A. 初始半衰期　B. 分布半衰期
   C. 周边室迟钝　D. 消除半衰期
   E. 持续输注即时半衰期
7. 大多数静脉推注的药物按照一级消除动力学转运或消除，对于具有一室模型的药物，药物在体内经过几个半衰期达到基本消除
   A. 2 个　B. 3 个
   C. 4 个　D. 5 个
   E. 6 个
8. 下列最适合 TCI 的是
   A. 芬太尼　B. 舒芬太尼
   C. 阿芬太尼　D. 瑞芬太尼
   E. 以上都不适合
9. 下列关于静脉全麻药的描述错误的是
   A. 氯胺酮具有良好的体表镇痛
   B. 任何一种静脉全麻药均难以单独完成全身麻醉
   C. 静脉全麻药的可控性与吸入麻醉药相似
   D. 有癫痫史的患者麻醉诱导禁用 r-OH
   E. 依托咪酯麻醉中有时出现肌震颤
10. 丙泊酚静脉麻醉应慎用于
    A. 颅高压病人　B. 非住院病人
    C. 高血压病人　D. 长期卧床的老年病人
    E. 哮喘史病人
11. 下列有关瑞芬太尼的说法，错误的是
    A. 可以被非特异性水解酶持续水解
    B. 作用快速，术后镇痛效果较好
    C. 输注后半衰期不变
    D. 持续输注不影响其镇痛效果
    E. 不产生呼吸抑制
12. 分次注入麻醉药物的缺点是
    A. 迅速达到适宜的麻醉深度
    B. 多用于麻醉诱导和维持
    C. 也可用于短小手术
    D. 操作简便
    E. 麻醉深浅容易波动
13. 下列哪项不是氯胺酮的作用
    A. 降低颅内压　B. 血压升高、心率增快
    C. 增加眼内压　D. 扩张支气管
    E. 唾液分泌增加
14. 依托咪酯的主要优点是
    A. 心血管稳定　B. 镇痛佳
    C. 协同肌松作用　D. 呼吸道分泌物较少

E. 苏醒完善

15. 依托咪酯临床应用最常见的不良反应是

A. 痛觉过敏　　B. 低血压

C. 锥体外系症状　　D. 组胺释放

E. 呼吸抑制

16. 静脉麻醉药的优缺点不包括

A. 起效迅速

B. 对注射部位有无刺激作用

C. 对呼吸道无刺激

D. 不污染手术室空气

E. 操作简单方便

17. 丙泊酚的药理学特点不包括

A. 扩张血管　　B. 恶心呕吐

C. 扩张支气管　　D. 降低颅内压

E. 抑制呼吸

18. 快速注射最易引起肌肉僵硬而影响通气的麻醉性镇痛药是

A. 吗啡　　B. 哌替啶

C. 芬太尼　　D. 舒芬太尼

E. 二氢埃托啡

19. 下列哪种药物镇痛作用最强

A. 吗啡　　B. 芬太尼

C. 阿芬太尼　　D. 舒芬太尼

E. 哌替啶

20. 咪达唑仑用于全身麻醉诱导时其剂量是

A. 0.05～0.2mg/kg　　B. 0.5～1mg/kg

C. 2～3mg/kg　　D. 4～5mg/kg

E. 5～7mg/kg

21. 一名 42 岁、75kg 男性因腹股沟嵌顿疝气行急诊痛修补手术。其唯一的内科疾病为高血压，每日晨口服可乐定 0.2mg。在等候区给予氟哌利多 1.25mg 后患者诉恶心、呕吐。给予 2mg 咪达唑仑用于镇静。预给氧后，采用芬太尼、利多卡因及 150mg 丙泊酚进行诱导，肌松采用 100mg 琥珀胆碱。随后发现病人胸部出现皮疹、肺部有哮鸣音，静脉给予苯海拉明 50mg。30 分钟手术顺利。术毕病人苏醒、拔管后被送入 PACU。但病人在 PACU 昏睡。以下药物都可能引起病人昏睡，除了

A. 可乐定　　B. 氟哌利多

C. 丙泊酚　　D. 咪达唑仑

E. 苯海拉明

22. 一名 40 岁男性连续输注硫喷妥钠 3 个小时总量达 10mg/kg，病人有以下情况，其中哪种因素与长时间输注硫喷妥钠后麻醉状态延长有关

A. 哮喘　　B. 发热

C. 滥用可卡因　　D. 肥胖

E. 酗酒

23. 目前临床唯一的水溶性苯二氮䓬类药为

A. 地西泮　　B. 咪达唑仑

C. 氟硝安定　　D. 劳拉西泮

E. 去甲羟安定

24. 胆绞痛病人最好选用

A. 阿托品　　B. 哌替啶

C. 氯丙嗪+阿托品　　D. 哌替啶+阿托品

E. 阿司匹林+阿托品

25. 氯胺酮的药理学作用不包括

A. 镇痛良好　　B. 镇静良好

C. 肌松良好　　D. 起效快

E. 增加口腔内分泌物

26. 以下有关依托咪酯的说法中错误的是

A. 是一种羧化咪唑

B. 降低脑氧代谢率

C. 诱导时引起肌阵挛

D. 抑制肾上腺皮质的合成功能

E. 临床常规剂量能够有效抑制喉镜检查引起的交感反应

27. 下列关于咪达唑仑的叙述，错误的是

A. $t_{1/2}$ 是 2.1～3.1 小时

B. 水溶性药物

C. 局部刺激轻微

D. 可与碱性药物混合后应用

E. 口服首关效应大

28. 咪达唑仑的效价为地西泮的

A. 1.5～2 倍　　B. 2～4 倍

C. 5～6 倍　　D. 6～8 倍

E. 8～10 倍

29. 一名 47 岁、81kg 男性准备行开颅手术。病人有 3 周的头痛症状、并在入院前 1 日行 CT 检查时出现一次癫痫发作，检查发现病人有脑瘤。目前病人口服苯妥英钠。病人既往无药物过敏史，但对鸡蛋和大豆过敏，其他方面正常。病人诉到达等候区之前有些恶心、呕吐，在等候区开放静脉通路并放置动脉测压通路。该病人最适当的诱导药物是

A. 丙泊酚　　B. 硫喷妥钠

C. 依托咪酯　　D. 氯胺酮

E. 咪达唑仑

30. 硫喷妥钠与丙泊酚在消除半衰期上的差异主要是因为

A. 肾脏清除率不同 B. 蛋白结合程度不同
C. 肝脏代谢率不同 D. 分布容积不同
E. 肺内代谢率不同

【B/型/题】

A. 硫喷妥钠 B. 地西泮
C. 丙泊酚 D. 依托咪酯
E. 氯胺酮

31. 禁用于颅内压升高的是
32. 抑制肾上腺皮质的是
33. 有注射痛，对老年人可造成严重低血压的是
34. 控制局麻药中毒引起的惊厥首选

A. 哌替啶 B. 芬太尼
C. 舒芬太尼 D. 阿芬太尼
E. 二氢埃托菲

35. 为超短效麻醉性镇痛药，不抑制心肌收缩力，无组胺释放作用的是
36. 为长效麻醉性镇痛药，作用时间超过 60 分钟；快速静注也可引起咳嗽的是
37. 对心肌有直接抑制作用；有阿托品样作用，增快心率、散大瞳孔，抑制涎液分泌的是

【X/型/题】

38. 瑞芬太尼相对于芬太尼族其他成员，其显著优点是
A. 注射后起效迅速
B. 药效消除快
C. 即使长时间输注也无蓄积
D. 清除率与肝肾功能有关
E. 手术结束停止输注后仍可保持一定的镇痛作用
39. 咪达唑仑可用于
A. 麻醉诱导 B. 麻醉维持
C. ICU 中镇静 D. 降压
E. 电复律镇静
40. 以下何种药物可能产生肌阵挛的不良反应
A. 依托咪酯 B. 丙泊酚
C. 氯胺酮 D. 硫喷妥钠
E. 咪达唑仑
41. 以下有关丙泊酚的说法中正确的是
A. 可用于治疗椎管内给予阿片类药物引起的瘙痒
B. 低剂量有明显的止吐作用
C. 不会增强罗库溴铵的神经阻滞作用
D. 对有慢性阻塞性肺病（COPD）病人有扩张支气管的作用
E. 可用于镇静、麻醉诱导及维持
42. 硫喷妥钠引起低血压是因为
A. 降低心率
B. 减少静脉回流
C. 抑制外周交感神经系统
D. 抑制延髓血管运动中枢
E. 减少 CNS 交感活性传出

二、名词解释

1. 监测下的麻醉管理（MAC）
2. 靶控输注（TCI）
3. 丙泊酚输注综合征
4. 呼吸遗忘

三、填空题

1. 静脉全身麻醉依据临床应用分类可分为________和________。
2. 从生物医学工程学角度来讲，TCI 系统可分为________和________两种工作方式
3. 瑞芬太尼的化学结构中含有酯键，可被血液和组织中的________迅速水解为无药理活性的代谢产物。
4. ________是目前临床应用的静脉全麻药中唯一可产生较强镇痛作用的药物。
5. 硫喷妥钠呈强碱性，若药液漏到血管外，还会引起局部组织疼痛、水肿、红斑、硬结、溃疡甚至皮肤坏死，一旦发现药液漏出血管外，应停止注射药物，立即于该处注入________。

四、简答题

1. 简述静脉全身麻醉的优点。
2. 简述静脉全身麻醉的定义和分类。
3. 简述丙泊酚在静脉麻醉中应用的适应证和禁忌证。

五、病例分析题

某患儿，4 岁，因“腺样体增生”拟在全麻下行腺样体切除术。患儿有哮喘病史，经常发作。术前检查正常。

1. 该患儿宜选用的麻醉药物是
A. 氯胺酮 B. 硫喷妥钠
C. 依托咪酯 D. 芬太尼
E. 羟丁酸钠
2. 术中发现患儿气道压力升高至 25cmH_2O，血氧饱和度降至 73，发绀，呼气末二氧化碳 56mmHg，心率 70 次/分钟。该患儿最可能出现
A. 哮喘发作 B. 误吸
C. 导管折叠 D. 通气不足
E. 心衰

一名46岁、85kg男性，有高血压、糖尿病（1型）及终末肾病，准备行动静脉造瘘术。其生命体征包括BP 170/95mmHg、HR 90次/分、吸空气 SpO_2 95%。Hb为90g/L，电解质检查在正常范围。血糖为150mg/dl。外科医师要求对病人实施监护下麻醉。病人非常紧张，但他对咪达唑仑过敏。在术前等待区，给予10mg地西泮进行镇静。连接标准监测后，开始给病人输注丙泊酚，速度为25μg/（kg·min）达到清醒镇静，间断给予总量0.25mg芬太尼以镇痛。手术至40分钟时，根据术者的要求给予1500单位肝素。10分钟后，病人意识消失。

3. 引起病人意识消失的最可能的原因是
   A. 丙泊酚　B. 芬太尼
   C. 地西泮　D. 肝素
   E. 肝素与地西泮的相互作用
4. 对此最适当的处理是
   A. 控制气道
   B. 维持血流动力学的稳定
   C. 停止输注丙泊酚
   D. 必要时给予氟马西尼
   E. 以上全部

一名47岁、81kg男性准备行开颅手术。病人有3周的头痛症状、并在入院前1日行CT检查时出现一次癫痫发作，检查发现病人有脑瘤。目前病人口服苯妥英钠。病人既往无药物过敏史，但对鸡蛋和大豆过敏，其他方面正常。病人诉到达等候区之前有些恶心、呕吐，在等候区开放静脉通路并放置动脉测压通路。连接标准监测后，预给氧、按指示深呼吸达到过度通气的程度，准备采用200mg硫喷妥钠进行诱导。但低年住院医师刚刚注射了不足100mg的硫喷妥钠后病人诉注射部位极其疼痛。发现住院医是通过动脉通路给予的硫喷妥钠。

5. 动脉内注射硫喷妥钠后会引起的病理生理改变有
   A. 动脉痉挛
   B. 受累侧手部疼痛
   C. 受累侧手部缺血坏疽
   D. 组织丧失功能
   E. 以上全部
6. 此时如何处理此病人
   A. 给予生理盐水以稀释药物
   B. 静脉给予肝素防止血栓形成
   C. 给予利多卡因或普鲁卡因以扩张血管
   D. 给予罂粟碱或酚苄明以扩张血管
   E. 以上全部

【参考答案及解析】

一、选择题

【A/型/题】

1. E

[解析] 芬太尼的脂溶性高，单次作用时间短与再分布有关，但其消除半衰期较长，大剂量应用则可产生蓄积，作用持续时间延长，出现延迟性呼吸抑制。

2. B

[解析] 硫喷妥钠起效快、维持时间短，可用于麻醉诱导、小儿基础麻醉、抗惊厥和防治局麻药中毒等，但因易因蓄积过量而中毒，一般很少用于麻醉维持。

3. A

[解析] 房室模型中，中央室代表血流丰富的、药物能迅速混合的部分（如血浆或肺循环）；外周室则代表内脏或肌肉及脂肪组织。

4. B

[解析] 羟丁酸钠的代谢过程中会使血浆钾离子进入细胞内，对血钾正常的人不致引发严重后果。但对本来就存在明显低血钾的病人，可能诱发心律失常。

5. A

[解析] 咪达唑仑广泛用于各类手术的麻醉诱导和维持中，其具有顺行性遗忘作用，可有效消除术中知晓。

6. E

[解析] 对于较长时间持续输注麻醉药物，其血药浓度下降的快慢则不仅取决于分布半衰期和清除半衰期，还与其外周室是否迟钝有关。持续输注即时半衰期是指静脉输注维持血浆药物浓度恒定时，任一时间停止输注，血浆药物浓度下降 50%所需的时间。药物的持续输注即时半衰期越小，其血药浓度下降也就越快，病人苏醒也就越迅速。

7. D

[解析] 对于具有一室模型的药物，其浓度降低的公式为：$C_{(t)}=C_0e^{-Kt}$，药物在体内经过5个 $t_{1/2}$：达到基本消除。

8. D

［解析］瑞芬太尼具有起效快、半衰期短等特点，最适合用于 TCI。

9. C

［解析］静脉麻醉药可控性差，麻醉效应的消除依赖病人的肝肾功能及内环境状态。

10. D

［解析］丙泊酚对心血管系统和呼吸系统有一定程度抑制作用，对老年人的心血管抑制更重，应慎用于长期卧床的老年病人。

11. B

［解析］瑞芬太尼是新型超短效阿片类药物，其作用时间短、迅速恢复，持续输注无蓄积，停药后作用很快消失，术后疼痛发生早。

12. E

［解析］分次注射药物的缺点是血药浓度波动大，麻醉过程不平稳，反复静脉注射后部分药物可在体内产生蓄积而引发不良反应或并发症。

13. A

［解析］本题考点是氯胺酮的药理作用。氯胺酮能增加脑血流量和脑耗氧量，颅内压随脑血流量的增加而增高。氯胺酮既可兴奋交感神经中枢，使内源性儿茶酚胺增加，又对心肌有直接抑制作用，对交感神经系统活性正常的病人，主要表现为心率增快，血压升高，心排出量增加。氯胺酮可使眼压轻度增高，可能是由于眼外肌张力失去平衡所致。氯胺酮的拟交感神经效应产生支气管平滑肌松弛作用，肺顺应性增加，呼吸道阻力降低。氯胺酮麻醉后唾液和支气管分泌物增加，小儿尤为明显，不利于保持呼吸道通畅。

14. A

［解析］依托咪酯属于非巴比妥类静脉麻醉药，其最显著的特点是对循环功能的影响小。单次剂量的依托咪酯静脉注射后动脉血压稍有下降，但它同时可引起冠状动脉扩张，因此冠心病等心脏储备功能较差的病人也可应用。

15. C

［解析］依托咪酯呼吸抑制作用轻，不影响肝肾功能，也不引起组胺释放，其最主要的副作用是抑制肾上腺皮质功能，注射部位疼痛和锥体外系反应发生率高。

16. B

［解析］静脉麻醉的优点在于起效快、效能强，实施相对简单，无手术室污染和燃烧爆炸的潜在危险，不刺激呼吸道，麻醉效应可以拮抗等，部分麻醉药静脉注射时会引起一定程度的不适感，但大多数短暂而轻微。

17. B

［解析］丙泊酚具有较强的循环抑制功能，可直接抑制心肌收缩和扩张外周血管，引起血压明显下降；同时可以降低颅内压、降低脑血流和脑代谢率；也具有一定程度的呼吸抑制作用。其还可以降低术后恶心呕吐的发生率。

18. C

［解析］肌肉僵硬是应用芬太尼过程中的常见症状，包括胸壁和腹壁肌肉，可以引起肺动脉高压，中心静脉压和颅内压增高，严重者妨碍通气，需要用肌松药才可解除。

19. D

［解析］舒芬太尼是镇痛效应最强的阿片类药物，其镇痛作用是芬太尼的 5～10 倍。

20. A

［解析］咪达唑仑广泛用于各类手术的麻醉诱导和维持，全麻诱导用量为 0.05～0.2mg/kg。

21. C

［解析］可乐定半衰期为 12～16 小时；氟哌利多半衰期约为 2.2 小时；咪达唑仑消除半衰期为 2～3 小时；苯海拉明对中枢神经系统具有较强抑制作用，半衰期为 4～24 小时；丙泊酚起效快，作用时间短，停药后苏醒迅速，本病例中不至于引起昏睡。

22. D

［解析］硫喷妥钠作用时间短，但脂溶性高，静脉注射后透过血脑屏障，进入脑内产生全身麻醉，随后再分布到全身脂肪组织中。用量较大时，肌肉和脂肪蓄积增多，须经过 12～24 小时或更长时间才能排清。

23. B

［解析］识记题，咪达唑仑是唯一的水溶性苯二氮䓬类药物，刺激性小、作用短、效能强、对呼吸循环抑制轻，目前广泛用于各类手术的麻醉诱导和维持中。

24. D

［解析］阿司匹林为解热镇痛药，对炎性疼痛有作用，对剧痛及内脏绞痛无作用；阿托品为 M 受体阻断药，可解除胆道平滑肌痉挛（作用较弱），缓解胆绞痛；哌替啶可用于各种疼痛，对胆、肾绞痛需配伍解痉药；氯丙嗪可产生镇静，加强镇痛药和麻醉药的作用，本身无镇痛作用。

25. C

［解析］氯胺酮是唯一具有镇静、镇痛、麻醉、交感兴奋和中枢兴奋作用的静脉麻醉药，其起效快，给药后 2～5 分钟起效，维持 30 分钟作用，可有流泪和唾液分泌增多的副作用。

26. E

[解析] 依托咪酯为非巴比妥类静脉全麻药，是咪唑的羧化盐。其最显著特点是对循环功能影响小，同时可引起冠状动脉扩张；呼吸抑制作用轻，不影响肝肾功能，不引起组胺释放；可降低脑血流，颅内压和脑氧代谢率。最主要副作用是抑制肾上腺皮质功能，单次应用后其抑制作用可持续数小时，反复应用可进一步加重；其他副作用包括麻醉后恶心、呕吐、静脉注射痛、静脉炎、椎体外系症状。

27. D

[解析] 咪达唑仑在含有碳酸氢盐的溶液中极易沉淀，因此咪达唑仑在中性或碱性溶液中不稳定，会产生白色沉淀。

28. A

[解析] 识记题，咪达唑仑药效为地西泮 1.5～2 倍。

29. B

[解析] 丙泊酚和依托咪酯溶液均为脂肪乳剂，病人对鸡蛋和大豆过敏，应避免使用；氯胺酮可增加颅内压，均应避免使用。硫喷妥钠具有脑保护作用，可用于麻醉诱导、全麻维持和惊厥治疗。

30. C

[解析] 硫喷妥钠主要在肝脏代谢，仅微量经肾脏原形排除，消除半衰期为 11.5 小时；丙泊酚代谢和排泄较快，故苏醒迅速而完全。

【B/型/题】

31. E；32. D；33. C；34. A

[解析] 氯胺酮麻醉时脑血管扩张，灌注压增高，因此脑血流量增加，颅内压升高。依托咪酯最主要副作用是抑制肾上腺皮质功能，单次应用后其抑制作用可持续数小时，反复应用可进一步加重。丙泊酚具有较强的循环功能抑制作用，可直接抑制心肌收缩和扩张外周血管引起血压明显下降，尤其对于老年体弱或有效循环血量不足的病人更为显著。硫喷妥钠属于巴比妥类静脉全麻药，抑制痉挛和惊厥效果较好，在局麻药中毒惊厥发作时作为首选药。

35. D；36. C；37. A

[解析] 阿芬太尼为超短时强效镇痛药，其起效快，作用时间短，对心血管的作用与芬太尼相似，不抑制心肌收缩力，对循环影响轻微，无组胺释放作用。舒芬太尼是目前镇痛效应最强的阿片类药物，其镇痛强度为芬太尼的 5～10 倍，镇痛作用时间约为芬太尼的 2 倍。哌替啶镇痛强度为吗啡的 1/10，具有明显呼吸抑制作用，直接抑制心肌，降低心肌应激性。

【X/型/题】

38. ABC

[解析] 瑞芬太尼是新型超短效阿片类药物，镇痛强度与芬太尼相当，可被血液和组织中的非特异性酯酶迅速水解，消除半衰期约为 9 分钟。瑞芬太尼优点包括：可精确调整剂量，麻醉平稳并易于逆转；副作用较少；代谢不依赖于肝肾功能；重复应用或持续输注无蓄积。但瑞芬太尼消除快，术后疼痛发生较早。

39. ABCE

[解析] 咪达唑仑是唯一的水溶性苯二氮䓬类药物，刺激性小、作用短、效能强、对呼吸循环抑制轻，目前广泛用于各类手术的麻醉诱导和维持。

40. ABC

[解析] 丙泊酚会导致注射痛、过敏反应、呼吸和循环抑制，还可出现精神兴奋、癫痫样抽动、肌痉挛等。另外，输注时间过长还可发生丙泊酚输注综合征。依托咪酯最主要副作用是抑制肾上腺皮质功能，其他包括麻醉后恶心、呕吐、静脉注射痛、静脉炎、椎体外系症状。氯胺酮增加骨骼肌张力，导致肢体不自主运动和眼球震颤。

41. ABCE

[解析] 丙泊酚是目前临床上应用最为广泛的静脉麻醉药，可用于麻醉诱导、维持，区域麻醉的镇静，门诊小手术和内镜检查中，可降低颅内压，降低脑血流和代谢率，对缺血-再灌注损伤具有预防或治疗作用，降低术后恶心、呕吐的发生率。

42. BDE

[解析] 硫喷妥钠对心肌和血管运动中枢皆有抑制作用，并能降低外周阻力，有明显的降低颅内压和眼内压的作用。硫喷妥钠引起心输出量降低的主要机制为：降低静脉回流；直接对心肌的抑制；中枢性交感传出作用降低。

二、名词解释

1. 由麻醉医师为接受诊断、治疗性操作的病人提供的特别医疗服务。麻醉医师在 MAC 过程中的工作内容主要包括：①监测重要生命体征，维持呼吸道通畅和、评估其功能。②诊断和处理 MAC 中的临床问题。③根据临床情况给予镇静药、镇痛药、麻醉药及其他合适药物，以确保病人安全、舒适。④其他所需医疗服务措施。
2. 是以药代动力学为基础，以血浆或效应室的药物浓度为指标，由计算机根据药代动力学模型自动计算并控制输注速率，从而达到所需要的麻醉、镇静和镇痛深度的技术。
3. 长时间（＞24 小时）、大剂量［＞4mg/（kg·h）］输注丙泊酚引起的一系列综合征，临床表现为高钾血症、高脂血症、肝大或肝脏脂肪浸润、代谢性酸中毒、横纹肌溶解、不明原因的心律失常、难治性心力衰竭等。

4. 芬太尼麻醉结束后，有时可出现病人神志虽已清醒，但没有自主呼吸的情况。此时经医生提醒，病人可出现自主呼吸，但不久又停止。提示病人的呼吸中枢仍处于抑制状态，应该继续控制呼吸或采用拮抗剂处理。

三、填空题

1. 静脉麻醉诱导；静脉麻醉维持
2. 开环；闭环
3. 非特异性酯酶
4. 氯胺酮
5. 低浓度酸性局麻药

四、简答题

1. 静脉全身麻醉的优点包括起效快、效能强；病人依从性好；麻醉实施相对简单；药物种类较齐全；无手术室污染和燃烧爆炸的潜在危险；麻醉效应可以逆转。
2. 静脉全身麻醉是指将静脉全麻药注入静脉，通过血液循环作用于中枢神经系统而产生全身麻醉作用的方法。按照给药方式的不同，静脉麻醉可以分为单次给药法、分次给药法和持续给药法。
3. （1）丙泊酚在静脉麻醉中的适应证：麻醉诱导；麻醉维持；区域麻醉的镇静；门诊小手术和内镜检查；丙泊酚 TCI 输注。

（2）禁忌证：对丙泊酚过敏者；严重循环功能不全者；妊娠与哺乳期妇女；高血脂病人；有精神病、癫痫病史者。

五、病例分析题

1. A

[解析] 氯胺酮是目前临床所用静脉全麻药中唯一可以产生较强镇痛作用的药，广泛应用于各种小儿手术的麻醉。其体表镇痛作用好，内脏镇痛作用差，不抑制牵拉反射；抑制心肌的同时兴奋交感神经，升高血压、心率和心肌耗氧量；具有拟交感作用，松弛支气管平滑肌。故适合用于哮喘病史者。

2. A

[解析] 患儿有哮喘病史，经常发作，提示患儿气道高敏状态；术中哮喘发作表现为气道阻力和峰压增高，氧饱和度持续下降，肺部出现哮鸣音，或者呼吸音消失。

3. E

[解析] 肝素与地西泮合用时，会导致游离型西泮升高150%～250%。本例病人在使用肝素后出现意识消失，应高度怀疑为游离型地西泮浓度过高所致。

4. E

[解析] 病人意识消失，本例病人高度怀疑游离型地西泮浓度过高所致意识消失。处理措施主要为维持呼吸循环稳定，并采取相应的拮抗药。故本例病人宜控制气道，维持血流动力学稳定，停止输注丙泊酚，必要时可给予氟马西尼拮抗安定类药物的作用。

5. E

[解析] 硫喷妥钠动脉内注射可导致化学性动脉内膜炎。表现为沿动脉走行的剧烈灼烧样疼痛、皮肤苍白或发绀、脉搏消失，严重者可发生肢体坏死和永久性神经损伤。

6. E

[解析] 发生误注动脉后的处理措施包括稀释药物，防止血管痉挛和维持充分的血液循环。可立即在动脉的近端注入生理盐水以稀释药物。并同时注入普鲁卡因、罂粟碱和酚苄明以止痛、扩张血管。进行臂丛阻滞或星状神经节阻滞可解除动脉痉挛，改善血液循环，有效缓解疼痛。应用肝素进行抗凝治疗可减少血栓形成。

（龚灿生　吴晓丹）

第七章　肌肉松弛药的临床应用

【同步习题】

一、选择题

【A/型/题】

1. 关于去极化肌松药的阻滞，下列描述错误的是
   A. 与受体上两个α蛋白亚基结合，打开离子通道，使膜去极化
   B. 只与受体结合一次，分离后立即水解
   C. 终板膜的去极化是持续的
   D. 邻近终板膜的肌纤维膜上的钠通道受时间阀门的影响而失活
   E. 邻近终板膜之外的肌纤维膜因上述D而随之处于静息状态
2. 观察图中神经刺激器，请问有关神经刺激器的描述，错误的是

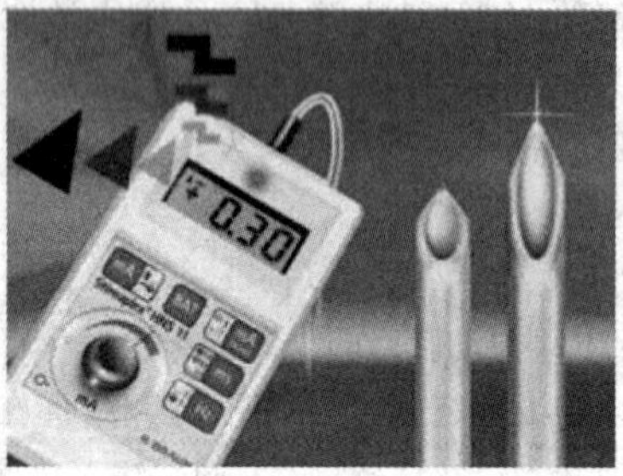

   A. 是一个脉冲发生器
   B. 产生刺激的波形为正弦波
   C. 频率都相同
   D. 可产生不同的刺激方式
   E. 用于机体不同部位神经的刺激
3. 因使用链霉素、新霉素和多黏菌素产生神经-肌肉接头阻滞导致的呼吸抑制，用新斯的明拮抗不满意时，可行人工呼吸并选用下列哪种药物
   A. 洛贝林　　B. 可拉明
   C. 葡萄糖酸钙　　D. 氯化钾
   E. 阿托品
4. 就显效和维持时间而言，拮抗肌松药的最佳组合是
   A. 依酚氯铵和胃长宁
   B. 依酚氯铵和阿托品
   C. 新斯的明和阿托品
   D. 吡啶斯的明和阿托品
   E. 以上均否
5. 预注给药剂量一般为插管剂量的
   A. 1/2　　B. 1/3～1/4
   C. 1/5～1/10　　D. 1/15
   E. 1/20
6. 关于给肌松药后骨骼肌的松弛规律，下列描述正确的是
   A. 眼轮匝肌—膈肌—肋间肌—四肢肌
   B. 眼轮匝肌—四肢肌肉—膈肌—肋间肌
   C. 眼轮匝肌—肋间肌—四肢肌肉—膈肌
   D. 眼轮匝肌—上肢肌肉—肋间肌—膈肌
   E. 眼轮匝肌—肋间肌—膈肌—四肢肌
7. 低温对肌松药的影响，不正确的是
   A. 体温降至30℃的过程中，去极化肌松药的作用增强，时效延长
   B. 体温降至30℃时非去极化肌松药作用强度很少受影响
   C. 26℃以下低温，各种肌松药的作用均增强
   D. 低温对去极化和非去极化肌松药的影响程度不一
   E. 低温时泮库溴铵的肝肾排泄率减低
8. 在非去极化肌松药恢复过程中，病人潮气量、用力吸气负压及呼气流速基本正常所需的最小TOF比值是
   A. 60%　　B. 70%
   C. 80%　　D. 85%
   E. 90%
9. 关于四个成串刺激，不正确的是
   A. 为四次一组的超强刺激，频率为2Hz
   B. 能区别神经、肌肉阻滞的性质
   C. 第四次反应消失应有效占据80%～90%的突触后膜受体
   D. 不能用于鉴定去极化阻滞向脱敏阻滞转变
   E. TOF比恢复至0.9，亦不能认为肌松作用已完全恢复
10. 神经系统疾病病人对非去极化肌松药敏感，不包括
    A. 肌萎缩性侧索硬化症
    B. 脊髓灰质炎

C. 脊髓空洞症
D. 神经纤维瘤
E. 偏瘫

11. 下列哪种药物不是抗胆碱酯酶药
A. 毒扁豆碱 B. 新斯的明
C. 依酚氯铵 D. 阿托品
E. 加兰他敏

12. 下列哪个药物不会引起神经–肌肉接点的传导阻滞
A. 琥珀酰胆碱 B. 链霉素
C. 乙醚 D. 阿曲库铵
E. 地西泮

13. 有关非去极化肌松药的作用机制的叙述，错误的是
A. 竞争受体上α蛋白亚基的乙酰胆碱结合部位
B. 与受体结合是可逆的动态的，可反复结合
C. 竞争受体有明显的剂量依赖性
D. 与受体结合后改变受体结构，离子通道开放
E. 肌松药的作用消失有赖于其进入循环后被消除

14. 神经–肌肉传导被完全阻滞时，需有效占据乙酰胆碱受体的比例为
A. 80% B. 85%
C. 90% D. 95%
E. 99%

15. 下列哪种肌松药肌松作用全部源于受体阻滞
A. 潘库溴铵 B. 阿曲库铵
C. 维库溴铵 D. 加拉碘铵
E. 琥珀胆碱

16. 下列不能增加非去极化肌松药作用的是
A. 钙 B. 锂
C. 镁 D. 多黏菌素B
E. 普鲁卡因胺

17. 去极化肌松药的作用与下列哪类药物作用类似
A. 筒箭毒碱 B. 新斯的明
C. 抗胆碱酯酶药 D. 乙酰胆碱
E. 阿托品

18. 用单次颤搐刺激监测时，实施气管插管，至少应待颤搐抑制达
A. 75% B. 80%
C. 85% D. 90%
E. 95%

19. 临床麻醉中最常用的肌松药监测装置是
A. 肌电图仪 B. 加速度仪
C. 肌机械图仪 D. 神经刺激器
E. 加速度仪

20. 新斯的明能用于下列哪种病人
A. 低血压
B. 心脏阻滞
C. 支气管哮喘
D. 机械性肠梗阻或尿路梗阻
E. 重症肌无力

21. 如图所示，神经–肌肉接头前膜受体的离子通道与乙酰胆碱受体的离子通道均为

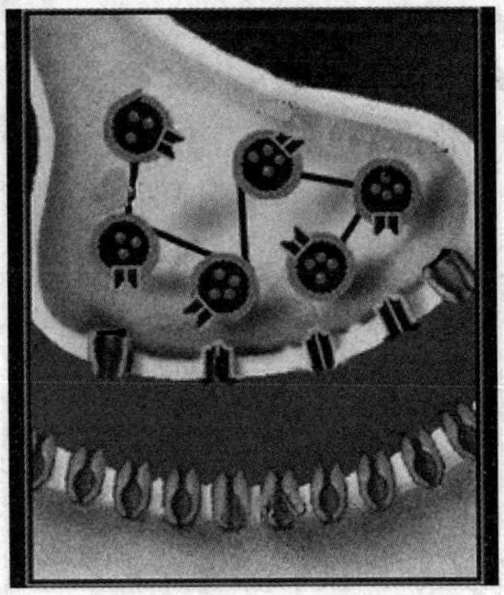

A. Na^+通道 B. Ca^{2+}通道
C. K^+通道 D. Cl^-通道
E. Mg^{2+}通道

22. 静脉推注琥珀胆碱后牙关紧闭，发生恶性高热的可能性为
A. ＜50% B. 60%
C. 75% D. 80%
E. ＞80%

23. 嗜铬细胞瘤切除手术，肌松药首选
A. 美维库铵 B. 泮库溴铵
C. 筒箭毒碱 D. 琥珀胆碱
E. 维库溴铵

24. 正常情况下，新斯的明经肝脏代谢的量为
A. 25% B. 30%
C. 40% D. 50%
E. 75%

25. 琥珀胆碱用量达下列多少以上可通过胎盘进入胎儿体内
A. 50～100mg B. 110～150mg
C. 160～200mg D. 210～250mg
E. 260～300mg

26. 静脉注射肌肉松弛药后，产生的肌松顺序是
A. 眼外肌—颜面肌—喉肌—上肢肌
B. 上肢肌—眼外肌—喉肌—颜面肌
C. 喉肌—上肢肌—眼外肌—颜面肌
D. 颜面肌—上肢肌—喉肌—眼外肌

E. 眼外肌—喉肌—颜面肌—上肢肌

27. 下列肌松药中哪种可明显通过胎盘
A. 琥珀胆碱 B. 筒箭毒碱
C. 阿库氯铵 D. 加拉碘铵
E. 泮库溴铵

28. 与成人比较，新生儿对去极化肌松药的反应是
A. 抵抗 B. 更敏感
C. 相同 D. 稍弱
E. 无反应

29. 在非去极化阻滞中，强直刺激后再给予单次刺激，可使颤搐幅度显著增加，但确定强直后易化现象要求肌颤搐幅度增高要超过强直前的
A. 0.5 倍 B. 1.0 倍
C. 1.5 倍 D. 2.0 倍
E. 2 倍以上

30. 肝、肾功能严重损害时，最理想的肌松药是
A. 泮库溴铵 B. 阿曲库铵
C. 加拉碘铵 D. 维库溴铵
E. 罗库溴铵

【B/型/题】

A. 其肌松作用能为抗胆碱酯酶药拮抗
B. 其肌松作用可为抗胆碱酯酶药增强
C. 其肌松作用能为 M 受体激动药拮抗
D. 其肌松作用能为 M 受体激动药增强
E. 其肌松作用能为肾上腺素受体拮抗药拮抗

31. 非去极化肌松药的特点为
32. 去极化肌松药的特点为

A. 可由 Hofmann 消除
B. 去极化肌松药
C. 是阿曲库铵的光学异构体
D. 兴奋心血管
E. 对心血管影响小

33. 泮库溴铵特点为
34. 琥珀胆碱特点为
35. 顺式阿曲库铵特点为
36. 阿曲库铵特点为
37. 维库溴铵特点为

A. 肝
B. 酯酶水解和 Hofmann 消除
C. 肝、肾
D. 血浆胆碱酯酶
E. 肾

38. 泮库溴铵的主要消除方式为
39. 阿曲库铵的主要消除方式为
40. 维库溴铵的主要消除方式为
41. 米库氯铵的主要消除方式为

A. 时效最短的非去极化肌松药
B. 不释放组胺，但有轻度抗迷走神经作用和交感神经兴奋作用
C. 起效最快的非去极化肌松药
D. 长时间使用可能发生Ⅱ相阻滞
E. 代谢通过 Hofmann 和酯酶消除

42. 罗库溴铵的特点为
43. 泮库溴铵的特点为
44. 米库溴铵的特点为
45. 琥珀胆碱的特点为
46. 阿曲库铵的特点为

【X/型/题】

47. 肌无力综合征主要是外周的肌肉无力，多发生于原发性支气管癌病人，下列哪些药物应禁用
A. 右旋筒箭毒碱 B. 琥珀胆碱
C. 罗库溴铵 D. 泮库溴铵
E. 哌库溴铵

48. 常用的监测肌松药作用的方法有
A. 神经刺激器
B. 测定潮气量
C. 测定随意肌的肌力
D. 吸气产生最大负压
E. X 线下观察横膈活动

49. 下列哪些情况最容易因使用抗生素而诱发呼吸肌麻痹
A. 肾功能不全
B. 全身麻醉下与箭毒和琥珀胆碱等肌松药并用
C. 静脉注射、腹腔内和胸腔内注射
D. 血钙升高
E. 重症肌无力患者

50. 关于残余肌松药拮抗的叙述，正确的是
A. 新斯的明和吡啶斯的明最好与格隆溴铵同时使用
B. 在深度肌颤搐抑制时，用大剂量拮抗药可取得满意的拮抗效果
C. 抗胆碱酯酶药逾量可出现心动过缓、支气管痉挛、呼吸道分泌物增加和视物模糊等
D. 单次颤搐刺激恢复至 100%，示已无残余肌松作用

E. $PaCO_2$ 和 $PETCO_2$ 不是肌松恢复的合适指标

二、名词解释

1. TOF
2. 骨骼肌松弛药
3. 肌松药的起效时间和临床时间
4. 肌松药的 ED_{95} 和恢复指数

三、填空题

1. 影响肌松药的药效动力学因素包括________、低温、年龄、________、________。
2. 非去极化肌肉松弛药可用________和________拮抗。
3. 肌松药根据其作用机制不同分为________、________，根据其时效不同分为________、________、________、________。
4. 当神经冲动到达神经末梢时________进入神经末梢，促进一线丹江囊泡，将囊泡中________释放，与肌细胞膜上________结合，引起肌细胞去极化。
5. 神经肌肉传导涉及神经肌接头的________、________、________、________、________等环节。

四、简答题

1. 简述应用肌松药的注意事项。
2. 简述理想的肌松药应应具备哪些条件?
3. 简述去极化肌松药的特点。
4. 简述非去极化肌松药的阻滞特点。

五、病例分析题

病人，女，46 岁。因“阵发高血压”入院，化验检查提示尿 VMT（尿 3-甲氧基-4-羟苦杏仁酸）升高，CT 示右肾上腺占位而诊断为嗜铬细胞瘤，拟在全麻下行肾上腺肿物切除术。

1. 嗜铬细胞瘤病人肌松药的选择及其原因是什么？
2. 手术结束后 2 小时，病人仍不清醒，未恢复自主呼吸，后给予抗胆碱酯酶药，病人心率加快，颜面潮红，考虑是何原因？并阐述抗胆碱酯酶药的药理作用、副作用及慎用情况。

病人，男，56 岁，术前诊断为“重症肌无力（MG）”，主要影响眼外、延髓肌肉，拟行经颈部胸腺切除术。病人每天分次口服吡啶新斯的明 660mg 和泼尼松共 20mg，每天 4 次口服甲氧氯普胺 10mg 治疗反流性食管炎，肺功能测定：肺活量是预期值 50%，一秒率为 80%，最大呼吸量 45%。病人入室监护，吸入纯氧，压迫环状软骨。麻醉拟用药：咪达唑仑 0.03mg/kg，芬太尼 1.5μg/kg，丙泊酚 1.5mg/kg。氧化亚氮、氧气和七氟烷维持麻醉。

3. 结合病例，下列叙述正确的有（多选）
   A. 全面掌握重症肌无力的病理生理变化
   B. 术前常规应用抗胆碱药物
   C. 术前常规应用小剂量地西泮
   D. 足量应用非去极化肌松药
   E. 预防胆碱能危象
4. 若给予病人琥珀胆碱，简述会产生的不良反应及注意事项。

【参考答案及解析】

一、选择题

【A/型/题】

1. B

[解析] 因神经–肌肉接头处不存在或几乎没有丁酰胆碱酯酶，其引发的神经–肌肉阻滞作用要等到去极化肌松药从神经–肌肉接头处扩散回循环中才能被消除。

2. B

[解析] 神经刺激器产生刺激的波形为脉冲波。

3. C

[解析] 多黏菌素等药物引起的神经–肌肉接头阻滞与氨基糖苷类药物不同，属非竞争性阻滞，因此，新斯的明治疗无效，只能用人工呼吸，钙剂可能有效。

4. B

[解析] 依酚氯铵起效时间为 0.5～1 分钟；作用持续时间为 0.1～0.2 小时；新斯的明注射后消除迅速，肌内注射给药后平均半衰期为 0.89～1.2 小时。

5. C

[解析] 预给量：为插管量的 1/5～1/10，可缩短起效时间 30～60 秒。

6. D

[解析] 眼部、颜面部、咽喉部及颈部作精细动作的肌肉较易被松弛，其次为上下肢、肋间肌和腹部肌肉松弛，膈肌最后松弛。

7. B

[解析] 低温会延长非去极化神经肌肉阻滞剂的作用时间。

8. B

[解析] TOF=0.7，抬头 5 秒，伸舌，握力好；TOF 为 0.7～0.9，仍有吞咽无力，复视，咬肌无力等不适；TOF

＞0.9，可认为基本无肌松残余。

9. D

[解析]用 TOF 刺激可以观察确定肌松药阻滞特性及评定肌松作用。

10. E

[解析] 神经系统疾病病人对非去极化肌松药敏感，除外颅内疾患所致的偏瘫。

11. D

[解析] 阿托品是 M 胆碱受体阻滞剂。

12. E

[解析] 地西泮为镇静催眠药。

13. D

[解析] 在静息状态下乙酰胆碱受体的离子通道功能处于关闭状态，去极化肌松药与受体结合后促使通道构型发生改变而使通道开放。

14. D

[解析] 神经–肌肉传导被完全阻滞时，需要占据 91%以上的受体。

15. C

[解析] 维库溴铵通过与乙酰胆碱竞争位于横纹肌运动终板的烟碱样受体，而阻断神经末梢与横纹肌之间的传导与去极化。

16. A

[解析] 钙能刺激运动神经末梢释放乙酰胆碱，增强肌肉兴奋-收缩耦联作用，从而降低了机体对非去极化肌松药的敏感性，使的肌松药作用时间缩短。

17. D

[解析] 去极化肌松药其分子结构与乙酰胆碱相似。

18. E

[解析] 终板胆碱能受体有 75%～80%被阻滞时，颤搐反应才开始降低，90%受体被阻滞时才完全消失。

19. D

[解析] 常用的监测肌松药作用的方法有神经刺激器、测定潮气量、测定随意肌的肌力、吸气产生最大负压、X 线下观察横膈活动。

20. E

[解析]新斯的明多用于重症肌无力及腹部手术后的肠麻痹。

21. A

[解析] 神经–肌肉接头前膜与乙酰胆碱受体均为 Na^+通道。

22. A

[解析] 使用琥珀胆碱是易感人群发生恶性高热的重要诱因。

23. E

[解析] 嗜铬细胞瘤病人肌松药可用泮库溴铵、阿屈克林、维库溴铵、顺式阿曲库铵等。

24. D

[解析] 用药量的 80%可在 24 小时内经尿排出。其中原形药物占给药量 50%，15%以 3-羟基苯-3-甲基铵的代谢物排出体外。

25. E

[解析] 琥珀胆碱若大量（＞300mg）应用时或孕妇胆碱酯酶活性异常时，胎儿体内琥珀胆碱含量增加，新生儿会发生呼吸抑制。

26. A

[解析] 眼部、颜面部、咽喉部及颈部作精细动作的肌肉较易被松弛，其次为上下肢、肋间肌和腹部肌肉松弛，膈肌最后松弛。

27. D

[解析] 琥珀胆碱、筒箭毒碱、泮库溴铵、阿曲库铵和维库溴铵为高度水溶性药，故不易透过脂质膜屏障，如胎盘屏障。

28. A

[解析] 琥珀胆碱 ED_{95}：新生儿 0.625，婴幼儿 0.729，儿童 0.423，成人 0.30。

29. B

[解析] 易化现象是指局部阈下兴奋状态能使神经元兴奋性升高的现象。

30. B

[解析] 阿曲库铵在体内主要通过霍夫曼消除快速代谢，代谢产物经肾脏排出。作用时间不受肝肾功能的影响，重复给药无明显蓄积作用。

【B/型/题】

31. A；32. B

[解析] 非去极化肌松药又称竞争性肌松药，能与乙酰胆碱竞争神经-肌肉接头的 NM 胆碱受体，但不激动受体，能竞争性阻断乙酰胆碱的去极化作用，使骨骼肌松弛，抗胆碱酯酶药可拮抗其肌松作用，故过量时可用适量的新斯的明解救。去极化肌松药又称为非竞争性肌松药，其分子结构与乙酰胆碱相似，并且在神经–肌肉接头处不易被胆碱酯酶分解，因而能产生与乙酰胆碱相似但较持久的去极化作用，抗胆碱酯酶药不仅不能拮抗其肌松作用，反而能加强之，因此过量时不能用新斯的明解救。

33. D；34. B；35. C；36. A；37. E

[解析] 泮库溴铵为人工合成的双季铵甾类中长效非去极化型肌松药，其作用强于右旋筒箭毒碱 4～5 倍，对身体所有 M 胆碱受体均有阻滞作用，神经节阻断作用

小，较少引起组胺释放，不会引起低血压等反应。与之相反，它可引起心动过速，增加心搏输出，提高动脉压，此作用可能与其迷走神经作用抑制神经元对去甲肾上腺素的再摄取有关。琥珀胆碱为去极化型肌松药，作用快，持续时间短，其肌松效能为筒箭毒碱的1.8倍。本药有去神经节阻断作用，常用剂量不引起组胺释放，但大剂量仍可能使组胺明显释放，而出现支气管痉挛、血压下降或过敏性休克，也可致心率减慢及心律失常。顺式阿曲库铵是阿曲库铵的同分异构体，作用相同，但作用强度和作用时间有所加强，并兼有稳定心血管的特点，为强效中时效非去极化肌松剂。大剂量使用亦不释放组胺，适用于肝肾功能障碍及心血管手术的病人。阿曲库铵作用迅速，起效时间1.4分钟，3～6.9分钟可达最大作用，作用持续时间20～35分钟。体内主要通过Hofmann消除快速代谢，代谢产物经肾脏排出。作用时间不受肝肾功能的影响，重复给药无明显蓄积作用。维库溴铵肌肉松弛效应为泮库溴铵的1.2～1.7倍，与某些吸入麻醉药如安氟烷、异氟烷合用，肌肉松弛效应增强，无明显阻滞神经节及迷走神经的作用。也不干扰去甲肾上腺上腺上腺素的再摄取，无组胺释放作用，故不影响心率和血压。

38. C；39. B；40. A；41. D

[解析] 泮库溴铵静脉注射后3～4分钟可出现最大作用，维持时间20～30分钟。本品部分在肝脏代谢，主要经肾脏排出，正常患者t1/2约100分钟，老年病人及肝肾功能严重不全者可延长为正常者的2倍。阿曲库铵参考36题解析。维库溴铵血浆吸收半衰期约4分钟，消除相半衰期约31分钟。静脉注射后60%～90%与血浆蛋白结合。主要在肝脏代谢，代谢产物的肌肉松弛作用很弱。85%经胆汁、15%经肾排出，伴有慢性肾功能不全的病人，清除率下降12%。肌肉松弛作用延长32%。于肝功能损害的病人，作用强度及维持时间皆增加。维库溴铵少量经胎盘转运，血浆半衰期为31～80分钟。在体内不蓄积。米库氯铵起效较快、作用时间短，恢复迅速，无蓄积作用，对自主神经及心血管系统无不良反应，消除半衰期2～3分钟，消除不直接依赖肝和肾功能，仅少量经肾和肝消除，主要由血浆胆碱酯胆碱酯酶水解，其水解速度相当于琥珀胆碱的88%。

42. C；43. B；44. A；45. D；46. E

[解析] 罗库溴铵在非去极化神经肌肉阻断剂中，起效最快，一般在静脉注射60秒钟后就能为插管提供极好的条件。泮库溴铵参考33题解析。米库溴铵是短时效的苄异喹啉类非去极化肌松药，其ED_{95}是0.08～0.1mg/kg，应用2倍ED_{95}量静脉注射，起效时间是1.6～1.9分钟。作用时间14分钟，是阿曲库铵的1/3，维库溴铵的1/2。米库溴铵可作为琥珀胆碱的替代药。琥珀胆碱静滴30～60分钟或7～10mg/kg即可发生Ⅱ相阻滞，发生时50%肌张力恢复延迟。Ⅱ相阻滞的发生与琥珀胆碱的用量、维持时间、用药方法和配伍用药等因素有关。静滴琥珀胆碱总量超过1.0g时易于发生Ⅱ相阻滞，如用量控制在0.5g以下则发生机会较少。阿曲库铵作用迅速，起效时间1.4分钟，3～6.9分钟可达最大作用，作用持续时间20～35分钟。体内主要通过Hofmann消除快速代谢，代谢产物经肾脏排出，作用时间不受肝肾功能的影响，重复给药无明显蓄积作用。

【X/型/题】

47. ABCDE

[解析] 肌无力综合征病人对去极化和非去极化肌松药都十分敏感。

48. ABCDE

[解析]

49. ABCE

[解析] 钙能刺激运动神经末梢释放乙酰胆碱，增强肌肉兴奋-收缩耦联作用，对于抗生素引起的呼吸抑制，钙剂可能有效。

50. ACE

[解析] 拮抗时机过早导致神经肌肉功能的“再箭毒化”，引起通气功能不全。单次颤搐刺激恢复到对照值水平时，仍有可能存在非去极化肌松药的残余作用。

二、名词解释

1. 即四个成串刺激，是一串由四个频率为2Hz，波宽为0.2～0.3ms的矩形波组成的成串刺激波，四个成串刺激引起四个肌颤搐，连续刺激时串间距离为10～12秒。神经–肌肉传递功能正常时，四个肌颤搐幅度相等，但当部分非去极化阻滞时出现衰减，四个肌颤搐的幅度一次减弱。用四个成串刺激监测时可不需要在用药前先测定对照值，可以直接从T_4/T_1的比值来评定阻滞程度，而且可以根据有无衰减来确定阻滞性质，非去极化阻滞程度增加时，T_4/T_1比值逐渐降低，当T_4消失时，约相当于单刺激对肌颤搐抑制75%。
2. 简称肌松药，这类药物选择性地作用于骨骼肌神经肌接头，与N_2胆碱受体相结合，暂时阻断了神经肌肉之间的兴奋传递，从而产生肌肉松弛作用。
3. 临床上常以给药至产生最大肌松效应的时间称起效时间。以给药至肌颤搐恢复25%之间的时间为临床时效。

4. ED_{95}是指在N_2O、巴比妥类药和阿片类药平衡麻醉下肌松药抑制单刺激肌颤搐 95%的药量。恢复指数是指以肌颤搐由 25%恢复至 75%之间的时间。

三、填空题

1. 水、电解质和酸碱平衡；神经肌肉疾病；假性胆碱酯酶异常
2. 抗胆碱酯酶药；钾通道阻滞药
3. 去极化肌松药；非去极化肌松药；超短效；短效；中效；长效
4. 钙离子；乙酰胆碱；乙酰胆碱受体
5. 超微结构；乙酰胆碱的合成；储存；释放；代谢

四、简答题

1. ①为保持呼吸道通畅，应气管插管，辅助或控制呼吸；②肌松药无镇静、镇痛作用，不能单独应用，应在全麻下用；③应用琥珀胆碱后可引起短暂的血钾升高，眼压、颅内压升高，因此，严重创伤、烧伤、截瘫、青光眼、颅内压升高者禁用；4）体温降低可延长肌松药作用，吸入麻醉药、某些抗生素及硫酸镁等可增强非去极化肌松作用；⑤合并有神经-肌肉接头疾患者如重症肌无力，禁用非去极化肌松药；⑥两药合用时，先用去极化，后用非去极化。
2. 理想的肌松药应该是：①起效快的非去极化肌松药；②没有组胺释放作用和心血管不良反应；③肌松易用拮抗药逆转；④有稳定的药代动力学和药效动力学，即使在肝、肾疾病是也不受影响。
3. ①使突触后膜呈持续去极化状态；②首次注药后，肌松出现前，有肌纤维成串收缩，是肌纤维不协调收缩的结果；③胆碱酯酶不仅不能拮抗其肌松作用，反而有增强效应。
4. ①在出现肌松前没有肌纤维成束收缩；②给予强直刺激和四个成串刺激，肌颤搐出现衰减；③对强直刺激后单肌颤搐出现易化；④其肌松作用能为抗胆碱酯酶药拮抗。

五、病例分析题

1. 嗜铬细胞瘤病人肌松药可用潘库溴铵、阿曲库铵、维库溴铵等。少用琥珀胆碱，避免筒箭毒碱，禁用三碘胺酚。常以顺式阿曲库铵、阿曲库铵、维库溴铵为主，因其作用平稳有效，且不致肌颤，不增高血钾，不增加组胺释放，对心率影响小，对肝肾功能亦无影响。
2. 考虑为抗胆碱酯酶药的副作用。

（1）抗胆碱酯酶药的药理作用：①对眼有缩瞳、降低眼内压的作用；②对胃肠道有兴奋作用，可促进胃肠道蠕动，及胃酸分泌，因此对胃张力下降患者有一定疗效，但有胃溃疡患者慎用；③对骨骼肌神经肌接头有一定直接兴奋作用，可逆转由竞争性神经肌肉组织药引起的肌肉松弛，但并不能有效拮抗由除极化型肌松药引起的肌肉麻痹；④对其他部位的作用，低剂量可增敏神经冲动所致的腺体分泌作用，高剂量即可增加基础分泌率，另外对心血管系统也有影响，可引起心率减慢，心输出量下降，大剂量尚见血压下降。

（2）抗胆碱酯酶药的副作用：①口干、皮肤干燥、颜面潮红；②心悸、心率加快；③由于瞳孔散大引起视物模糊；④由于该类药对中枢神经排尿功能抑制影响膀胱逼尿肌致尿潴留；⑤头晕、兴奋、烦躁、惊厥。

（3）抗胆碱酯酶药的慎用情况：①冠状动脉硬化性心脏病、心力衰竭；②麻痹性肠梗阻、肠狭窄；③食管贲门失弛缓症；④消化性溃疡并幽门梗阻胃液潴留；⑤急性胰腺炎并肠麻痹、腹胀；⑥前列腺肥大；⑦青光眼；⑧高热病人；⑨脑出血急性期；⑩急性胃出血；⑪老年人要慎用。

3. ACE
4. ①Ⅱ相阻滞：其发生与用量、维持时间、用药方式和配伍用药物等有关；②心血管反应：如窦性心动过缓、交界性心律和各种室性心律失常；③高钾血症：术前血钾已达 5.5mmol/L 的病人，以及大面积烧伤、多发性创伤、严重腹腔感染、脊髓或神经损伤等病人应避免使用；④肌纤维成束收缩：肌肉发达的成人更明显；⑤眼内压增高：对开放性眼外伤病人，应禁用此药；⑥颅内压升高：对颅内压已升高而致颅内顺应性差的病人，琥珀胆碱升高颅内压的幅度较大，持续时间较长；⑦胃内压升高：对饱胃病人有可能引起胃内容物反流误吸，应禁用该药；⑧术后肌痛：持续时间多在 3 天以内，可能是由于去极化作用以及其对肌梭的牵拉产生，肌纤维将成束收缩也是其原因之一；⑨恶性高热：尤以和氟烷合用多见，其临床表现为下颌不松、肌僵硬、高热、心律失常、酸中毒、肌球蛋白尿和肾衰竭，甚至因溶血、凝血机制障碍、急性神经系统损害而死亡；⑩类变态反应：偶有因琥珀胆碱发生过敏性休克、支气管痉挛的报道，可能与其引起组胺释放有关。

（魏 巍 周 锦）

第八章　局部麻醉和神经阻滞

【同步习题】

一、选择题

【A/型/题】

1. 腋路臂丛阻滞不易阻滞的神经是
   A. 桡神经
   B. 正中神经
   C. 尺神经
   D. 肌皮神经
   E. 前臂内侧皮神经
2. 预防局麻药中毒反应，以下哪项不正确
   A. 一次用药不超过最大剂量
   B. 使用最低有效浓度
   C. 避免药物注入血管内
   D. 局麻药内都必须加入肾上腺素
   E. 术前给予巴比妥类药
3. 下列哪种局麻药的一次最大剂量是不正确的
   A. 普鲁卡因 1000mg
   B. 罗哌卡因 200mg
   C. 丁卡因 400mg
   D. 利多卡因 500mg
   E. 布比卡因 200mg
4. 女性病人，35 岁，诊断为“甲状腺占位”，行颈丛阻滞麻醉，麻醉后病人出现声音嘶哑或者失音，最可能的原因是
   A. 药液误入硬脊膜外腔间隙
   B. 局麻药的毒性作用
   C. 膈神经阻滞
   D. 喉返神经阻滞
   E. 颈交感神经阻滞

【B/型/题】

A. 表面麻醉　　B. 局部浸润麻醉
C. 静脉局部麻醉　　D. 周围神经阻滞
E. 椎管内麻醉

5. 狭义的局部麻醉（regional anesthesia）不包括
6. 腋路臂丛阻滞属于
7. 用于清醒插管的气管内注射丁卡因或利多卡因的方法属于

二、名词解释

1. 局部麻醉
2. 表面麻醉
3. 周围神经阻滞

三、填空题

1. 臂丛神经阻滞入路包括________、________和腋路。
2. 狭义的局部麻醉包括________、________、________和________。
3. 局麻药引起的变态反应临床表现为注药局部（红斑、荨麻疹或皮炎）和（或）全身（广泛荨麻疹、________、________或________）。
4. 当局麻药中毒时出现室性心律失常，应立即采用________、________或________治疗。
5. 目前最常用的神经定位技术有________、________和________三类。

四、简答题

1. 简述局麻药的分类。
2. 简述局麻药的全身毒性反应的临床表现和预防原则。

【参考答案及解析】

一、选择题

【A/型/题】

1. D

[解析] 肌皮神经由颈 5、6、7 神经纤维组成，是外侧束外侧头的终末支，在胸小肌下缘起自外侧束，所以腋路臂丛阻滞不易阻滞。

2. D

[解析] 对于高血压、先兆性子痫、妊高症等病人局麻药中不应加肾上腺素。

3. C

[解析] 丁卡因的一次最大用量是 75mg。

4. D

［解析］颈丛阻滞时常出现声音嘶哑或失音的并发症，是由于喉返神经阻滞所致。

【B/型/题】

5. E

［解析］狭义的局麻不包括椎管内麻醉。

6. D

［解析］腋路臂丛神经阻滞属于外周神经阻滞技术的一种。

7. A

［解析］表面麻醉适用于口腔、气管、尿道等黏膜表面的麻醉。

二、名词解释

1. 局部麻醉是指局部麻醉药暂时地阻断神经（丛）的传导功能，使该神经（丛）支配的相应区域产生麻醉作用。
2. 将穿透力强的局麻药用于局部黏膜表面，使其透过黏膜作用于黏膜下神经末梢而产生局麻作用。
3. 将局麻药注射至躯干或四肢的神经干、神经丛或神经节旁，暂时阻断该神经的传导功能，使该神经支配区域产生麻醉作用。

三、填空题

1. 肌间沟；锁骨上；锁骨下
2. 表面麻醉；局部浸润麻醉；静脉局部麻醉；周围神经阻滞麻醉
3. 支气管痉挛；低血压；心血管虚脱
4. 电复律；胺碘酮；20%脂肪乳剂
5. 传统异感法；神经电刺激定位技术；超声直视定位技术

四、简答题

1. （1）根据局麻药作用时效长短，分为三类：短效（如普鲁卡因和氯普鲁卡因）、中效（如利多卡因）和长效（如罗哌卡因和丁卡因）。

   （2）根据药物化学结构的不同分为两类。脂类：其酯键可被血浆胆碱酯酶裂解，代谢为对氨基苯甲酸，包括普鲁卡因、氯普鲁卡因和丁卡因；酰胺类：肝内代谢，肝功能不良影响其代谢，包括利多卡因、甲哌卡因、丁哌卡因和罗哌卡因。

2. （1）局麻药的全身毒性反应，表现为：①中枢神经系统毒性。常早于心血管毒性反应，最初表现为头晕、耳鸣、目眩、口舌麻木，进一步出现肌肉抽搐、意识消失、惊厥和深度昏迷。②心血管系统毒性。心肌收缩力下降、难治性心律失常和周围血管张力下降，最终导致循环衰竭。高碳酸血症和缺氧能加重心血管毒性反应。

   （2）其预防原则如下：①开放静脉通路；②术中常规监测；③局麻药限量；④注药前回抽，避免血管内注射；⑤分次小量注射；⑥必要时可加用肾上腺素，减缓吸收。

（樊龙昌　梅　伟）

第九章　椎管内麻醉

【同步习题】

一、选择题

【A/型/题】

1. 椎管内麻醉神经被阻滞的顺序正确的是
   A. 血管舒缩神经纤维→触觉消失→痛觉消失→温觉消失→本体感觉消失→压力感觉消失→运动麻痹
   B. 血管舒缩神经纤维→温觉消失→痛觉消失→触觉消失→运动麻痹→压力感觉消失→本体感觉消失
   C. 血管舒缩神经纤维→痛觉消失→温觉消失→触觉消失→压力感觉消失→运动麻痹→本体感觉消失
   D. 血管舒缩神经纤维→温觉消失→本体感觉消失→痛觉消失→运动麻痹→压力感觉消失→触觉消失
   E. 血管舒缩神经纤维→温觉消失→痛觉消失→压力感觉消失→运动麻痹→触觉消失→本体感觉消失
2. 蛛网膜下隙麻醉中决定阻滞平面的主要因素是
   A. 给药速度　B. 穿刺针斜面开口的方向
   C. 局麻药的剂量　D. 体位和药物比重
   E. 穿刺部位
3. 蛛网膜下隙麻醉的绝对禁忌证是
   A. 高血压　B. 老年人并存心血管疾病
   C. 腹内压明显增高　D. 脊髓或脊神经根病变
   E. 脊柱畸形
4. 蛛网膜下隙麻醉最常见的并发症是
   A. 粘连性蛛网膜炎　B. 马尾综合征
   C. 头痛　D. 恶心呕吐
   E. 脊髓炎
5. 下列治疗蛛网膜下隙麻醉并发头痛的措施中，错误的是
   A. 去枕平卧或者采取头低位
   B. 输液治疗
   C. 使用镇静药或者小剂量镇痛药
   D. 头部降温
   E. 硬膜外自体血充填
6. 影响硬膜外阻滞麻醉平面的因素中，最重要的是
   A. 穿刺部位　B. 导管的位置和方向
   C. 局麻药的容量　D. 硬膜外注药速度
   E. 病人体位以及全身情况
7. 中位蛛网膜下隙麻醉指麻醉平面
   A. T_{10} 以下　B. T_5 以下
   C. T_6 以下　D. T_8 以下
   E. T_7 以下
8. 高位硬膜外阻滞是指
   A. 穿刺点在 T_2 以上　B. 穿刺点在 T_4 以上
   C. 穿刺点在 T_6 以上　D. 穿刺点在 T_8 以上
   E. 穿刺点在 T_7 以上
9. 下列关于硬膜外穿刺操作造成神经根损伤的叙述，错误的是
   A. 有“触电”感或痛感
   B. 以感觉障碍为主
   C. 感觉缺失仅局限于1～2根脊神经支配的皮区
   D. 运动障碍明显且最常见
   E. 感觉障碍皮区与穿刺点不在同一平面
10. 硬膜外阻滞麻醉严重并发症截瘫最常见的原因是
   A. 硬膜外间隙感染　B. 脊髓炎
   C. 穿刺损伤脊髓　D. 硬膜外血肿
   E. 药物神经毒性
11. 下列关于蛛网膜下隙与硬膜外联合阻滞麻醉的描述，错误的是
   A. 可选择一个穿刺点，也可以选择两个穿刺点
   B. 一点穿刺法的关键技术是“针内针”技术
   C. 明显减少术后头痛发生率
   D. 操作上的时间延搁15分钟以内不足以影响经蛛网膜下隙途径给药的麻醉平面控制
   E. 腰硬联合阻滞经硬膜外导管给药量比单纯硬膜外阻滞时小
12. 椎管内麻醉时，关于蛛网膜穿破后头痛发病率的叙述，以下哪项是错误的
   A. 年轻人发病率高
   B. 女性高于男性
   C. 妊娠时发病率低
   D. 粗针穿破后发病率高于细针

E. 穿刺次数多时发病率高

13. 关于椎管内麻醉的描述，不正确的是

A. 低平面（如 T_{10} 以下）与高平面（T_5）椎管内阻滞对生理学的影响不同

B. 脊麻和硬膜外麻醉效果欠佳，都是阻滞平面不足的问题

C. 病人应在术前停用低分子肝素 10～12 小时后，方可实施椎管内麻醉

D. 硬膜外术后镇痛者，手术结束后至少 12 小时才能使用低分子肝素

E. 用于镇痛的硬膜外导管，应在末次使用低分子肝素 10～12 小时后拔除，并至少在拔管 2 小时后再给予低分子肝素

14. 硬膜外麻醉最严重的并发症是

A. 血压下降　　B. 呼吸抑制

C. 硬膜外血肿　　D. 全脊麻

E. 局麻药毒性反应

15. 脊麻平面指的是

A. 交感神经阻滞平面

B. 感觉神经阻滞平面

C. 运动神经阻滞平面

D. 体神经阻滞平面

E. 感觉－运动复合平面

16. 全脊麻首先出现的症状是

A. 血压下降和呼吸停止

B. 烦躁

C. 瞳孔散大

D. 面色苍白

E. 躁动

17. 有关脊麻对生理的影响，下列叙述错误的是

A. 阻滞交感神经节前纤维，使小动脉及静脉扩张，回心血量减少

B. 低血压的发生率及下降幅度与麻醉平面有关

C. 高位脊麻因使血压下降而通过压力反射使心率增快

D. 麻醉平面在 T_8 以下时呼吸功能基本无影响

E. 脊麻时胃肠蠕动增加

18. 75 岁男性病人拟在蛛网膜下腔麻醉下行经尿道前列腺切除术，为保证手术顺利进行需要达到的最低麻醉平面是

A. T_1　　B. T_4

C. T_{10}　　D. L_3

E. S_1

19. 交感神经阻滞平面与感觉神经阻滞平面不一致，一般交感神经阻滞平面比感觉消失平面要高

A. 2～4 个神经节段　B. 1～4 个神经节段

C. 2～3 个神经节段　D. 1～2 个神经节段

E. 2 个神经节段

20. 关于棘突的体表解剖标志，描述正确的是

A. 颈部最大突起的棘突为第 6 颈椎棘突

B. 两侧肩胛冈连线为第 4 胸椎棘突

C. 肩胛角连线为第 8 胸椎棘突

D. 两侧髂嵴最高点的连线为第 4 腰椎棘突

E. 两侧肩胛冈连线为第 5 胸椎棘突

21. 妊娠后期，硬膜外麻醉阻滞平面扩散较广的主要原因是

A. 硬膜外间隙是负压

B. 血容量增多

C. 硬膜外血管充盈，间隙变小

D. 硬膜外间隙是正压

E. 体重增加

22. 关于成人脑脊液的生化，不正确的是

A. 脑脊液总量为 120～150ml

B. 葡萄糖 2.5～4.5mmol/L

C. 脑脊液含有红细胞

D. 比重 1.003～1.009

E. 正常脑脊液透明澄清，pH 7.35

23. 脊神经在体表呈阶段性分布，T_{10} 脊神经对应的解剖部位是

A. 剑突平面　　B. 肋弓平面

C. 脐平面　　D. 耻骨联合上缘

E. 耻骨联合下缘

24. 蛛网膜下腔阻滞常选用的穿刺部位是

A. L_1～L_2 或 L_2～L_3　B. L_2～L_3 或 L_3～L_4

C. L_3～L_4 或 L_4～L_5　D. L_4～L_5 或 L_5～S_1

E. L_2～L_3 或 L_4～L_5

25. 椎管内麻醉时平面超过 T_4 后，出现心率缓慢的原因是

A. 缺氧

B. 肾上腺素能神经纤维阻滞

C. 副交感神经阻滞

D. 血压下降

E. 交感神经阻滞

26. 孕妇脊麻后发生仰卧位低血压综合征的原因是增大的子宫压迫了

A. 髂总静脉　　B. 髂内静脉

C. 髂外静脉　　D. 子宫静脉

E. 下腔静脉

27. 新生儿全脊髓麻醉的最早表现是
A. 氧饱和度的下降　B. 兴奋或激惹
C. 低血压　D. 心率增快
E. 意识消失
28. 蛛网膜下隙麻醉平面固定的原因是
A. 体位相对不动，脑脊液停止流动
B. 药物被充分代谢
C. 药物与脊神经充分结合
D. 药物在脑脊液中以离子形式存在，无法透过神经纤维膜
29. 老年病人脊麻的特点是
A. 起效慢、扩散广
B. 起效快、扩散广、作用维持短
C. 起效快、扩散广、作用时间长
D. 起效快、扩散范围小
E. 起效慢、扩散范围小
30. 小儿脊髓终止于
A. L_1～L_2　B. L_2～L_3
C. L_3～L_4　D. L_4～L_5
E. T_{12}～L_1

【B/型/题】

A. T_4　B. T_6
C. T_{10}　D. T_{12}
E. L_4
31. 第一产程针对宫缩所导致的疼痛，若采用硬膜外镇痛，感觉阻滞平面至少需要达到
32. 拟行剖宫产手术，若采用椎管内阻滞麻醉，所需感觉阻滞平面是

A. 脑栓塞　B. 神经根损伤
C. 头痛　D. 脑出血
E. 寒战
33. 硬膜外穿刺可能发生的并发症是
34. 蛛网膜下隙阻滞后可能发生的并发症是

A. 普鲁卡因　B. 丁卡因
C. 利多卡因　D. 罗哌卡因
E. 布比卡因
35. 能产生感觉－运动阻滞分离现象的药物是
36. 可以用于治疗室性早搏的局麻药是

【X/型/题】

37. 预防脊麻后头痛的方法有
A. 选用细针穿刺
B. 避免反复穿刺
C. 静脉输注足够的液体
D. 穿刺和注药应严格无菌操作
E. 暗示脊麻头痛的可能性
38. 影响蛛网膜下隙阻滞平面的因素有
A. 穿刺部位　B. 穿刺针斜口方向
C. 局麻药的比重　D. 病人体位
E. 注药速度
39. 脊麻时发生恶心、呕吐的原因有
A. 血压骤降　B. 兴奋呕吐中枢
C. 手术牵拉内脏　D. 胃肠蠕动增加
E. 胆汁反流入胃
40. 椎管内麻醉的适应证包括
A. 泌尿外科手术　B. 妇产科手术
C. 下肢手术　D. 下腹部手术
E. 会阴肛门部手术

二、名词解释

1. 蛛网膜下隙阻滞
2. 硬膜外间隙阻滞
3. 骶管阻滞
4. 全脊麻

三、填空题

1. 椎管内麻醉包括________和________。
2. 从皮肤到蛛网膜下隙的解剖层次：________、________、________、________、________、________和________。
3. 全脊麻的处理原则是________。
4. 椎管内麻醉的穿刺方法有：________和________。
5. 硬膜外穿刺注气量如仅为 2ml 左右，则不致引起明显症状，若注气速度达到________或进气量超过________，则有致死可能。

四、简答题

1. 蛛网膜下隙阻滞的禁忌证有哪些?
2. 蛛网膜下隙阻滞后出现血压下降和心率缓慢的原因是什么?
5. 简述硬膜外阻滞的并发症。

五、病例分析题

女性，29 岁，体重 90kg，妊娠 39 周加 5 天，因前置胎盘，拟行剖宫产术。术前实验室检查无异常，无局麻药过敏史，脊柱无异常，拟于硬膜外阻滞下行剖宫产术。病人入手术室后，开放静脉，心电图、脉搏、血氧饱和度、无创血压监护，血压 136/85mmHg，心率 90 次/分，SpO_2 95%。于 L_1～L_2 间隙行硬膜外穿

刺置管，插入导管 2cm 时有阻力感，稍用力通过后置管顺利，向头侧置管 3cm，回抽无血及脑脊液，固定导管。给予 2%利多卡因 3ml，5 分钟后无蛛网膜下隙阻滞征象，注入 0.5%罗哌卡因 12ml，平卧后测麻醉平面上界 T_2 产妇诉呼吸困难、胸闷、恶性，此时血压 83/42mmHg，心率 110 次/分，SpO_2 92%。

1. 产妇出现呼吸困难、胸闷、恶性的原因很可能是
   A. 全脊麻　　B. 仰卧位低血压
   C. 异常广泛阻滞　　D. 过敏反应
   E. 局麻药剂量偏大
2. 下列处理措施，正确的是
   A. 快速输入晶体液
   B. 给予麻黄素 15mg 静脉注射
   C. 使产妇向左倾斜 15° 并垫高右侧臀部
   D. 吸氧，托起产妇子宫
   E. 尽快手术，取出胎儿
3. 关于产科麻醉，下列论述正确的是
   A. 常规剖宫产手术首选全身麻醉
   B. 行硬膜外麻醉时，局麻药用量与正常人相同
   C. 罗哌卡因是硬膜外分娩镇痛的首选
   D. 剖宫产行椎管内麻醉时，麻醉平面上界在 T_4 为宜
   E. 胎儿娩出后，可常规给予镇静催眠药

病人，男性，69 岁，75kg，有高血压病史 10 余年，间断服用降压药，术前 BP 165/95mmHg，心电图示心肌缺血，左室高电压，其余检查未见异常。拟腰硬联合麻醉下行经尿道前列腺电切术。

4. 术中需要阻滞相应神经支配的器官包括
   A. 膀胱　　B. 直肠
   C. 前列腺　　D. 尿道
   E. 阴茎
5. 手术进行至 170 分钟时，病人主诉胸闷气短，呼吸频率增至 37～40 次/分。继之烦躁不安、咳少量粉红色泡沫痰、双肺布满湿啰音，10 分钟后意识不清、昏迷、抽搐，SpO_2 90%。期间，经静脉输入林格氏液 350ml，生理盐水作为冲洗液 6000ml。此时病人的病理生理改变可能有
   A. 视乳头水肿　　B. 低钠血症
   C. 血浆低渗透压　　D. 细胞内水分减少
   E. 高渗性昏迷
6. 病人病情危急，需马上采取的急救措施有
   A. 立即面罩加压给氧或气管内插管辅助呼吸
   B. 保持低压灌注尽快结束手术
   C. 立即静注呋塞米 40～100mg
   D. 应用强心药维持心功能
   E. 应用激素

【参考答案及解析】

一、选择题

【A/型/题】

1. B

[解析] 由于传递冲动的神经纤维互不相同，局麻药的阻滞顺序先从自主神经纤维开始，感觉神经纤维次之，运动神经纤维及有髓鞘的本体感觉纤维（A_γ纤维）最后被阻滞。不同神经纤维被阻滞的顺序为：血管舒缩神经纤维→冷感消失→温感消失→对不同温度的辨别→慢痛→快痛→触觉消失→运动麻痹→压力感觉消失→本体感觉消失。消退顺序与阻滞顺序相反。

2. C

[解析] 影响蛛网膜下隙阻滞平面调节的因素很多，其中局麻药的剂量是决定阻滞平面的主要因素。如果麻药的配置方法和剂量已经确定，则穿刺部位、病人体位、注药速度和针口斜面方向就成为影响麻醉平面的重要因素。

3. D

[解析] 蛛网膜下隙阻滞的禁忌证有：中枢神经系统疾病，全身严重感染，高血压并存冠状动脉病变病人，休克病人，慢性贫血病人，脊柱外伤或有严重腰背痛病史者，腹内压明显增高者，精神病、严重神经官能症以及小儿等不合作病人，凝血功能障碍等，其中中枢神经系统疾病，特别是脊髓或脊神经根病变，麻醉后有可能长期麻痹，应列为绝对禁忌证。

4. C

[解析] 蛛网膜下隙阻滞常见的并发症有头痛和神经并发症，如脑神经受累、假性脑脊膜炎、粘连性蛛网膜炎、马尾神经综合征、脊髓炎等，头痛是蛛网膜下隙阻滞最常见的并发症之一。

5. D

[解析] 头痛是脊麻后最常见的并发症之一，典型的头痛可在穿刺后的 6～12 小时内发生，多数发病于脊麻后 1～3 天。一旦发生头痛，可依头痛程度分别进行治疗。①轻微头痛：经卧床 2～3 天即可自行消失；②中

度头痛：病人平卧或采取头低位，每日输液量 2500～4000ml，并应用镇静药或肌注小量镇痛药如哌替啶 50mg；③严重头痛：除上述措施外，可行硬膜外充填血疗法。

6. A

[解析] 影响硬膜外阻滞平面的因素很多，其中最重要的是穿刺部位，如果选择不当，将导致阻滞范围不能满足手术要求。其他如导管的位置和方向、药物容量、注药速度、病人体位以及全身情况等均起重要作用。

7. B

[解析]临床上常将感觉阻滞平面超过 T_4 者称为高位脊麻，T_{10} 平面以下称为低位脊麻，T_5 称为中位脊麻。如果阻滞范围局限于会阴及臀部，则称为鞍麻。如果阻滞作用只限于（或主要限于）一侧肢体，则称为单侧阻滞，或称单侧脊麻。

8. C

[解析] 于 C_5～T_6 之间进行穿刺称为高位硬膜外阻滞，于 T_6～T_{12} 之间穿刺称为中位硬膜外阻滞，穿刺部位在腰部各棘突间隙称为低位硬膜外阻滞，经骶裂孔进行穿刺称为骶管阻滞。

9. D

[解析] 行硬膜外阻滞穿刺均在背部进行，神经根损伤主要为后根。临床表现主要是①有“触电”感或痛感；②以感觉障碍为主，有典型的“根痛”，很少运动障碍；③感觉缺失仅限于 1～2 根脊神经支配皮区，与穿刺点棘突的平面一致。

10. D

[解析] 硬膜外血肿虽然罕见，但在硬膜外麻醉并发截瘫的原因中占首位，临床表现主要为：开始时背痛，短时间后出现肌无力及括约肌障碍，发展至完全截瘫。

11. D

[解析] 本题考点是蛛网膜下隙与硬膜外联合阻滞麻醉的缺点，就经蛛网膜下隙途径给药的麻醉平面调节而言，存在操作上的时间延搁问题，多因硬膜外导管置入不顺利引起。注药后一般应在 5～10 分钟之内调节病人体位，以获得所需麻醉平面，超过此时限，因药物已与脊神经充分结合，调节体位的作用就会无效。

12. C

[解析] 影响脊麻术后头痛的因素主要有①年龄：年龄越小，越为常见；②性别：女性＞男性；③穿刺针大小：大＞小；④穿刺针斜面方向：当穿刺针斜面置于神经轴长轴时更少发生；⑤妊娠：孕妇更为常见；⑥穿透硬脊膜次数：多次操作更易发生。

13. B

[解析] 许多脊麻和硬膜外麻醉效果欠佳，并不都是阻滞技术的问题，而是由于静脉镇静和抗焦虑不足。

14. D

[解析] 全脊麻是硬膜外麻醉最严重的并发症，处理不当可危及生命。

15. B

[解析] 阻滞平面指的是皮肤感觉消失的界限，故脊麻平面是指感觉神经阻滞平面。

16. A

[解析] 全脊麻发生率平均为 0.24%（0.12%～0.57%），临床表现为全部脊神经支配的区域均无痛觉、低血压、意识丧失及呼吸停止。

17. C

[解析] 高位脊麻时由于心加速神经阻滞而引起心动过缓。

18. C

[解析] 经尿道前列腺切除手术需要的麻醉平面应在 T_{10} 水平。

19. A

[解析] 交感神经阻滞平面比感觉消失平面要高 2～4 个节段，另外运动神经阻滞平面比感觉消失平面低 1～4 个节段。

20. D

[解析] 颈部最大突起的棘突为第 7 颈椎棘突，两侧肩胛冈连线为第 3 胸椎棘突，肩胛角连线为第 7 胸椎棘突，两侧髂嵴最高点的连线为第 4 腰椎棘突。

21. C

[解析] 原因有两个方面：①足月子宫压迫下腔静脉。一部分从下肢及盆腔器官来的静脉血，分流到椎管内静脉丛，怒张的静脉使硬膜外间隙有效容积减少，因而局麻药扩算平面自然增大。②内分泌改变的影响。妊娠期内分泌改变对局麻药扩算的影响尚不清楚。

22. C

[解析] 成人脑脊液总量为 120～150ml，正常脑脊液透明澄清，pH 7.35，比重 1.003～1.009，脑脊液似淋巴液，但淋巴细胞少，无红细胞，葡萄糖 2.5～4.5mmol/L。

23. C

[解析] T_{10} 脊神经对应脐平面。

24. B

[解析] 蛛网膜下隙穿刺常选用 L_2～L_3 或 L_3～L_4 棘突间隙，此处的蛛网膜下隙最宽（终池），脊髓至此形成终丝，故无穿刺损伤脊髓之虑。

25. E

[解析] 心率缓慢是因部分交感神经被阻滞，迷走神经

相对亢进所致。

26. E

[解析] 仰卧位低血压综合征发生的病理生理机制是：妊娠晚期子宫本身的血流量占全身血容量的 16.67%，使返回心脏的血流量减少；同时，仰卧位时增大的子宫压迫下腔静脉，使盆腔和下肢静脉的血流回流受阻，到达心脏的血流骤减，导致心输出量迅速下降，血压随之降低；此外，增大的子宫还会压迫横膈，引起迷走神经兴奋，使心跳减慢，心脏血管扩张，使血压进一步下降。

27. A

[解析] 新生儿的交感张力不足，全脊髓麻醉时以呼吸功能不全明显，而不是低血压。因此，首先表现为氧饱和度降低。

28. C

[解析] 据 Cohen 将 ^{14}C 标记的普鲁卡因或利多卡因注入蛛网膜下隙发现，脊神经前根、后根和脊髓都吸收局麻药，推测为局麻药的直接作用所致。

29. C

[解析] 老年人因蛛网膜下隙增大，绒毛增多，通透性增加，故局麻药起效快，扩散广，且作用时间长。

30. C

[解析] 小儿的脊髓终止于 L_3～L_4 以下的间隙。

【B/型/题】

31. C；32. A

[解析] 第一产程宫缩可引起强烈的痛感，痛的神经传导途径为：子宫上感受器→A_δ及 C 纤维→盆腔，下、中及上腹下神经丛→腰交感神经链→L_4～T_{10} 的白交通支和这些神经的后根进入脊髓→上传至丘脑及大脑皮质，因此阻滞平面至少需达到 T_{10} 水平；剖宫产需要高于（含）T_4 的感觉阻滞平面。

33. B；34. C

[解析] 硬膜外穿刺的并发症主要有：穿破硬膜，穿刺针或导管误入血管，空气栓塞，穿破胸膜，导管折断，全脊麻，异常广泛阻滞，脊神经根或脊髓损伤，硬膜外血肿，感染等。蛛网膜下隙阻滞的并发症主要有：头痛，尿潴留，神经并发症等。

35. D；36. C

[解析] 罗哌卡因毒性较小、安全性高，可产生感觉－运动阻滞分离现象；利多卡因可用于频繁室性早搏的治疗。

【X/型/题】

37. ABCD

[解析] 选用细针穿刺、穿刺和注药应严格无菌操作、避免反复穿刺、静脉输注足够的液体、去枕平卧都是预防脊麻后头痛的方法，但是切忌暗示脊麻头痛的可能性。

38. ABCDE

[解析] 影响蛛网膜下隙阻滞平面的因素有穿刺部位、病人体位、注药速度、麻醉药的比重、穿刺针斜口的方向等。

39. ABCDE

[解析] 脊麻时发生恶心、呕吐的原因有：①胃肠蠕动增加；②胆汁反流入胃；③血压骤降，脑供血骤减，兴奋呕吐中枢；④手术牵拉内脏。

40. ABCDE

[解析] 硬膜外阻滞主要适用于腹部手术，颈部、上肢及胸部手术也可以应用，但在管理上较为复杂，高位硬膜外阻滞主要用于术后镇痛或全麻复合硬膜外阻滞，后者可减少全麻药的用量。蛛网膜下隙阻滞主要适用于下腹及盆腔手术、肛门及会阴手术、下肢手术。

二、名词解释

1. 将局麻药注入蛛网膜下隙，暂时使脊神经前后根阻滞的麻醉方法称为蛛网膜下隙阻滞，简称脊麻。
2. 将局麻药注入硬膜外间隙，暂时使脊神经根阻滞的的麻醉方法，称为硬膜外间隙阻滞，简称硬膜外阻滞或硬膜外麻醉。
3. 经骶裂孔穿刺，将局麻药注入骶管腔内以阻滞骶神经，属硬膜外阻滞。
4. 行硬膜外阻滞时，如穿刺针或硬膜外导管误入蛛网膜下隙而未能及时发现，超过脊麻数倍量的局麻药注入蛛网膜下隙，可产生异常广泛阻滞，称全脊麻。

三、填空题

1. 蛛网膜下隙阻滞；硬膜外阻滞
2. 皮肤；皮下组织；棘上韧带；棘间韧带；黄韧带；硬脊膜；蛛网膜。
3. 维持病人循环及呼吸功能
4. 直入法；侧入法
5. 2ml/（kg・min）；10ml

四、简答题

1. ①中枢神经系统疾病：特别是脊髓或脊神经根病变；②全身严重感染以及穿刺部位有炎症或感染者；③高血压并存冠状动脉病变病人；④休克病人；⑤慢性贫血病人只要血容量无显著减少，仍可考虑施行低位脊麻，但禁用中高位以上脊麻；⑥脊柱外伤或有严重腰背痛病史者；⑦老年人由于常并存心血管疾病，循环功能储备差，不易耐受血压波动，故仅可选用低位脊麻；⑧腹内压明显增高者；⑨精神病、严重神经官能症以及小儿等不合作病人；⑩凝血功能异常者等。

2. 蛛网膜下隙阻滞后出现血压下降主要因交感神经节前纤维被阻滞，使小动脉扩张、周围血管张力下降，血液淤积于周围血管、回心血量减少，心排出量下降等造成。心率缓慢是因部分交感神经被阻滞，迷走神经相对亢进所致。

3. ①穿破硬膜；②穿刺针或导管误入血管；③空气栓塞；④穿破胸膜；⑤导管折断；⑥全脊麻；⑦异常广泛阻滞；⑧脊神经根或脊髓损伤；⑨硬膜外血肿；⑩感染。

五、病例分析题

1. BCE

[解析] 全脊麻的可能很小，因为已用利多卡因做了试验剂量，且麻醉平面在 T_2；过敏反应的可能也比较小，此时无过敏原接触史及其它过敏症状如皮肤荨麻疹；产妇的症状是典型的仰卧位低血压综合征的表现，其原因是产妇平卧后下腔静脉受压回心血量减少，硬膜外局麻药剂量偏大、麻醉平面过高导致机体代偿不足所致。

2. ABCDE

[解析] 产妇麻醉后出现仰卧位低血压的处理措施包括：快速大量输入晶体液、给予缩血管活性药物、使产妇向左倾斜 15°～30° 并垫高右侧臀部、面罩吸氧、托起产妇子宫减轻下腔静脉压迫，同时尽快施行手术，取出胎儿，避免胎儿长时间缺氧。

3. CD

[解析] 椎管内麻醉是剖宫产手术的首选麻醉方式，除非是紧急剖宫产时才首选全麻；妊娠后期，硬膜外腔血管扩张，硬膜外容积相对减少，局麻药更易扩散，因此产妇局麻药应减量；罗哌卡因能产生感觉－运动阻滞分离现象，对运动神经阻滞稍弱，比较适合用于硬膜外分娩镇痛；剖宫产行椎管内麻醉时，麻醉平面上界在 T_4 为宜，过高，循环波动较大，过低，麻醉效果欠佳；由于产妇胃排空延迟，术中使用镇静催眠药需谨慎，以防返流误吸的发生。

4. ACDE

[解析] 经尿道前列腺电切术首先放置经尿道电镜，并在膀胱内注入灌洗液方能进行手术，所经途径的解剖结构为贯穿阴茎和前列腺的全部尿道以及膀胱，术中需要阻滞相应神经支配的器官应该是尿道、前列腺及膀胱。

5. ABC

[解析] 根据症状及病因判断，此时病人已发生了 TURP 综合征，即经尿道前列腺电切综合征，又称稀释性低钠血症。在电切的过程中前列腺静脉窦破裂造成灌洗液大量吸收入血，病人主要临床表现为神志模糊或烦躁不安、视物模糊不清、心率明显增快、血压先高后低、脉搏细弱、呼吸急促困难、发绀、肺水肿、氧饱和度明显降低等。

6. ABCDE

[解析] 紧急抢救措施包括：①立即面罩加压给氧或气管内插管辅助呼吸；②保持低压灌注尽快结束手术；③立即静注呋塞米 40～100mg；④应用强心药维持心功能；⑤应用激素治疗等。

（肖　永　谢玉波）

第十章　复合麻醉与联合麻醉

【同步习题】

一、选择题

【A/型/题】

1. 吸入麻醉维持阶段，吸入麻醉药一般吸入 MAC 为
   A. 1～2　　B. 1～3
   C. 2～3　　D. 2～4
   E. 3～4
2. 关于 BIS，以下错误的是
   A. 能测知复合全麻术中知晓的发生
   B. 是来源于脑电图的无创监测系统
   C. 将脑电活动信号数字化处理后转化为连续监测
   D. 数值在 0～100 之间
   E. 用于了解麻醉或催眠深度的变化
3. 氯胺酮静脉复合麻醉适合下列哪种病人手术麻醉
   A. 肺心病病人　　B. 支气管哮喘病人
   C. 颅脑外伤病人　　D. 青光眼病人
   E. 心脏病人
4. 下列静脉复合麻醉中对呼吸和循环系统都有抑制作用的是
   A. 依托咪酯　　B. 咪达唑仑
   C. 丙泊酚　　D. 氯胺酮
   E. 普鲁卡因
5. 麻醉过程中产生注射痛的药物是
   A. 依托咪酯　　B. 咪达唑仑
   C. 丙泊酚　　D. 氯胺酮
   E. 普鲁卡因
6. 关于复合麻醉的基本原则，下列错误的是
   A. 每种药物的药效和药代动力学必须有深刻的了解
   B. 药物和选配要以满足手术基本要求为原则
   C. 静脉全麻期间必须保证呼吸道通畅，除短小手术外，均应气管内插管
   D. 静脉维持用药应选半衰期短、代谢快和苏醒快的药物
   E. 实施静吸复合麻醉时必须坚持以静脉用药为主，吸入麻醉为辅的原则
7. 下列哪项复合麻醉病人不可能产生锥体外系症状
   A. 羟丁酸钠+氟哌利多+芬太尼
   B. 氯丙嗪+哌替啶
   C. 氟哌利多+芬太尼
   D. 地西泮+氯胺酮
   E. 硫喷妥钠+哌替啶
8. 下列哪项不适于用丙泊酚与芬太尼全静脉复合麻醉
   A. 烧伤病人手术　　B. 严重休克病人手术
   C. 心胸手术　　D. 颅脑外科手术
   E. 肝肾功能受损病人手术
9. 下列哪项不能作为判断复合麻醉深度变浅的指标
   A. 瞳孔逐渐变大
   B. 血压较基础值高 20～40mmHg
   C. 心率逐渐变快
   D. 眼眶中含有泪珠
   E. 角膜反射存在，眼球不固定
10. 以下哪项不能使用氯胺酮复合麻醉
    A. 术中麻醉维持　　B. 儿童术前用药
    C. 基础麻醉　　D. 控制癫痫样发作
    E. 用于支气管哮喘病人的麻醉
11. 下列说法错误的是
    A. 有癫痫史的病人，麻醉诱导禁用 γ-羟丁酸钠
    B. 任何一种静脉全麻药均难以单独完成全身麻醉
    C. 静脉全麻药的可控性与吸入麻醉相似
    D. 氯胺酮具有良好的体表镇痛
    E. 依托咪酯麻醉中有时出现肌震颤
12. 联合应用 0.5 MAC 七氟醚和 0.5 MAC 的 N_2O，两者的相互作用效果是
    A. 拮抗作用　　B. 增强作用
    C. 相加作用　　D. 协同作用
    E. 无作用
13. 与年龄相关的量效关系是
    A. 小儿麻醉诱导慢
    B. MAC 随年龄增大而增大
    C. 老年人麻醉药需要量小
    D. 老年人麻醉后恢复快
    E. 老年人产生 EEG 爆发抑制需要的吸入麻醉药浓度更大
14. 全静脉麻醉的缺点有
    A. 麻醉加深快而容易，呼吸道无刺激

B. 多种药物相复合，可取长补短
C. 诱导快，病人无痛苦
D. 麻醉深度明确且易判定
E. 手术室空气无污染

15. 下列哪项不是静脉全麻的优点
A. 对呼吸道无刺激　B. 不燃烧，不爆炸
C. 可控性好　D. 操作简单
E. 病人舒适

16. 下列哪一项宜用氯胺酮、羟丁酸钠复合麻醉
A. 中枢神经系统病变需颅内手术病人
B. 较严重高血压的病人
C. 烧伤手术伴哮喘病人
D. 整形外科手术伴心血管疾病未经很好控制者
E. 颌面外科手术伴癫痫病人

17. 吸入麻醉深度主要取决于
A. 病人年龄　B. 麻醉药效能
C. 呼吸频率　D. 脑内药物浓度
E. 吸入药物浓度

18. 下列哪项不是临床上常用的判断复合麻醉深度的指标
A. 角膜反射　B. 瞳孔
C. 血压　D. 心率
E. 眼泪

19. 哪项不可用氯胺酮、羟丁酸钠复合麻醉
A. 烧伤换药及切痂术
B. 整形外科手术
C. 小儿五官科手术
D. 高血压、冠心病病人
E. 休克病人

20. 以吗啡或芬太尼为主的静脉复合麻醉多用于哪类病人
A. 颅内手术病人　B. 心脏直视手术
C. 颌面部手术病人　D. 上腹部手术病人
E. 四肢和脊柱手术病人

21. 下列哪项不适用于丙泊酚与芬太尼全静脉复合麻醉
A. 烧伤病人手术　B. 严重休克病人手术
C. 心胸手术　D. 颅脑外科手术
E. 肝肾功能受损病人手术

22. 下列哪项不能使用氯胺酮
A. 术中麻醉维持　B. 儿童术前用药
C. 基础麻醉　D. 控制癫痫样发作
E. 用于支气管哮喘病人的麻醉

23. 下列叙述错误的是
A. 有癫痫史的病人，麻醉诱导禁用γ-羟丁酸钠
B. 任何一种静脉全麻药均难以单独完成全身麻醉
C. 静脉全麻药的可控性与吸入麻醉药相似
D. 氯胺酮具有良好的体表镇痛
E. 依托咪酯麻醉中有事出现肌震颤

24. 关于单肺通气时的麻醉，哪项正确
A. 只要维持通气侧足够的通气，加深麻醉比双肺通气快
B. 与一侧肺切除的病人麻醉要求一样
C. 因血液分流，血液中麻醉药浓度上升减慢
D. 与先心病左向右分流病人一样
E. 与双肺通气相比，维持同样深度的麻醉，单肺通气更省药

25. 静脉麻醉时最小滴注速度与下列哪项是等效的
A. 生物利用度　B. 血浆蛋白结合率
C. 最小致死量　D. 半数有效量
E. 最低肺泡有效浓度

26. 吸入麻醉诱导法不适合下列哪种病人
A. 老年病人　B. 小儿
C. 青壮年　D. 困难插管病人
E. 心脏病病人

27. 氯胺酮静脉复合麻醉不适用于下列哪些手术
A. 颅脑手术　B. 颈部手术
C. 胸部手术　D. 腹部手术
E. 四肢和脊柱手术

28. 男性，65岁，拟行胆囊切除术，术前检查发现有冠心病、陈旧性心肌梗死，自诉偶有心跳不规则，血压170/110mmHg，脉搏104次/分，血液生化提示：空腹血糖140mg，血清胆固醇460mg，血清钾3.8mmol/L。病人双亲均在50岁左右死于心脏病。该病人宜选用的麻醉应该是
A. 胸部硬膜外阻滞平面达胸2
B. 脊麻阻滞平面达胸6
C. 氟烷、氧化亚氮、氧麻醉
D. 氯胺酮静脉复合麻醉
E. 适中的全身平衡麻醉

29. 女性，35岁，约50kg，外伤后半小时入院，诊断为脾破裂，血压55/75mmHg，心率145次/分，呼吸30次/分，左侧面部挫伤、皮肤出血、神志尚清，能回答自己名字。应选择麻醉方式是
A. 局麻　B. 腰麻
C. 腰硬联合麻醉　D. 硬膜外麻醉
E. 全麻

30. 男性，36岁，因“从高处坠落致四肢麻木、不能行走5天”入院，经检查诊断为第5颈椎骨折并脱

位，拟急诊行椎管探查骨折复位固定术。该病人麻醉处理不恰当的是
A. 首选气管内全麻
B. 插管时应将头尽量后仰以利暴露声门
C. 避免过度通气
D. 加强呼吸功能支持
E. 加强循环功能支持

【B/型/题】

A. 对循环系统有明显抑制作用
B. 对呼吸系统有明显抑制作用
C. 两者均有
D. 两者均无

31. 丙泊酚的药理作用为
32. 羟丁酸钠的药理作用为
33. 氯胺酮的药理作用为

A. 相加作用　　B. 协同作用
C. 拮抗作用　　D. 互补作用
E. 药学、药代动力学和药效动力学

34. 药物之间相互作用的机制有
35. 镇痛剂量阿片类药与强效吸入麻醉药间明显的作用是
36. 两种吸入麻醉复合应用时，之间的相互作用是

A. 新斯的明　　B. 阿托品
C. 纳洛酮　　D. 氟马西尼
E. 丹曲林

37. 阿片类药物的拮抗剂是
38. 能拮抗咪达唑仑的药物是
39. 能拮抗非去极化肌松剂的药物是
40. 用于预防和逆转恶性高热时肌肉过度紧张症状的药物是

【X/型/题】

41. 丙泊酚静脉复合麻醉有哪些禁忌证
A. 丙泊酚过敏者　　B. 严重心功能不全
C. 房室传导阻滞　　D. 严重肝肾功能障碍
E. 重症肌无力
42. 氯胺酮静脉复合麻醉具有哪些优点
A. 起效快　　B. 苏醒迅速
C. 镇痛作用　　D. 降低氧耗量
E. 降低代谢率
43. 全麻和硬膜外麻醉联合应用下列哪些病人
A. 心肌缺血病人　　B. 心功能不全病人
C. 肺切除病人　　D. 胃肠道手术病人
E. 肾切除手术病人
44. 关于复合麻醉的基本原则，下列哪几项正确
A. 每种药物的药效和药代动力学必须有深刻的了解
B. 药物和选配要以满足手术基本要求为原则
C. 静脉全麻期间必须保证呼吸道通畅，除短小手术外，均应气管内插管
D. 静脉维持用药应选半衰期短、代谢快和苏醒快的药物
E. 实施静吸复合麻醉时必须坚持以静脉用药为主，吸入麻醉为辅的原则
45. 男性，28 岁，双侧鼻孔充满鼻息肉，拟在全麻下鼻息肉摘除术，请问哪些麻醉诱导方法不当
A. 常规快诱导
B. 置入口咽通气道
C. 清醒、表面麻醉下慢诱导
D. 全凭吸入诱导
E. 诱导后不气管插管

二、名词解释

1. 复合麻醉
2. 联合麻醉
3. 全凭静脉麻醉
4. 静吸复合麻醉

三、填空题

1. 目前静吸复合麻醉最常用的诱导方法是________。
2. 静吸复合麻醉诱导的方法是________、________、________。
3. 临床常用的复合麻醉技术有________、________、________、________。

四、简答题

1. 理想麻醉状态有哪些要求?
2. 复合麻醉和联合麻醉有哪些优点?
3. 复合麻醉的应用原则有哪些?
4. 全麻与非全麻联合的优点有哪些?
5. 静吸复合麻醉的注意事项有哪些?

五、病例分析题

女性病人，46 岁，因患骶髂关节结核择期手术，术前常规苯巴比妥钠 0.1g，阿托品 0.5mg 肌内注射。硫喷妥钠、琥珀胆碱快速诱导插管，普鲁卡因、哌替啶、氯胺酮全静脉复合维持麻醉，手术历时 2 小时，术中平稳，术后 40 分钟苏醒，随即出现大小便失禁、谵妄、躁动不安等症状。

1. 病人术后躁动的原因可能是
A. 氯胺酮的中枢神经系统作用
B. 原有精神病发作
C. 哌替啶的中枢神经系统作用
D. 硫喷妥钠的中枢神经系统作用
E. 脑血管意外
2. 为预防和减轻上述副作用，麻醉最好复合
A. 地西泮或咪达唑仑
B. 丙泊酚
C. 依托咪酯
D. 成年病人使用，加大氯胺酮用量
E. 以上均是
3. 氯胺酮麻醉的禁忌证是
A. 基础麻醉
B. 短小、体表手术或诊断性检查
C. 甲亢或嗜铬细胞瘤手术
D. 失血性休克
E. 哮喘病人行烧伤手术

病人，28 岁，女性，体重 53kg，因宫外孕破裂失血需急诊手术。术前检查：患者面色苍白，神志淡漠，反应迟钝，脉搏 153 次/分，血压 76/45mmHg，实验室检查：Hb 55g/L，Hct：18%。

1. 你认为该患者的最主要的临床诊断是什么，并简述理由?
2. 如果该患者立即手术，试述麻醉的处理重点、首选麻醉方法、以及你想采用的麻醉药物?

【参考答案及解析】

一、选择题

【A/型/题】

1. A
[解析] 吸入麻醉维持阶段依赖持续吸入 1～2 MAC 的挥发性麻醉药。
2. A
[解析] BIS 不能测知全麻术中知晓的发生，因为知晓的内容只能通过术后询问病人本人才能得知。
3. B
[解析] 氯胺酮具有扩张支气管、减轻哮喘发作的作用，所以氯胺酮静脉复合麻醉适用于支气管哮喘的病人麻醉。
4. C
[解析] 丙泊酚对呼吸和循环都有明显的抑制作用。
5. C
[解析] 丙泊酚乳剂呈碱性，注射部位常有疼痛，可选用粗大静脉或中心静脉，或注射前先静脉注入适量的镇痛药或利多卡因，可减少疼痛的发生。
6. E
[解析] 由于静脉麻醉起效快，维持时间短，病人易于接受，而吸入麻醉的方法易于管理，麻醉深浅易于控制，所以临床常用的是静脉麻醉诱导而吸入麻醉或吸入与静脉复合麻醉维持的方法进行静吸复合麻醉。
7. E
[解析] 氟哌利多、氯丙嗪、氯胺酮等均具有锥体外系反应的副作用。
8. B
[解析] 丙泊酚对循环系统有一定程度的抑制作用，用药后可引起一过性血压下降，严重循环功能不全者禁用。
9. E
[解析] 角膜反射消失时病人意识刚刚消失，此时痛觉仍未消失，神经反射高度敏感，呼吸循环不稳定，此期不是手术操作所需麻醉期。
10. D
[解析] 氯胺酮麻醉后常出现精神神经症状，表现为麻醉苏醒期谵妄、狂躁、精神错乱，甚至抽搐和惊厥，应用苯二氮䓬类药物有一定的预防作用。
11. C
[解析] 吸入麻醉的方法易于管理，麻醉深浅易于控制。
12. C
[解析] 伍用两种以上的吸入麻醉药时，反映麻醉效能的肺泡最低有效浓度（MAC）呈相加作用。
13. C
[解析] 高龄麻醉采用吸入麻醉药时最低肺泡有效浓度（MAC）显著降低，而且对静脉麻醉药、阿片类药的敏感性显著增高，作用于中枢神经的麻醉抑制效益增强。高龄对局部麻醉药的需要量也减少。
14. D
[解析] 静脉麻醉起效快，维持时间短，病人易于接受，而吸入麻醉的方法易于管理，麻醉深浅易于控制。
15. C
[解析] 吸入麻醉的方法易于管理，对麻醉深浅的可控性优于静脉麻醉。

16. C
[解析] 氯胺酮麻醉时导致颅内压升高，且精神神经症状发生率高，因此禁用于 A、E。对心血管中枢和交感神经有兴奋作用，而对心肌有直接抑制作用，所以不适用于 B、D。氯胺酮具有扩张支气管、减轻哮喘发作的作用，所以氯胺酮静脉复合麻醉适用于支气管哮喘的病人麻醉。
17. D
[解析] 中枢神经系统（脑组织）是吸入麻醉药作用的靶器官。
18. A
[解析] 角膜反射消失时病人意识刚刚消失，此时痛觉仍未消失，神经反射高度敏感，呼吸、循环不稳定，此期不是手术麻醉期。
19. D
[解析] 对心血管中枢和交感神经有兴奋作用，而对心肌有直接抑制作用，所以不适用于高血压、冠心病病人，可能会发生循环不稳定。
20. B
[解析] 以吗啡或芬太尼为主的静脉复合麻醉常用于心血管手术麻醉，具有麻醉效果好、循环稳定、心排出量和心脏指数上升、减慢心率、延长舒张期灌注时间等优点。
21. B
[解析] 丙泊酚对循环系统有一定程度的抑制作用，用药后可引起一过性血压下降，严重循环功能不全者禁用。
22. D
[解析] 氯胺酮麻醉后常出现精神神经症状，表现为麻醉苏醒期谵妄、狂躁、精神错乱，甚至抽搐和惊厥，禁用于有精神疾病的病人。
23. C
[解析] 吸入麻醉的方法易于管理，对麻醉深浅的可控性优于静脉麻醉。
24. C
[解析] 单肺通气时肺循环部分血流不经过气体交换直接回流至左心，吸入麻醉时加深麻醉减慢，血中麻醉药浓度上升减慢。
25. E
[解析] 这两者都是反应不同给药途径时所给药物速度的指标。
26. E
[解析] 静脉快速诱导迅速、平稳，适用于心脏病人麻醉诱导，优于吸入诱导。
27. A
[解析] 氯胺酮麻醉时脑血管扩张，灌注压增高，脑血流增加，导致颅内压增高，同时还增加脑组织的代谢率和耗氧量，因此氯胺酮禁用于颅内手术的病人。
28. E
[解析] 对于高危、高龄、伴有心脏功能不全或复杂胆道手术的病人，适合选择全身麻醉，术中加强监护、对症处理。
29. E
[解析] 中重度失血性休克病人选择对循环影响小的麻醉药物和方法，首选局部浸润麻醉，其次为全身麻醉。
30. B
[解析] 应尽量保持头部固定，不能过度后仰，以免进一步加重损伤。

【B/型/题】

31. C；32. D；33. D
[解析] 略。
34. E；35. B；36. A
[解析] 药物之间的相互作用有三种机制：药学、药代动力学和药效学机制；镇痛剂量的阿片类药与吸入麻醉药之间有明显的协同作用；不同吸入麻醉药之间是相加作用。
37. C；38. D；39. B；40. E
[解析] 丹曲林是用于预防和逆转恶性高热症状的药物。

【X/型/题】

41. AB
[解析] 对丙泊酚过敏、严重循环功能不全者、妊娠与哺乳期妇女、高血脂病人及有精神病癫痫病史的病人，谨慎应用丙泊酚复合麻醉。
42. ABC
[解析] 氯胺酮麻醉后可导致脑组织的耗氧量和代谢率增高。
43. ABCDE
[解析] 全麻和硬膜外麻醉联合应用时，可以发挥各自优势，提高麻醉质量。硬膜外麻醉后交感神经被阻断，可以减轻心脏负荷、缓解心肌缺血，并减少全麻药用量和药物不良反应，还可提供完善的术后镇痛。
44. ABCD
[解析] 复合麻醉常使用多种麻醉药物和麻醉技术进行联合应用，相互取长补短，在满足临床手术基本要求下，原则上尽量减少麻醉药物的种类和剂量。静吸复合麻醉常用静脉麻醉诱导，而采用吸入麻醉或吸入与静脉复合麻醉维持的方法。
45. ADE
[解析] 本病例存在困难插管的可能，所以不能贸然选

用快速诱导插管，宜选用保持自主呼吸的条件下，进行清醒或复合吸入麻醉诱导。

二、名词解释

1. 在同一次麻醉过程中同时或先后应用两种或两种以上的麻醉药物。
2. 在同一麻醉过程中同时或先后应用两种或两种以上的麻醉技术。
3. 是指完全采用静脉麻醉药及静脉麻醉辅助药的麻醉方法。
4. 指将静脉麻醉和吸入麻醉同时或先后应用于同一次麻醉过程。

三、填空题

1. 静脉诱导法
2. 静脉诱导法；吸入诱导法；静吸复合诱导法
3. 静吸复合麻醉；全凭静脉麻醉；腰硬联合麻醉；全麻与非全麻复合麻醉

四、简答题

1. 保障病人安全及手术顺利进行，有效调控机体的应激状态，维护重要生命器官和系统的功能，阻止原发病的发展以及消除麻醉手术的恶性刺激对病人生理和心理的影响。
2. 复合麻醉和联合麻醉可以充分发挥各种麻醉药物和麻醉技术的优点，取长补短，减少每种药物的剂量和副作用，提高麻醉的安全性和可控性，提高麻醉质量。
3. ①合理选择药物和剂量；②准确判断麻醉深度；③加强麻醉管理；④优化用药方案；⑤坚持个体化原则；⑥不同麻醉技术的联合应用。
4. ①可达到更完善的麻醉效果，病人围术期的安全性更高；②消除病人对手术和麻醉的恐惧心理和精神紧张；③减少全麻中镇痛药的应用，或局麻药物的应用，从而减少全麻或局麻所带来的毒副作用和不良反应；④减少静脉麻醉药或吸入麻醉药的应用，病人术后苏醒迅速、恢复快；⑤可免用或少用肌松药；⑥术后保留硬膜外导管，以利于进行术后镇痛。
5. ①充分掌握各种麻醉药的药理特点，根据病人的不同病情和手术需要，正确选择不同的静吸麻醉药的组合和配伍，以尽可能地以最少量的麻醉药达到最完善的麻醉效果，并将各种麻醉药的毒副作用减少到最小；②为确保病人安全，实施静吸复合麻醉时必须行气管内插管；③所有的静脉麻醉和吸入麻醉可能出现的并发症，都可能出现于静吸复合麻醉，临床对此应保持高度警惕；④牢记“最小有效量”这一基本原则，在满足手术要求的前提下，复合用药的种类尽可能简单，要根据药理学特点和病人的病理生理特点来正确选择配伍方案，不能盲目扩大药物的适应症，做到合理、安全用药；⑤药物的相互作用可能使苏醒期的临床表现更为复杂，临床上要严格掌握气管内导管的拔管指征，警惕由于多种药物阈下计量的残留作用而致病人出现“再抑制”。

五、病例分析题

1. A

[解析] 氯胺酮麻醉后常出现精神神经症状，表现为麻醉苏醒期谵妄、狂躁、精神错乱，甚至抽搐和惊厥，应用苯二氮䓬类药物有一定的预防作用。

2. A

[解析] 苯二氮䓬类药物对氯胺酮麻醉后出现的精神神经症状有一定的预防作用。

3. C

[解析] 氯胺酮可通过兴奋交感神经中枢而间接地对心血管系统有兴奋效应，一方面阻滞去甲肾上腺素的再摄取，另一方面还可引起交感神经节释放去甲肾上腺素。因此禁用于甲状腺功能亢进及肾上腺嗜铬细胞瘤病人。

4. （1）主要诊断：宫外孕破裂出血，并失血性休克。

（2）理由：①有引起失血性休克的直接因素（宫外孕破裂失血）；②面色苍白，神志淡漠，反应迟钝，脉搏加快，动脉压降低，休克指数为 2（大于 1），重度贫血的体征。

5. （1）处理重点：是迅速补充血容量的同时实施麻醉，如无血源可快速补充醋酸复方电解质溶液、乳酸林格溶液或血浆代用品。

（2）首选麻醉方法：全身麻醉，也可行局部阻滞加较浅的静脉/吸入/静吸复合麻醉。

（3）选用对心血管抑制较轻的药物：依托咪酯、芬太尼、琥珀胆碱、咪达唑仑、挥发性吸入药等，必要时麻醉过程同时输注α_1受体激动剂（苯肾上腺素等）。

（杨佳宁　苏振波）

第十一章　麻醉期间的体温管理

【同步习题】

一、选择题

【A/型/题】

1. 围术期体温低于多少称为体温过低
   A. 34℃　B. 35℃
   C. 36℃　D. 37℃
   E. 38℃
2. 早产儿受到寒冷刺激时不能进行非寒战产热是因为缺乏
   A. 棕色脂肪　B. 肌肉
   C. 体温调节　D. 皮肤血管收缩反应
   E. 毛发
3. 全麻体温调节冷阈值变为
   A. 33℃　B. 34.5℃
   C. 35℃　D. 36℃
   E. 36.5℃
4. 全麻体温调节热阈值变为
   A. 36℃　B. 37℃
   C. 38℃　D. 39℃
   E. 40℃
5. 手术中输入 1L 室温晶体液可使体温下降
   A. 1℃　B. 0.5℃
   C. 0.25℃　D. 0.1℃
   E. 0.2℃
6. 以每分钟 100ml 的 4℃库血连续输注 20 分钟，体温可降至
   A. 30～32℃　B. 31～33℃
   C. 32～34℃　D. 33～35℃
   E. 34～36℃
7. 输入液体加温器对液体进行加热的温度是
   A. 39℃　B. 40℃
   C. 41℃　D. 42℃
   E. 43℃
8. 红外线辐射器一般距离病人
   A. 50cm　B. 70cm
   C. 90cm　D. 110cm
   E. 130cm
9. 变温毯水温调控温度约为
   A. 37℃　B. 38℃
   C. 39℃　D. 40℃
   E. 41℃
10. 手术室温度应维持在
    A. 21～23℃　B. 22～24℃
    C. 23～25℃　D. 24～26℃
    E. 25～27℃
11. 手术室湿度应维持在
    A. 20%～30%　B. 40%～50%
    C. 60%～70%　D. 80%～90%
    E. 90%～100%
12. 人体温度每下降 1℃，基础代谢率下降
    A. 5.1%　B. 6.7%
    C. 8.3%　D. 10%
    E. 11%
13. 人体温度每下降 1℃，耗氧量下降约
    A. 5%　B. 10%
    C. 15%　D. 20%
    E. 25%
14. 阻断循环 8～10 分钟时，体温需降至
    A. 28～30℃　B. 29～31℃
    C. 30～32℃　D. 31～33℃
    E. 32～34℃
15. 冰水浴或冰屑降温法冰水温度维持在
    A. －1～3℃　B. 0～4℃
    C. 1～5℃　D. 2～6℃
    E. 3～7℃
16. 体腔降温时，更换水的标准是水温升至
    A. 10℃　B. 15℃
    C. 20℃　D. 25℃
    E. 30℃
17. 若达到降温效果，静脉输入冷液体的温度是
    A. 4～6℃　B. 5～7℃
    C. 6～8℃　D. 7～9℃
    E. 8～10℃
18. 体表复温，复温水不宜超过
    A. 39℃　B. 41℃

C. 43℃　　D. 45℃
E. 47℃

19. 体外循环下复温，水温与血温差不宜超过
A. 8～10℃　　B. 10～12℃
C. 12～14℃　　D. 14～16℃
E. 16～18℃

20. 易发生室颤的体温指低于
A. 28℃　　B. 30℃
C. 32℃　　D. 34℃
E. 36℃

21. 体温调节中枢主要位于
A. 下丘脑　　B. 脊髓
C. 小脑　　D. 脑干
E. 大脑皮层

22. 能较好反应脑的温度的是
A. 鼻咽温　　B. 食道温
C. 直肠温　　D. 膀胱温
E. 腋窝温

23. 人工低温最有效的是
A. 体表降温　　B. 体腔降温
C. 体外循环降温　　D. 静脉输入冷液体降温
E. 变温毯降温

24. 围术期体温降低原因不包括
A. 甲亢危象
B. 肾上腺功能不全
C. 冷液体冲洗胸腹腔
D. 手术室温度低于21℃
E. 缺乏棕色脂肪

25. 围术期体温升高原因不包括
A. 严重感染　　B. 嗜铬细胞瘤急性发作
C. 恶性高热　　D. 黏液性水肿
E. 脱水

26. 术中保温效果不佳的是
A. 调高手术室温度　　B. 变温毯
C. 体外循环　　D. 红外线辐射器
E. 压力空气加热器

27. 人工低温的特点除了
A. 耗氧量降低　　B. 心脏做功少
C. 麻醉药用量少　　D. 促凝作用
E. 抑制酶的活性

28. 下列不属于自主性体温调节的是
A. 脱衣服　　B. 皮肤血管收缩
C. 出汗　　D. 寒战
E. 皮肤血管扩张

29. 冰水浸浴时能用冰覆盖的是
A. 耳郭　　B. 手指
C. 脚趾　　D. 心前区
E. 臀部

30. 以下哪项不是低温对器官的影响
A. 降低器官的氧需和氧耗
B. 稳定细胞膜
C. 减少毒性产物的产生
D. 减少乳酸生成
E. 延长循环阻断时间

【B/型/题】

A. 8分钟
B. 30～45分钟
C. 60分钟

31. 大脑在28～32℃时耐受循环阻断时限为
32. 肾在28～32℃时耐受循环阻断时限为
33. 脊髓在28～32℃时耐受循环阻断时限为
34. 肝在28～32℃时耐受循环阻断时限为

【X/型/题】

35. 围术期常见体温下降的原因包括
A. 经尿道前列腺电切
B. 肝移植
C. 严重烧伤
D. 骨水泥置入
E. 大量常温液体输入

36. 麻醉中应用低温要做到
A. 避免御寒反应
B. 肌松完全
C. 末梢血管扩张良好
D. 避免代谢性碱中毒
E. 预防房颤

37. 常用复温方法
A. 热水袋
B. 电热毯
C. 变温毯
D. 腹胸腔用40～45℃盐水复温
E. 体外循环下复温

38. 围术期保温措施有
A. 术前评估　　B. 预热
C. 变温毯　　D. 压力空气加热器
E. 输入液体加温

39. 人工低温循环监测包括

A. 心电图　　B. 血压
C. 动脉直接测压　　D. 中心静脉压
E. 脑血流

40. 病人，女，38 岁，硬膜外麻醉后行子宫肌瘤剔除术。术后体温 35.8℃，寒战，但主诉不感觉冷。原因是
A. 区域阻滞降低血管收缩和寒战的阈值
B. 阻滞温度感受器向中枢传递信号
C. 下丘脑调节抑制
D. 脊髓温觉受体受刺激
E. 手术室温度过高

41. 人工低温适应证包括
A. 心脏手术　　B. 大血管手术
C. 神经外科手术　　D. 阑尾切除术
E. 胆囊切除术

42. 人工低温常见并发症
A. 御寒反应　　B. 心律失常
C. 组织损伤　　D. 胃肠出血
E. 酸中毒

43. 人工低温时室颤的引发因素包括
A. 交感神经相对兴奋
B. 酸中毒
C. 碱中毒
D. 低钾血症
E. 低钙血症

二、名词解释

1. 自主性体温调节
2. 行为性体温调节
3. 体温过低

三、填空题

1. 无御寒反应的前提下，人体温度每下降 1℃，基础代谢率下降________，耗氧量降低________。
2. 人工低温必须在________麻醉下进行。
3. 人体通过________和________维持体温的恒定。
4. 早产儿缺乏________，在受到寒冷刺激不能通过________使代谢率增加，更易发生低温。
5. 防止御寒反应发生的主要措施有________、________。

四、简答题

1. 简述低温的并发症。
2. 简述围术期体温增高的防治。
3. 简述麻醉中低温的注意事项。

五、病例分析题

病人，男，73 岁，全麻下行经尿道前列腺电切术。术中生命体征平稳，术中突发室颤。查鼻咽温 31℃。
1. 该病人即刻如何处理？
2. 该病人复律后如何处理？

病人，女，82 岁，急性化脓性胆管炎入院急诊手术。血常规示白细胞升高，体温 38.6℃，心率 120 次/分，血压 98/56mmHg。
3. 术中建议采取哪种降温方式？
4. 术中还建议加强哪些监测方式？

【参考答案及解析】

一、选择题

【A/型/题】

1. C
[解析] 围术期体温低于 36℃ 称为体温过低。
2. C
[解析] 早产儿缺乏棕色脂肪受到寒冷刺激时不能进行非寒战产热。
3. B
[解析] 全麻体温调节冷阈值变为 34.5℃。
4. C
[解析] 全麻体温调节热阈值变为 38℃。
5. C
[解析] 手术中输入 1L 室温晶体液可使体温下降 0.25℃。
6. C
[解析] 以每分钟 100ml 的 4℃库血连续输注 20 分钟，体温可降至 32～34℃。
7. B
[解析] 输入液体加温器对液体进行 40℃左右的加热。
8. B
[解析] 红外线辐射器一般距离病人 70cm 处。
9. D
[解析] 变温毯水温调控在 40℃左右。
10. C
[解析] 手术室温度应维持在 23～25℃。
11. C
[解析] 手术室湿度应维持在 60%～70%。

12. B
[解析] 人体温度每下降 1℃，基础代谢率下降 6.7%。
13. A
[解析] 人体温度每下降 1℃，耗氧量下降约 5%。
14. A
[解析] 体温降至 28～30℃，可阻断循环 8～10 分钟。
15. B
[解析] 冰水浴或冰屑降温法冰水温度维持在 0～4℃。
16. A
[解析] 体腔降温水温升至 10℃予更换。
17. A
[解析] 静脉输入冷液体 4～6℃降温。
18. D
[解析] 体表复温，复温水不宜超过 45℃。
19. A
[解析] 体外循环下复温，水温与血温差不宜超过 8～10℃。
20. A
[解析] 体温低于 28℃易发生室颤。
21. A
22. A
[解析] 能较好反应脑的温度的是鼻咽温，离脑组织最近。
23. C
[解析] 人工低温最有效的是体外循环降温，随血液循环使体温快速改变。
24. A
[解析] 甲亢患者体温易升高。
25. D
[解析] 黏液性水肿为甲低表现，易发生体温下降。
26. D
27. D
[解析] 人工低温有抗凝作用。
28. A
[解析] 脱衣服属于行为性体温调节。
29. E
[解析] 冰水浸浴不时能用冰覆盖耳郭、手指、脚趾、心前区。
30. D
[解析] 低温增加无氧代谢，增加乳酸生成。

【B/型/题】

31. A；32. C；33. B；34. C
[解析] 各脏器在 28～32℃时耐受循环阻断时限大脑 8 分钟，脊髓 30～45 分钟，肝肾 60 分钟。

【X/型/题】

35. ABCE
[解析] 骨水泥可发热，置入可使体温上升。
36. ABC
[解析] 麻醉中应用低温要做到避免御寒反应，肌松完全，末梢血管扩张良好。
37. ABCDE
[解析] 以上都是。
38. ABCDE
[解析] 以上都是。
39. ABCD
[解析] 脑血流不强制在人工低温期间监测。
40. ABD
[解析] 区域阻滞降低血管收缩和寒战的阈值，阻滞温度感受器向中枢传递信号，所以不觉得冷。而脊髓温觉受体受刺激，产生寒战。
41. ABC
[解析] 人工低温适应证主要是心、脑、大血管手术。
42. ABCDE
[解析] 以上都是。
43. ABCD
[解析] 人工低温时室颤的引发因素包括交感神经相对兴奋、酸中毒、碱中毒、低钾血症。

二、名词解释

1. 在体温调节中枢的控制下，由神经和体液共同调节以维持人体体温相对恒定的生物现象，对人体的新陈代谢具有重要意义。
2. 机体在不同环境中通过姿势和行为的改变，特别是采取人为的保温和降温措施，使体温相对稳定，称为行为性体温调节。
3. 围术期体温低于 36℃称为体温过低。

三、填空题

1. 6.7%；5%
2. 全身
3. 自主性体温调节；行为性体温调节
4. 棕色脂肪；非寒战性产热
5. 加深麻醉；适当使用吩噻嗪类药和肌松药

四、简答题

1. 御寒反应；心律失常（体温低于 28℃易发生室颤）；组织损伤（降温时末梢易冻伤；复温时如水温过高易烫伤）；胃肠出血（应激性胃溃疡、小肠动脉栓塞致内脏出血）；酸中毒（组织灌流不足氧供少，组织温差大时易发生）。
2. 连续监测体温，术前充分评估病人和手术，选择合适的麻醉方式药物，手术室合适的温湿度，麻醉诱导维持力求平稳避免缺氧和二氧化碳蓄积，合理加温液体和吸入其他避免医源性体温升高，一旦发生体温升高用冰袋冰帽降温 75%乙醇擦浴。

3. 避免御寒反应，肌肉完全松弛，末梢血管扩张良好。

五、病例分析题

1. 即刻按心肺复苏处理，胸外按压，应用血管活性药物，电除颤。
2. 查血气，纠正酸碱失衡和电解质紊乱，予电热毯，压力空气加热器等复温，使用输液加温器对膀胱冲洗液加温。

［**解析**］病人发生室颤，会严重影响循环稳定，故第一时间予心肺复苏处理，胸外按压，应用血管活性药物，电除颤。在复律后再进行病因处理，查血气，纠正酸碱平衡电解质紊乱，予各种复温措施。

3. 病人高龄，建议使用冰袋冰帽的降温方式，比较温和。包括在颈部腋窝等处放冰袋，头部使用冰帽，鼻咽置温度探头。
4. 除了常规的心电图、血压、指末氧外，还建议使用连续的鼻咽或食道温度监测、动脉直接测压、中心静脉压、尿量、电解质和血气监测。

［**解析**］病人高龄，有脓毒血症，体温升高，心率加快，血压偏低。降温适宜采用比较温和的方式，在有深部体温监测下予冰帽和冰袋降温。术中同时要加强各项监测，及时调整，以维持病人手术麻醉的平稳。

（许迎华　顾卫东）

第十二章　控制性降压在麻醉中的应用

【同步习题】

一、选择题

【A/型/题】

1. 控制性降压最易发生的并发症是
   A. 器官缺血　　B. 心脏骤停
   C. 苏醒延迟　　D. 呼吸衰竭
   E. 反应性出血
2. 下列关于控制性降压期间呼吸管理的措施，不正确的是
   A. 加大吸入氧浓度
   B. 维持二氧化碳分压在正常范围
   C. 因动脉血氧分压下降，而必须施过度通气，以保证氧供
   D. 使潮气量和分钟通气量略大于正常
   E. 可通过管理呼吸改变胸膜腔内压，调节血压下降的程度与速度
3. 降压过程出现心率增快、血压回升，下述处理方式最佳的是
   A. 吸入异氟烷
   B. 静注芬太尼
   C. 增加硝普钠输注速度
   D. 加用六甲溴铵
   E. 加用艾司洛尔
4. 控制性降压最大的顾虑是
   A. 中枢神经损害　　B. 脑血栓形成
   C. 心肌缺血　　D. 持续性低血压
   E. 苏醒延迟
5. 控制性降压期间，脏器可能会对血流进行自身调节，此调节功能最弱的脏器是
   A. 心　　B. 脑
   C. 肝　　D. 肾
   E. 肺
6. 控制性降压期间，应避免
   A. MAP 低于 80mmHg
   B. 头高脚低位
   C. 麻醉适度
   D. 动脉二氧化碳分压低于 25mmHg
   E. 应用 β 受体拮抗剂
7. 血压不变时，血管内径与组织血流量的关系是
   A. 内径增加 1 倍，血流量增加 2 倍
   B. 内径增加 1 倍，血流量增加 4 倍
   C. 内径增加 1 倍，血流量增加 8 倍
   D. 内径增加 1 倍，血流量增加 16 倍
   E. 内径增加 1 倍，血流量增加 32 倍
8. 硝普钠控制性降压后引起反跳性血压升高的原因是
   A. 停药后血容量过饱和
   B. 反跳性心率加快
   C. 血浆肾素–血管紧张素系统激活
   D. 儿茶酚胺明显升高
   E. 硝普钠代谢产物作用
9. 下述何者不是控制性降压的适应证
   A. 垂体瘤
   B. 坐位麻醉下后颅窝手术
   C. 大量输血受限制的手术
   D. 严重开放性颅脑外伤
   E. 右肝叶切除术
10. 控制性降压期间的呼吸和氧合功能变化，下述哪项是正确的
    A. 无效腔量减少
    B. 肺内分流减少
    C. 可降低吸入氧浓度
    D. 毛细血管动–静脉直接通道分流，容易引起组织缺氧
    E. $PaCO_2$ 降低
11. 病人，男，67 岁，诊断为慢性鼻窦炎。拟行经鼻内镜全组鼻窦开放术，既往高血压病史 5 年，最高血压 220/120mmHg，口服硝苯地平血压控制在 160/100mmHg 左右，支气管哮喘 12 年。手术中需施控制性降压时，不宜使用下列哪类药物
    A. β_2 受体拮抗剂　　B. 中枢性降压药
    C. α 受体拮抗剂　　D. 直接扩血管药
    E. 利尿药
12. 病人，女，65 岁，诊断为原发性骨关节炎，术前血压 150/95mmHg，ECG、肝、肾功能正常，拟于硬膜外麻醉下行髋关节置换术，术中行控制性降压时，病人对降压药的反应是

A. 与全身麻醉相同
B. 比全身麻醉反应迟钝
C. 比全身麻醉反应敏感
D. 有时比全身麻醉反应迟钝，有时比全身麻醉反应敏感
E. 不确定

13. 66 岁男性病人，大脑中动脉瘤，拟行动脉瘤夹闭术。ECG 无明显异常，入室时血压 136/80mmHg，心率 88 次/分。手术中需施控制性降压，平均动脉压不宜低于
A. 50mmHg　B. 60mmHg
C. 80mmHg　D. 90mmHg
E. 100mmHg

14. 病人，女，66 岁，诊断为慢性中耳炎。拟行鼓室成形术，既往高血压病史 10 年，最高血压 100/180mmHg，口服硝苯地平血压控制在 160/90mmHg 左右，手术中施控制性降压，对该病人要保持脑血流自身调节能力，影响最重要的是
A. 平均动脉压　B. 动脉压
C. 舒张压　D. 中心静脉压
E. 脑的灌注压

（15～17 题共用题干）

病人，男，56 岁，拟在常温下行脑膜血管瘤摘除术，术前血压 160/95mmHg，ECG、肝、肾功能正常，术中拟行控制性降压。

15. 若降压前发现该病人有颅内高压，则应注意的是
A. 降低潮气量，减少胸膜腔内压对脑静脉回流的阻力
B. 改用硝酸甘油作降压药
C. 蛛网膜下隙穿刺放出部分脑脊液
D. 放弃控制性降压
E. 静滴甘露醇

16. 控制性降压用于高颅内压病人应十分小心，原因是
A. 可能加重脑缺氧，颅内压更高
B. 可能使脑灌注压增高
C. 降压结束后易致颅内出血
D. 高颅内压病人血压已经较低
E. 高颅内压病人的脑血流无自主调节机制

17. 开颅后，该患者血压升至 170/100mmHg。心率 125 次/分，此时应如何处理
A. 立即滴注硝普钠降压，以防脑血管破裂
B. 停止输液
C. 立即推注硝酸甘油降压
D. 系中枢性高血压，先给甘露醇降颅压
E. 先加深麻醉，检查通气情况，再酌情处理

（18～20 题共用题干）

病人，男，66 岁，诊为大脑中动脉瘤，拟行动脉瘤夹闭术，ECG 无明显异常，入室时血压 136/80mmHg，心率 88 次/分。手术中需施控制性降压。

18. 用硝普钠施行降压的注意事项为
A. 开始平均滴速为 8μg/（kg · min）
B. 先快后慢，争取 3 分钟内使血压降至预定水平
C. 将硝普钠稀释至 0.1%静脉滴注
D. 开始时按 0.5～8μg/（kg · min）速度滴注
E. 血压降至预定水平后，仍按原速度滴注以防止反跳

19. 开始控制性降压 3 分钟时出现缺氧性脑电图改变，可能性最大的是
A. 脑血管强烈痉挛，引起脑缺血
B. 降压过快，脑血管未及时调节
C. 脑氧摄取不变，但供氧减少
D. 血液被稀释，载氧能力减少
E. 脑血管栓塞

20. 控制性降压中若行心电图监测，最常见的异常变化是
A. 出现室颤波
B. 出现病理性 Q 波
C. P 波降低，ST 段升高或降低
D. 传导阻滞
E. P 波升高，ST 段降低

【B/型/题】

A. 血管扩张剂　B. 硝普钠
C. 去甲肾上腺素　D. 硝酸甘油
E. 三磷酸腺苷

21. 不宜用于青光眼病人的是
22. 在肝肾功能明显障碍时不宜采用，以免氰化物蓄积中毒的是
23. 属于直接血管扩张药的是
24. 在控制性降压中最常用的是

A. 60mmHg　B. 80mmHg
C. 0～20mmHg　D. 140/90mmHg
E. 150/90mmHg

25. 控制性降压时，MAP 应维持到多少以上
26. 高血压、血管硬化，老年病人收缩压降至比术前舒

张压低

27. 病人，男性，70 岁，因肾囊肿拟在全麻下行肾囊肿切除术，病人有 2 期高血压，术前应将血压控制在
28. 控制性降压时，老年病人肱动脉压的安全下限是

A. 体位眩晕，头痛，口干，视力模糊
B. 定向障碍，肌肉抽搐
C. 皮疹皮肤瘙痒
D. 恶心、呕吐、抽搐、肌肉痉挛，难以纠正恶心、呕吐、抽搐、肌肉痉挛，难以纠正的低血压或意识消失等
E. 胸痛，耳鸣，眩晕

29. 硝普钠的毒副作用是
30. 卡托普利的毒副作用是

【X/型/题】

31. 下列关于药物控制性降压时的体位要求，正确的是
A. 手术部位应尽量在高位
B. 非颅内手术时头部宜低至 15°
C. 颅内手术时头部宜抬高 25°
D. 非四肢手术时应将四肢低垂
E. 后颅窝手术可取坐位
32. 下列有关控制性降压时的注意事项，正确的是
A. 必须选气管内插管全身麻醉
B. 注意调整回心血量，尽量使之减少
C. 防止心率加快
D. 过度通气，维持低的动脉二氧化碳分压
E. 降压初始应缓和，不使血压骤降
33. 控制性降压期间发生快速耐受性的原因有
A. 交感神经张力增加
B. 血浆儿茶酚胺增加
C. 血管紧张素增加
D. 内皮素增加
E. 血管升压素增加
34. 控制性降压用于高颅内压病人应十分小心，原因是
A. 可能加重脑缺氧
B. 可能使颅内压更高
C. 降压结束后易致颅内出血
D. 高颅内压病人血压已经较低
E. 高颅内压病人的脑血流无自主调节机制
35. 下述哪些与控制性降压并发症有关
A. 适应证掌握不当　B. 降压技术不熟练
C. 血容量不足　D. 监护不严
E. 降压过急

二、名词解释

1. 控制性降压
2. 围术期高血压
3. 围术期低血压
4. 高血压危象

三、填空题

1. 在麻醉和手术过程中，高血压是指血压升高幅度超过基础值的________以上，血压过高是指血压超过麻醉前的________。
2. 在麻醉和手术期间，在保证重要脏器氧供情况下，应用各种药物和技术，人为地将平均动脉压降低至________，使术野出血量随血压的降低而相对减少，不至有重要器官发生缺血缺氧性损害，终止降压后血压可迅速恢复正常水平，不产生永久性器官损害。
3. 嗜铬细胞瘤的病人，以分泌去甲肾上腺素为主的病人，主要用________受体拮抗剂，以分泌肾上腺素为主的病人，主要用________受体拮抗剂，混合型可以联合应用。
4. 控制性降压的最有效的降压途径是降低________。
5. 术中控制性降压时间一般不超过________。

四、简答题

1. 简述控制性降压的并发症。
2. 简述控制性降压的适应证。
3. 简述控制性降压的禁忌证。
4. 简述常用控制性降压药物。
5. 简述控制性低血压的限度。
6. 请简述低压期间的管理。

四、病例分析题

病人，男，23 岁，因“视力模糊伴高血压 3 周”入院。

现病史：病人三周前突然出现视力模糊，检查发现血压偏高，最高达“220/180mmHg”，口服降压药治疗效果欠佳。肾上腺 3D－CT 提示“左侧肾上腺肿物，大小 11.2cm×6.57cm，考虑为肿瘤性病变，良恶性待定，肾上腺来源嗜铬细胞瘤?诊断为“肾上腺肿物”，既往无其他特殊病史。

拟于全身麻醉下行“左肾上腺嗜铬细胞瘤切除术”。麻醉前病人评估，ASA Ⅱ级，病人入室后血压 150/95mmHg，心率 118 次/分，行左侧桡动脉血压监测，常规麻醉诱导。

1. 嗜铬细胞瘤切除术过程中，什么操作易引起高血压，应采取何种药物控制血压?

2. 术中控制血压时，使用α受体拮抗剂前可否使用β受体拮抗剂？

3. 肿瘤切除后，血压突降至88/45mmHg，HR 100次/分，出现低血压的原因及应采取的措施是什么？

【参考答案及解析】

一、选择题

【A1/型/题】

1. A

[解析] 控制性降压是指在全麻手术期间，在保证重要脏器供氧情况下，采用降压药物与技术等人为地将平均动脉血压减低至基础血压的70%，使术野出血量随血压降低而减少，最常见的并发症是器官缺血。

2. C

[解析] 在控制性降压期间，肺内分流量和无效腔量均有可能增加。因此，必须充分供氧，潮气量和分钟通气量以机体正常的 $PaCO_2$ 而定，因 $PaCO_2$ 过高或过低均可造成脑缺血、缺氧。若 $PaCO_2$ 过高，脑血管可扩张，颅内压则增高，脑灌注压则降低；若 $PaCO_2$ 过低，脑血管可收缩，脑血流量减少。另一方面，对长时间、大剂量应用硝普钠降压期间，可能产生氰化物蓄积，有可能使组织对氧的摄取能力下降。所以，控制性降压期间应增加吸入氧浓度，提高动脉血氧分压，以保障组织、器官充分氧供。

3. E

[解析] β受体拮抗剂艾司洛尔是一种超短效β受体拮抗剂，起效快，维持时间短。临床应用负荷剂量0.3～0.6mg/kg缓慢静注，降低心率的同时可引起血压下降。在用其他药物（血管扩张药等）进行控制性降压时，往往在血压降低的同时引起反射性心率增快，使降压难以实施，此时辅助应用受体拮抗剂可达到事半功倍的作用。

4. A

[解析] 中枢神经系统由于脑是机体代谢率最高的器官，静息状态脑组织平均耗氧量约占全身耗氧量的20%，而脑组织对血液中氧的摄取率远高于其他器官，故机体缺血、缺氧时脑首先受到损害。加之脑的能量储备十分有限，故对缺血、缺氧耐受性极差。如循环停止后，机体氧和葡萄糖的供给中断，原已储存的ATP和糖原在数分钟内即可耗尽，致使脑组织很快丧失其功能，从而易导致不可逆性脑损害。因此，控制性降压期间，最大的顾虑是脑供血不足和脑缺氧；当MAP＜55mmHg时，脑血管的自动调节功能可能消失，有发生脑缺血、缺氧的危险。

5. C

[解析] 心、肺、脑和肾均具有一定程度的血流自身调节机制。肝动脉血管床的压力–血流调节功能有限，门静脉循环无调节功能，控制性降压易发生肝脏血流灌注不足，所以要尽力维护心输出量。

6. D

[解析] 在控制性降压期间，肺内分流量和无效腔量均有可能增加。因此，供氧必须充分，潮气量和分钟通气量以机体正常的 $PaCO_2$ 而定，因 $PaCO_2$ 过高或过低均可造成脑缺血、缺氧。若 $PaCO_2$ 过高，脑血管可扩张，颅内压则增高，脑灌注压则降低；若 $PaCO_2$ 过低，脑血管可收缩，脑血流量减少。

7. D

[解析] 组织灌注量＝[π×血压×（血管半径）^{4}]/[8×血黏稠度×血管长度]

8. C

[解析] 降压药硝普钠有刺激血浆肾素活性的作用；停止硝普钠输注后，肾素仍维持在相当高的水平。肾素是体内一种天然物质，它可引起血管收缩，从而使血压升高。

9. B

[解析] 控制性降压的适应证为：①血管丰富的区域手术，包括血管手术，创面较大且出血可能难以控制的手术，显微外科、要求术野清晰的精细手术。②血压、颅内压、眼内压过度升高者。③大量输血有困难或者有禁忌证的病人。④因宗教信仰而拒绝输血的病人。控制性降压最大的顾虑之一是脑血供不足和脑缺氧所造成的危害。脑组织代谢率高，血流量占心排血量的13%，耗氧量高，占全身耗氧量15%～20%，神经细胞对血氧的敏感性极高。坐位麻醉下后颅窝手术应注意避免脑血流量急剧降低，产生脑缺血。

10. D

[解析] 在控制性降压的过程中，肺血管扩张，肺动脉压降低，如心排出量不足，可引起肺内血流重新分布，出现通气与血流之间比例失调。一部分肺泡血流增加，但通气不足；另一部分肺泡通气正常，但血流不足。在降压前输入一定量的液体，使血容量充盈，肺血流良好，降压后通气与血流之间的比例就不会发生明显改变。

11. A

［解析］β_2受体作用于支气管和血管平滑肌，可引起支气管扩张、血管舒张、内脏平滑肌松弛等。β_2受体拮抗剂可使支气管平滑肌收缩，增加呼吸道阻力，诱发支气管哮喘，因而禁用于支气管哮喘病人。

12. C

［解析］硬膜外麻醉可导致动脉与静脉扩张和低血压，可使静脉回流和心输出量减少，外周血管阻力下降，如果麻醉平面达 T1～T5，可阻滞支配心脏的交感神经使心肌收缩力下降，心率减慢，和全麻相比，病人对于降压药的反应更敏感。

13. C

［解析］控制性降压的安全限度：一般认为，收缩压或 MAP 允许降至基础血压的 2/3，青年人收缩压可降至 60～70mmHg，而老年人降至 80mmHg 以上为宜。

14. E

［解析］控制性降压过程中，脑和心肌最易受损，对脑血流量影响最重要的是脑的灌注压。脑灌注压（CPP）是动静脉压力差，由于脑动脉血流入压相当于平均动脉压（MAP），脑的静脉压与颅内压（ICP）差不多，脑灌注压（CPP）一般计算为：CPP＝MAP－ICP。

15. E

［解析］对于颅内占位性病变，脑发生区域性血流改变时，均可引起颅内压升高，此类病人一旦血压下降，脑缺氧更严重，应先采用降低颅内压措施，再行控制性降压。

16. A

［解析］控制性降压最大的顾虑之一是脑血供不足和脑缺氧所造成的危害。脑组织代谢率高，血流量占心排血量的 13%，耗氧量高，占全身耗氧量 15%～20%，神经细胞对血氧的敏感性极高。颅内压增高的病人，在切开硬脊膜之前不要进行控制性降压，以免造成脑血流量急剧降低，产生脑缺血。

17. E

［解析］高血压患者疼痛刺激（如切皮）可引起交感反射增强，出现窦性心动过速，血压升高，此为镇痛不全的表现，应当加深麻醉，加强镇痛。

18. D

［解析］硝普钠控制性降压时，静脉滴注 0.01%溶液，开始时按 0.5～8μg/（kg・min）（平均 3μg/（kg・min））速度滴注或静脉泵注，经 2～3 分钟血压慢慢下降，降压速度与滴注速度成分正比，调整滴速一般于 4～6 分钟使血压降到预期水平。维持量不超过 8μg/（kg・min），3 小时内用量不超过 1.0μg/（kg・min）。停药后 1～10 分钟血压即回升。

19. B

［解析］控制性降压过程中，控制平均动脉压的安全低限为 50～55mmHg。此范围内脑血流量的自主调节能力仍然保持，一旦平均动脉压低于此限度或降压过快，脑血流量就会随动脉血压而平行的下降，有可能产生脑缺血，影响脑功能。

20. C

［解析］控制性降压期间，保证心肌代谢所需的氧供充足时非常重要的。术中密切注意心电图变化，P 波降低、ST 段升高或降低、T 波低平、双向或倒置改变与血压下降速度过快及低血压程度有关。

【B/型/题】

21. D；22. B；23. E；24. A

［解析］硝酸甘油能使脑压和眼压升高，因此青光眼、脑出血时慎用。硝普钠含有 44% 的氰化物，这些氰化物可以不经过酶代谢，直接从硝普钠中释放出来。氰化物在肝脏硫代硫酸钠参与下代谢为硫氰酸盐，并由肾脏排出体外。硝普钠的毒性反应主要来自其代谢产物氰化物和硫氰酸盐，因此肝肾功能障碍时慎用。三磷酸腺苷（ATP）直接作用于血管壁使周围血管阻力降低，降压作用迅速而短暂。

25. A；26. C；27. D；28. B

［解析］控制性降压的安全限度：一般认为，收缩压或 MAP 允许降至基础血压的 2/3，青年人收缩压可降至 60～70mmHg，而老年人降至 80mmHg 以上为宜。高血压患者应该认真进行麻醉前准备，对于需药物治疗的病人应将血压降至适当水平 WHO 的降压目标为：中青年＜130/85mmHg，老年人＜140/90mmHg。

29. D；30. C

［解析］硝普钠的不良反应：氰化物中毒症状（恶心、呕吐、精神不安、肌肉痉挛），头痛，皮疹，出汗，发热等。大剂量连续使用时，有肝肾功能损害的病人，可引起血浆氰化物和硫氰化物浓度升高而中毒.可导致甲状腺功能减退，高铁血红蛋白血症，静脉炎和代谢性酸中毒。卡托普利不良反应：①中枢神经系统——昏厥、头痛、眩晕、感觉异常、失眠及疲乏，由低血压引起，尤其在缺钠或血容量不足时。②心血管系统——心悸、轻度心率增高、首剂时低血压、头晕等。③胃肠道——味觉障碍、恶心、呕吐、腹泻、腹痛、便秘、口干、味觉迟钝、食欲不振、口腔有咸味或金屑味、体重下降等。④血液系统——中性细胞减少、粒细胞增多及各类细胞减少。治疗开始后 3～12 周出现，以 10～30 天最显著，停药后持续 2 周。⑤过敏反应——血清

病样反应、关节痛及皮肤损害。⑥肾脏——尿酮、肾功能损害、肾病综合征、肾小球肾炎等。蛋白尿，常发生于治疗开始 8 个月内，在 6 个月内渐减少，疗程不受影响。⑦皮肤——皮疹（常发生于治疗 4 周内）、荨麻疹、斑丘疹、血管性神经性水肿及光过敏。减量、停药或给抗组胺药后消失，7%～10%伴嗜酸性细胞增多或抗核抗体阳性。⑧其他——抗核抗体测定阳性、咳嗽等。

【X/型/题】

31. ACD

[解析] 在控制性降压过程中，体位改变将促使血潴留于下垂部位，导致有效循环血量相对减少。因此，在控制性降压中可充分利用体位来调节降压的幅度和速度。颅脑手术可取头高 10°～25°，坐位手术的控制性降压必须谨慎，提防脑缺血的发生。

32. BCE

[解析] 硬膜外麻醉可导致动脉与静脉扩张和低血压，可使静脉回流和心输出量减少，外周血管阻力下降，如果麻醉平面达 T1～T5，可阻滞支配心脏的交感神经使心肌收缩力下降，心率减慢，和全麻相比，病人对于降压药的反应更敏感。在控制性降压期间，肺内分流量和无效腔量均有可能增加。因此，供氧必须充分，潮气量和分钟通气量以机体正常的 $PaCO_2$ 而定，因 $PaCO_2$ 过高或过低均可造成脑缺血、缺氧。

33. ABCE

[解析] 在控制性降压期间，交感神经张力、血浆儿茶酚胺、血管紧张素、血管升压素的增加均可发生快速耐受性。

34. AB

[解析] 中枢神经系统由于脑是机体代谢率最高的器官，静息状态脑组织平均耗氧量约占全身耗氧量的 20%，而脑组织对血液中氧的摄取率远高于其他器官，故机体缺血、缺氧时脑首先受到损害。因此，控制性降压期间，最大的顾虑是脑供血不足和脑缺氧；当 MAP 低于 55mmHg 时，脑血管的自动调节功能可能消失，有发生脑缺血、缺氧的危险。控制性低血压时由于脑血管阻力的降低，脑血流量会相应地增加，颅内血容量增加会使颅内压进一步增加。

35. ABCDE

[解析] 控制性降压大多都是安全的，但不等于无并发症的发生。大多数的并发症或死亡都是与降压适应证选择欠妥，与降压技术掌握、管理不当有密切关系。如降压过急，药量过多，血容量不足，以及对病人术前潜在危险性因素缺乏应有了解等有重要关系。

二、名词解释

1. 在麻醉和手术期间应用各种药物和方法，有意识地降低病人的血压，并能主动调整降压程度和持续时间，称为控制性降压。
2. 麻醉和手术过程中收缩压升高幅度超过基础值的 30%或者舒张压高于 100mmHg 称为围术期高血压。
3. 麻醉手术期间收缩压下降幅度超过基础值的 30%或收缩压低于 80mmHg 称为围术期低血压。
4. 短期内血压急剧升高，舒张压超过 120mmHg 并伴有一系列严重症状，甚至危及生命的临床现象，称为高血压危象。

三、填空题

1. 20%或 140/90mmHg；30mmHg
2. 50～65mmHg
3. α；β
4. 扩张阻力血管
5. 30 分钟

四、简答题

1. 控制性降压的并发症只有 0.055%，死亡者与麻醉和低血压有关。

   非致命并发症发生率为 3.3%，通常与神经系统有关。常见并发症有：①脑栓塞与脑缺氧；②冠状动脉供血不足，心肌梗死，心力衰竭甚至心脏骤停；③肾功能不全，无尿、少尿；④血管栓塞，可见于各部位血管栓塞；⑤降压后反应性出血，手术部位出血；⑥持续性低血压，休克；⑦嗜睡，苏醒延迟等。
2. ①血供区域丰富的手术，如头颈部、盆腔手术；②血管手术，如主动脉瘤、动脉导管未闭、颅内血管畸形；③创面较大且出血可能难以控制的手术，如癌症根治术、髋关节断离成形术、脊柱侧弯矫正术、巨大脑膜瘤切除术、颅颌面整形等手术；④显微外科手术、区域狭小而要求术野清晰精细的手术，如不同类型的整形外科手术、中耳成形、腭咽成形；⑤麻醉期间血压、颅内压和眼内压过度升高，可能引致严重不良后果者；⑥大量输血有困难或有输血禁忌证的病人；⑦因宗教信仰而拒绝输血的病人。
3. ①重要脏器实质性病变者，严重呼吸功能不全、心功能不全、肾功能不全及肝功能不全的病人；②血管病变，脑血管病、严重高血压、动脉硬化、外周血管性跛行及器官灌注不良的病人；③低血容量或严重贫血；④麻醉医生对该技术不熟悉时应视为绝对禁忌；⑤对有明显机体、器官、组织氧运输降低的病人，应仔细衡量术中控制性低血压的利弊后再酌情使用。

4. ①硝普钠；②硝酸甘油；③吸入麻醉药；④α_1肾上腺素能受体拮抗剂；⑤三磷酸腺苷；⑥艾司洛尔；⑦拉贝洛尔；⑧尼卡地平（佩尔地平）。

5. 控制性低血压并非生理状态，因此降低血压也是有限度的。但低压的安全界限很难确定，一般认为平均动脉压或收缩压允许降至平时血压的2/3，包括高血压的病人。为安全起见，一般平均动脉压不应低于50mmHg，必须降至50mmHg时，持续时间不得超过15～30分钟；或青年人收缩压降到60～70mmHg，老年人降到80mmHg为宜。一般为了减少术野渗血，需要长时间低压时，收缩压降至80～90mmHg，如术野渗血量明显减少，就没有必要降至更低水平。

6. （1）一般都应在气管内麻醉下进行控制性降压：便于呼吸管理，充分供氧，避免通气不足或过度通气。

（2）降压及升压过程应缓慢：无论用何种措施施行控制性降压，降压开始或停止都应使血压逐渐降低或回升，让机体特别是脑血管等有一个适应过程。

（3）利用体位调节血压：由于降压药使血管舒缩代偿功能受到抑制，血液受重力影响可随体位变动，如头高位时回心血量减少，可致血压进一步下降。

（4）降压效果不佳时应更换降压措施：如对硝普钠出现急性耐药现象，可辅助吸入等协同降压，或终止用药而更换其他降压药，要特别警惕硝普钠过量引起氰化物中毒。

（5）及时补足血容量：低压期间应常规输晶、胶体液或全血，及时补充失液量，维持足够的血容量。

（6）尽量减少降压幅度及缩短低压时间：在手术的主要步骤结束后，即应终止降压措施。术终必须恢复代偿机制并使血压平稳。

四、病例分析题

1. 嗜铬细胞瘤手术于麻醉诱导、体位改变和术中探查分离与压迫肿瘤时易发生高血压。应立即提示手术医师暂停手术，酚妥拉明0.1～0.5mg/min速度滴注，必要时单次静脉注射1mg。酚妥拉明兼有α_1、α_2受体的阻滞作用，对动静脉均有扩张作用，对小动脉扩张作用更强，使周围血管扩张，动脉压和肺动脉压下降，起效快，持续时间短（5～10分钟），多用于高血压危象以及处理嗜铬细胞瘤病人围术期高血压。严密监测血压的变化，待血压平稳后再开始手术。

2. 不可以。在未使用α受体拮抗剂前加用β受体拮抗剂，因为β受体拮抗剂阻断了β_2的舒血管作用，α受体优势增强，可造成反常性高血压，甚至会发生严重的并发症。

3. （1）原因：嗜铬细胞瘤病人长期血压升高导致外周血管收缩，血管床缩小，循环血量一般比正常减少20%～50%。结扎肿瘤血管或切除肿瘤后以及应用α或β受体拮抗剂的残留作用以及血容量不足等均可造成低血压。

（2）应提前防范：术前在控制血压的同时应补充晶体液、全血和血浆，以改善病人的低血容量状况。在结扎血管与切除肿瘤前数分钟就应该停用α或β受体拮抗剂，并开始加速补液与输血，以补充血容量。结合所监测的中心静脉压、外周血管阻力，以及心脏指数等血流动力学参数，应用血管活性药物辅助治疗以避免过量液体输入导致肺水肿与心功能衰竭。应用去甲肾上腺素或肾上腺素，同时可给予糖皮质激素（尤其是双侧肾上腺切除），使血压恢复正常水平。

（周永健　曹学照）

第十三章　全麻期间严重并发症的防治

【同步习题】

一、选择题

【A/型/题】

1. 临床上最常见的上呼吸道梗阻是
   A. 喉痉挛　　B. 喉水肿
   C. 舌后坠　　D. 气管导管扭曲
   E. 气管内痰堵塞
2. 手法解除舌后坠所造成的气道梗阻最有效的方法是
   A. 让病人头后仰　　B. 让病人头偏向一侧
   C. 抬起病人颈部　　D. 提起病人下颏
   E. 托起病人下颌
3. 麻醉期间喉痉挛最容易发生于
   A. 全麻诱导后暴露声门
   B. 于浅麻醉下给慢性支气管炎的病人放置口咽通气道
   C. 硬膜外麻醉下腹部手术胃肠牵拉反射
   D. 用七氟烷进行麻醉诱导
   E. 浅昏迷病人咳嗽反射
4. 下列最容易引起喉痉挛的药物是
   A. 异丙酚　　B. 依托咪酯
   C. 咪达唑仑　　D. 硫喷妥钠
   E. 地西泮
5. 关于舌后坠，下列说法错误的是
   A. 舌体过大、身材矮胖、颈短、咽喉壁淋巴组织增生
   B. 不完全梗阻时病人随呼吸发出强弱不等的鼾声
   C. 完全梗阻时既无鼾声也无呼吸动作
   D. 发生舌后坠时，可以导致 SpO_2 下降
   E. 是最常见的呼吸道梗阻
6. 关于麻醉中发生喉痉挛的处理，下列说法错误的是
   A. 消除刺激，诸如停止气道吸引、拔出口咽通气道等
   B. 加深麻醉，纯氧吸入
   C. 对于轻到中度的喉痉挛，面罩持续正压通气可能"冲开"痉挛
   D. 小剂量琥珀胆碱松弛喉肌
   E. 为赢得抢救时间，直接行环甲膜穿刺通气
7. 关于术中发生支气管痉挛，下列说法正确的是
   A. 发生极度严重的支气管痉挛时，肺部听诊哮鸣音最响
   B. 对于因为缺氧和二氧化碳蓄积引起的支气管痉挛，施行 IPPV 即可缓解
   C. 对严重支气管痉挛常需 β_2 受体拮抗剂治疗
   D. 由误吸胃内容物导致的支气管痉挛，胃液的 pH 越高，症状越严重
   E. 术中发生支气管痉挛时，静脉推注吗啡可快速使之缓解
8. 一旦发生反流误吸，下列处理错误的是
   A. 立即置病人于头低位，并将头转向一侧
   B. 尽快吸除口咽腔和气管内的呕吐物和反流物
   C. 在充分吸引的条件下，压迫胃部尽量挤出胃内容物，以防发生再次误吸
   D. 给一定的支气管解痉药
   E. 给予必要的呼吸支持
9. 麻醉期间低血压是指血压降低幅度超过麻醉前的
   A. 15%　　B. 20%
   C. 25%　　D. 30%
   E. 40%
10. 手术牵拉所致的低血压，正确的处理是
    A. 立即减浅麻醉深度，同时应用抗胆碱药
    B. 暂停手术，并静注少量麻黄碱升高血压
    C. 立即使用辅助强化药，减轻牵拉反应
    D. 立即行头低脚高位，同时加快输液
    E. 立即静注甲氧氯普胺，预防因血压低引起的呕吐
11. 术中一旦发现血压测不到，最首要的处理是
    A. 立即快速输液
    B. 立即静脉推注升压药
    C. 立即头低脚高位
    D. 立即行胸外心脏按压，实施心肺复苏
    E. 立即检查呼气末二氧化碳水平
12. 下列关于高血压的因素，除外
    A. 颅脑手术时牵拉额叶
    B. 脾切除时挤压脾脏
    C. 嗜铬细胞瘤手术术中探查肿瘤
    D. 术中因麻醉深度不够出现呛咳

E. 存在严重液体欠缺的病人

13. 麻醉期间引起心肌缺血和心肌梗死的主要原因是
A. 应用异氟烷造成心肌窃血
B. 术中控制性低血压
C. 术中心动过速
D. 术中支气管痉挛缺氧
E. 术中胃肠牵拉反射

14. 治疗恶性高热的特异性药物是
A. 胰岛素　B. 地塞米松
C. 甘露醇　D. 碳酸氢钠
E. 丹曲林

15. 预防术中知晓的有效措施中不包括
A. 麻醉不宜过浅
B. 术中应用脑电双频谱分析
C. 术中应用脑干听觉诱发电位监测
D. 应用强效吸入麻醉药
E. 应用氧化亚氮－氧－肌松药麻醉

16. 苏醒延迟是指术后呼唤不能睁眼和握手，对痛觉刺激无明显反应持续的时间达到
A. 30 分钟　B. 80 分钟
C. 90 分钟　D. 120 分钟
E. 150 分钟

17. 关于苏醒延迟的治疗，下列说法错误的是
A. 对于发生低体温者，适当升高体温，保持体温不低于 34℃
B. 对于存在脑水肿者，应给予甘露醇或呋塞米脱水治疗
C. 对因静脉麻醉药或其他原因导致的中枢神经严重抑制者，应用大剂量中枢神经兴奋剂催醒
D. 对出现低氧者，应努力改善缺氧
E. 维持水、电解质、酸碱平衡在正常生理范围内

18. 麻醉期间呃逆的防治措施不包括
A. 全麻诱导时避免将大量气体压入胃内
B. 使用足够肌松药
C. 必要时行一侧膈神经阻滞
D. 术后呃逆可用地西泮及氟哌利多治疗
E. 针刺风池穴

19. 恶性高热的临床表现除外
A. 体温数分钟内升高
B. 肌强直始于面颌肌
C. 肌强直最终为全身性
D. 伴有肌红蛋白尿
E. $PaCO_2$ 明显降低

20. 下列说法错误的是
A. 喉痉挛表现为呼气性呼吸困难
B. 喉痉挛多发生于浅麻醉期
C. 手术刺激可引起反射性支气管痉挛
D. 反流胃内容物刺激咽喉部可诱发喉痉挛
E. 重度喉痉挛时声门紧闭气道完全阻塞

【B/型/题】

A. 新斯的明试验　B. 阿托品
C. 氟马西尼　D. 苯巴比妥
E. 纳洛酮

21. 拮抗咪达唑仑残余作用可用
22. 拮抗芬太尼残余作用可用
23. 拮抗维库溴铵残余作用可用

A. 恶性高热　B. 二度房室传导阻滞
C. 肺栓塞　D. 中度贫血
E. 强直性脊柱炎

24. 使呼气末二氧化碳浓度显著降低的是
25. 使呼气末二氧化碳浓度显著升高的是

A. 心电图　B. 心肌酶谱
C. 超声心电图　D. 心绞痛
E. 活动受限

26. 对心肌缺血反应最早最灵敏的是
27. 对心肌缺血反应最特异的是

【X/型/题】

28. 全麻期间严重并发症有
A. 呼吸道梗阻　B. 低血压
C. 心肌缺血　D. 术中知晓
E. 恶性高热

29. 下列关于麻醉过程中呼吸抑制的叙述，正确的是
A. 呼吸抑制是由于换气不足
B. 呼吸抑制可以分为中枢性呼吸抑制和外周性呼吸抑制
C. 对麻醉性镇痛药造成的呼吸抑制，可用纳洛酮拮抗
D. 对肌松药所致的呼吸抑制，可用抗胆碱酯酶药拮抗
E. 对任何原因的呼吸抑制，均应立即行有效人工通气

30. 下列关于术中体温管理的叙述，正确的是
A. 手术室的室温应控制在 24～26℃为宜
B. 输血输液反应会造成病人低体温

C. 体温每升高 1℃，基础代谢增加 10%

D. 一旦发现体温升高，立即用冰袋等物理降温措施降温

E. 开颅手术在下视丘附近操作，会使病人体温降低

31. 下列哪些情况易发生术后肺感染

A. 气管内插管　B. 反流误吸

C. 胸腹联合手术　D. 滥用广谱抗生素

E. 长期吸烟的老年病人

二、名词解释

1. 术中知晓
2. 苏醒延迟
3. 恶性高热
4. 心肌缺血
5. 呃逆

三、填空题

1. 进行有效通气的前提是________。
2. 发生舌后坠最简单的处理方法包括________、________、________。
3. 麻醉中高血压是指血压升高大于麻醉前________或 BP≥________mmHg。
4. 低体温是指术中中心体温低于________；体温升高是指中心体温高于________。
5. 低体温时易发生的心律失常是________，其原因是________。

四、简答题

1. 麻醉期间引起心肌缺血的原因有哪些?
2. 引起苏醒延迟的主要原因有哪些?
3. 恶性高热的临床表现有哪些?
4. 简述发生恶性高热时的处理方法。

五、病例分析题

病人，男，72 岁。拟行胃癌根治术。除偶有胸闷外，无其他特殊病史。BP 135/65mmHg，HR 97 次/分。术前检查：Hb 110g/L，WBC 8.9×10^9/L，ECG 示Ⅱ、Ⅲ、aVF 导联 ST 段下移超过 0.05mV。

1. 老年人的术前评估包括

A. 全身状况及重要脏器的功能

B. 体格检查

C. 心电图及 X 线片

D. 肺功能检查

E. 血常规、血生化检查

2. 若病人烟龄 40 年，伴有慢性支气管炎，术前准备可不必进行的是

A. 停止吸烟、治疗肺部感染

B. 给予镇痛药

C. 改善机体营养情况

D. 训练呼吸

E. 止咳药

3. 术前禁烟需多长时间以上才有意义

A. 1～2 周　B. 2～4 周

C. 4～6 周　D. 6～8 周

E. 8 周以上

4. 手术顺利结束病人清醒后回到病房，不久出现低氧血症，下面不是低氧血症原因的是

A. 吸入氧气的浓度太低

B. 下颌松弛，分泌物流入气道

C. 伤口疼痛

D. 肌松药残余

E. 病人本身的肺功能损害

病人，男，30 岁，60kg。因“晚饭后出门散步遭车祸”入院。入院查体病人呼促急促、烦躁不安、面色苍白，两侧瞳孔等大，两侧呼吸音对称、稍粗，BP 85/45mmHg，脉搏细速，115 次/分。腹肌紧张，全腹压痛反跳痛明显，右下腹穿刺抽出不凝血。

5. 该病人的初步诊断可能是

A. 脑外伤　B. 胸外伤

C. 血气胸　D. 失血性休克

E. 肝脾破裂

6. 该病人立即手术，首选麻醉方法是

A. 局麻　B. 腰麻

C. 硬膜外阻滞　D. 肋间神经阻滞

E. 气管插管全麻

7. 该病人麻醉诱导，为防止误吸，可采取

A. 预先放置粗胃管吸引

B. 预先使用 H_2 受体拮抗剂

C. 表面麻醉清醒气管插管

D. 压迫环状软骨法

E. 气管切开

8. 若麻醉后，该病人的血压为 0mmHg，麻醉医生的处理措施包括

A. 快速输血输液

B. 静注多巴胺或去氧肾上腺素

C. 持续机械通气保证供氧

D. 头部冰帽，降低脑代谢

E. 必要时行 CPR

【参考答案及解析】

一、选择题

【A/型/题】

1. C

[解析] 舌后坠是麻醉期间最常见的上呼吸道阻塞。

2. E

[解析] 所有备选答案所涉及的手法均可在一定程度上缓解舌后坠所造成的气道梗阻，但最有效的手法是托起病人的下颌，与其他方法相比，该方法最大限度地增加了舌根与咽喉壁的距离，扩大口咽腔的空间。

3. B

[解析] 喉痉挛多发生于全麻Ⅰ～Ⅱ期麻醉深度，其诱发原因是低氧血症、高 CO_2 血症口咽部分泌物与反流胃内容物刺激咽喉部，口咽通气道、直接喉镜、气管插管操作等直接刺激喉部均可诱发喉痉挛，浅麻醉下进行手术操作如扩张肛门括约肌、牵拉肠系膜等也可以引起反射性喉痉挛。

4. D

[解析] 硫喷妥钠是引起喉痉挛的常用全麻药。

5. C

[解析] 舌后坠导致的呼吸道完全梗阻，病人鼾声消失，虽可见呼吸动作但无气体交换，SpO_2 呈进行性下降。

6. E

[解析] 喉痉挛根据其气道梗阻程度分为轻度喉痉挛去除局部刺激后自行缓解，中度者需用面罩加压吸氧治疗，重度者可用粗静脉输液针行环甲膜穿刺吸氧，或静脉琥珀胆碱迅速解除痉挛，然后加压吸氧或立即行气管内插管进行人工通气。因此，不分喉痉挛的轻重，就直接行环甲膜穿刺吸氧显然不妥。

7. B

[解析] 极度严重的支气管痉挛可无哮鸣音及呼吸音；使用 β_2 受体拮抗剂和吗啡均可使支气管痉挛症状加重，前者拮抗了 β_2 受体兴奋剂所产生的扩张支气管作用，后者则因其组胺释放作用而加重支气管痉挛；胃液的 pH 越低，其所导致的支气管痉挛越严重。

8. C

[解析] 一旦发生反流误吸，应立即将病人置于头低位，并将头转向一侧，同时将口咽腔及气管内呕吐物和反流物吸出；压迫胃部挤出胃内容的会加重反流误吸此做法不可取；给予一定量的支气管解痉药与呼吸支持有助于缓解病人症状。

9. B

10. B

[解析] 对手术牵拉内脏所致的低血压，应暂停手术操作，并静注少量麻黄碱升高血压。

11. D

[解析] 术中一旦测不到血压，无论其原因为何，均应立即行胸外心脏按压，实施心脏复苏。

12. E

[解析] 对于存在严重液体欠缺的病人，术中可能出现出现严重的低血压，应根据欠缺情况积极补液，其余四种情况均可能导致术中高血压。

13. C

[解析] 心肌氧的供需平衡失调是发生心肌缺血和心肌梗死的根本原因。而术中发生心肌缺血和心肌梗死的病人往往存在冠脉血管病变，虽然心肌血流减少可导致心肌缺血，但围术期心肌缺血更多见于心肌耗氧增加。影响心肌耗氧的三大决定性因素是心率、心肌收缩力和室壁张力。心率过快，将显著增加心肌氧耗，导致心肌氧的供需平衡失调，从而引起心肌缺血和心肌梗死。

14. E

[解析] 恶性高热是一种高代谢综合征，是由于肌浆网为终止肌肉收缩而再摄取 Ca^{2+} 的能力降低所致。在恶性高热的治疗过程中，胰岛素常与葡萄糖联合应用，目的是缓解高血钾；地塞米松用于辅助缓解肌强直和降低体温；碳酸氢钠用以纠正酸中毒和缓解高血钾；甘露醇的应用是防止肌红蛋白尿损伤肾脏；唯有丹曲林是特异性治疗恶心高热的药物，它是通过抑制肌浆网释放 Ca^{2+} 发挥治疗效果的。

15. E

[解析] 应用氧化亚氮－氧－肌松药麻醉易发生术中知晓。

16. A

[解析] 苏醒延迟是指停止麻醉后 30 分钟呼唤病人仍不能睁眼和握手，对痛觉刺激亦无明显反应。

17. C

[解析] 对因静脉麻醉药或其他原因导致的中枢神经严重抑制者，不宜应用大剂量中枢神经兴奋剂催醒，以免发生惊厥，反而使中枢神经抑制加重。

18. E

[解析] E 项应为针刺内关穴，其余四项均为防治呃逆

的有效措施。

19. E

［解析］恶性高热时，体内二氧化碳产量显著增高，$PaCO_2$ 明显增高，pH 及 HCO_3^- 降低。

20. A

［解析］喉痉挛临床表现为吸气性呼吸困难，可伴有高调的吸气性哮鸣音。

【B/型/题】

21. C；22. E；23. A

［解析］新斯的明、氟马西尼和纳洛酮分别是非去极化肌松药、苯二氮䓬类药物和阿片受体激动药的拮抗剂。

24. C；25. A

［解析］恶性高热时，体内二氧化碳产量显著增高导致经肺排出显著增多；而肺栓塞时，肺动脉血中二氧化碳与肺泡的交换显著减少，导致经肺排出也显著减少。

26. C；27. B

［解析］心肌缺血的反应顺序为：灌注异常→代谢异常→舒张功能异常→局部室壁运动异常→心电图改变→胸痛，超声心电图可以及时发现心脏的舒张功能和室壁运动异常情况，且都早于所列的其他监测项目或症状。心肌损害，以心肌酶谱改变最特异。

【X/型/题】

28. ABCDE

29. BCDE

［解析］呼吸抑制是指通气不足，可表现为呼吸频率慢及潮气量减低、PaO_2 低下、$PaCO_2$ 升高。

30. ACD

［解析］输血输液反应与开颅手术在下视丘附近操作都会使病人体温升高。

31. ABCDE

［解析］气管内插管会使呼吸道的净化功能减低；反流误吸后肺组织防御机制受损，会增加肺感染发生率；胸部手术发生肺部感染是其他手术的 14 倍，胸腹联合手术发生率为 38%；滥用广谱抗生素会改变集体细之间的作用平衡，给发生肺感染创造有利条件；老年、肥胖、慢性阻塞性肺疾病以及长期吸烟者，这些病人肺吞噬细胞功能及呼吸道清楚功能受损，得以使细菌停留在下呼吸道，术后更易发生肺感染。

二、名词解释

1. 是指病人在术后能回忆起术中所发生的事，并能告知有无疼痛情况。
2. 是指停止麻醉后 30 分钟呼唤病人仍不能睁眼和握手，对痛觉刺激亦无明显反应。
3. 是一种亚临床肌肉病，平时无异常表现，全麻时由某些麻醉药如吸入麻醉药或去极化肌松药激发的全身肌肉强烈收缩、并发体温急剧上升及进行性循环衰竭的危象。
4. 冠状动脉狭窄或阻塞时，冠状动脉血流不能满足心肌代谢需氧，称为心肌缺血。
5. 指膈肌不自主的阵发性收缩。

三、填空题

1. 保持呼吸道通畅
2. 托起下颌；放置口咽通气道或鼻咽通气道；侧卧头后仰位
3. 20%；160/95
4. 36℃；37.5℃
5. 室性心律失常；低温刺激

四、简答题

1. 麻醉期间引起心肌氧消耗量增加或心肌缺氧的原因有：①病人精神紧张、恐惧和疼痛，引起体内儿茶酚胺释放增多，使心脏后负荷加大、心率增速，从而增加心肌耗氧；②血压过低或过高；③麻醉对心肌收缩力的抑制降低心输出量和回心血量；④麻醉期间氧供不足或缺氧；⑤各种原因引起的心率增速或心律失常。
2. ①麻醉药影响：术前用药；吸入全麻药；麻醉性镇痛药；肌松药等。②呼吸抑制：低 CO_2 血症；高 CO_2 血症；低钾血症；输液逾量；手术并发症；严重代谢性酸中毒；③术中发生严重并发症：多因大量出血、严重心律失常、甚至急性心肌梗死，致长期低血压，使病人苏醒延迟。④术中长期低血压、低体温病人，由于脑缺血或中枢兴奋性低下，致术后苏醒延迟。⑤术前有脑血管疾患病人。
3. ①术前体温正常，吸入卤族麻醉药或静脉推注去极化肌松药后，体温急剧上升，数分钟即升高 1℃，体温可达 43℃，皮肤斑状潮红发热。②全身肌肉强烈收缩，上肢屈曲挛缩，下肢僵硬挺直，直至角弓反张，肌松药不能使强直减轻，反而使强直加重。③急性循环衰竭多表现为严重低血压、室性心律失常及肺水肿。④血清肌酸磷酸激酶（CPK）极度升高，并有肌红蛋白尿。⑤将离体肌肉碎片放入氟烷、琥珀胆碱、氯化钾溶液中，呈收缩反应。⑥$PaCO_2$ 明显增高，pH 及 HCO_3^- 降低。
4. ①立即停止麻醉和手术，并以纯氧行过度通气。②迅速用物理降温法降温，直到体温 38℃为止。③给 $NaHCO_3$ 2～4mmol/kg 纠正酸中毒及缓解高钾血症。④立即静注丹曲林（dantrolene）2mg/kg，5～10 分钟重复一次，总量可达 10mg/kg，直到肌肉强烈收缩消失、高热下降为止。⑤将 10 单位常规胰岛素置于 50%葡萄糖液 50ml 中静脉推注，以缓解高钾血症。⑥静注甘露醇 0.5kg/kg 或呋塞米 1mg/mg，使尿量超过 2ml/（kg·h），以防止肌红蛋白尿损伤肾脏。⑦静注药理剂量的皮质激素，有助于缓解肌强直及降低体温作用。⑧进 ICU 病室，行进一步加强监测治疗。

五、病例分析题

1. ABCDE

［解析］应详细了解老年病人的现在和过去病史，通过体格检查、实验室和影像检查，包括病人的全身状况及心、肺、肝、肾等重要器官的功能，必要时增加一些特殊检查。

2. BE

［解析］麻醉性镇痛药容易产生呼吸、循环抑制，导致呼吸频率减少、潮气量不足和低血压，除非麻醉前病人存在剧烈疼痛，一般情况下应尽量避免使用。术前禁烟，不宜使用止咳药，应尽量排出气道分泌物。

3. B

［解析］术前禁烟需 2～4 周以上，才可以明显减轻气道的高反应性，减少气道分泌物。

4. A

［解析］反流误吸、肺功能损害可使肺的氧合障碍，而伤口疼痛和肌松药残余可使肺的通气不足，都可以引起低氧血症。

5. DE

［解析］两侧瞳孔等大，两肺呼吸音对称，可暂不考虑脑外伤、胸外伤和血气胸，血压下降，脉搏细速，有失血性休克的症状。腹肌紧张，全腹压痛反跳痛明显，右下腹穿刺抽出不凝血，有肝脾破裂的可能。

6. E

［解析］拟选用气管插管全身麻醉。病人创伤较严重，可能存在肝脾破裂，手术需要探查和处理的范围较广，局麻和肋间神经阻滞难以胜任；休克病人是腰麻的绝对禁忌症和硬膜外麻醉的相对禁忌症。故以气管插管全麻最为适宜。

7. BCD

［解析］饱胃在麻醉手术期间可引起反流误吸。A 术前放置粗胃管吸引，可刺激咽喉部诱发呕吐，但该病人处于休克代偿期，不宜施行。B 使用使用 H_2 受体拮抗剂，以降低胃液酸度，减少胃液分泌，减轻酸性液误吸综合征严重程度。C 表面麻醉清醒气管插管是保证呼吸道通畅、避免误吸最安全的方法。D 静脉诱导插管应结合压迫环状软骨法进行。E 气管切开创伤大，非不得已，可暂不考虑。

8. ABCDE

［解析］病人血压测不到时，应尽快扩容，使用血管活性药，保证氧供，必要时行 CPR，同时给予脑保护措施。

（邸立超　黄立宁）

第十四章 麻醉、手术期间病人的监测

【同步习题】

一、选择题

【A/型/题】

1. 全麻期间基本监测内容不包括下列哪项
   A. 无创血压和心电图
   B. 中心静脉压
   C. 脉搏血氧饱和度
   D. 呼气末二氧化碳分压
   E. 体温
2. 成人术中尿量至少应维持在每小时每千克体重
   A. 0.5～1.0ml 以上 B. 1.0～2.0ml 以上
   C. 1.5～2.0ml 以上 D. 2.0～3.0ml 以上
   E. 3.0～4.0ml 以上
3. 判定是否为低氧血症的唯一指标是
   A. PaO_2 B. SaO_2
   C. SvO_2 D. $ScvO_2$
   E. SpO_2
4. 正常自主呼吸时的潮气量为
   A. 2～4ml/kg B. 3～5ml/kg
   C. 5～7ml/kg D. 7～9ml/kg
   E. 9～10ml/kg
5. 有创动脉血压监测最常用于监测的动脉是
   A. 桡动脉 B. 尺动脉
   C. 肘动脉 D. 腋动脉
   E. 股动脉
6. 健康成年人 CVP 值最可能是
   A. 0mmHg B. $10cmH_2O$
   C. 15mmHg D. $18cmH_2O$
   E. $20cmH_2O$
7. CVP 的高低主要取决于
   A. 血容量
   B. 静脉回心血量
   C. 静脉回心血量和右心室排血量
   D. 肺循环阻力
   E. 胸内压
8. 左室舒张末期压力代表
   A. 左室后负荷 B. 左室前负荷
   C. 右室后负荷 D. 右室前负荷
   E. 右房后负荷
9. 观察某些部位的颜色有助于了解病人的呼吸和循环功能，但不包括
   A. 口唇 B. 四肢末梢
   C. 手术野 D. 皮肤
   E. 尿液
10. 可安全拔除气管导管的 TOF 比率（T_4/T_1）指征是
    A. ≥75% B. ≥80%
    C. ≥90% D. ≥70%
    E. ≥25%
11. 病人，女性，65 岁。拟在全身麻醉下行脑动脉瘤摘除术，术中可以反映大脑皮层总体功能状态的监测指标是
    A. $SjvO_2$ B. BIS
    C. EMG D. EEG
    E. SEP
12. 男性，75 岁，诊断为“肺大疱，右侧急性自发性气胸”。拟在静吸复合全麻下行胸腔镜下右侧肺大疱切除术。入手术室，神志清楚，口唇颜色较暗，R 为 17 次/分，呼气延长。测其 PaO_2 为 63mmHg，吸入氧浓度为 30%，由此可以判定此病人
    A. 正常 B. 轻度 ARDS
    C. 中度 ARDS D. 重度 ARDS
    E. 无法判定

（13～14 题共用题干）

病人，女性，35 岁，约 55kg，外伤后半小时入院，诊断为脾破裂，血压 73/52mmHg，心率 135 次/分，呼吸 28 次/分，左侧面部挫伤、皮肤出血，神志尚清楚，能回答自己的姓名。

13. 此时的麻醉方式应选择
    A. 局部麻醉 B. 腰麻
    C. 硬膜外麻醉 D. 腰硬联合麻醉
    E. 气管插管全身麻醉
14. 手术中应重点监测的项目是
    A. 有创血压监测 B. 呼吸功能监测
    C. 体温监测 D. 脑电图监测

E. 神经肌肉功能检测

（15～17 题共用题干）

病人，女性，60 岁。拟行腹腔镜胆囊切除术。已知病人术前高血压病史 4 年，一直规律口服普萘洛尔和氢氯噻嗪降压，血压控制在 140/80mmHg 左右，心电图显示“ST－T 变化”，其余各项指标未见异常。入手术室初始监测显示：无创袖带血压 175/92mmHg，心率 61 次/分。

15. 相比较，此病人围术期应着重监测的功能是
A. 呼吸功能　B. 循环功能
C. 意识状态　D. 肾功能
E. 神经肌肉传递功能

16. 在围术期，不必选择的监测项目是
A. ECG　B. EEG
C. NIBP　D. SpO_2
E. $P_{ET}CO_2$

17. 如果术中采用控制性降压，必须采用的安全监测手段是
A. TEE　B. CO
C. ABP　D. SVV
E. CVP

（18～20 题共用题干）

病人，男性，65 岁，75kg，因“突发性胸痛 2 小时”入院，8 年前行二尖瓣生物膜置换术。7 个月前曾发生心肌梗死，入院前一个月出现短暂性头晕，一周前出现胸闷、气促、尿少、乏力等症状。入院心电图显示窦性心律，V_5 导联 ST－T 改变，T 波低平。术前诊断为二尖瓣关闭不全、冠心病，拟在静吸复合全身麻醉、体外循环下行冠脉搭桥术和二尖瓣膜置换术。

18. 可提示心肌缺血的指标是
A. ST－T　B. PAP
C. QRS　D. CO
E. MAP

19. 体外循环术中监测肝素效能最常用的方法是
A. PT　B. ACT
C. PLT　D. INR
E. 肝素浓度测定

20. 对心肌缺血反应最早最灵敏的监测指标是
A. ECG　B. ABP
C. 活动能力　D. TEE
E. PAWP

【B/型/题】

A. P_{pk}　B. $P_{(A-a)}O_2$
C. $PaCO_2$　D. $P_{(A-a)}CO_2$
E. $P_{ET}CO_2$

21. 反映肺通气功能的可靠指标是
22. 反映肺换气功能的指标是
23. 反映气道压力的基本监测指标是

A. 1～5　B. 4～6
C. 6～12　D. 15～30
E. 95～120

24. 肺动脉楔压的正常范围为（mmHg）
25. 心排出量的正常范围为（L/min）
26. 正常人的凝血活酶时间为（秒）

A. ECG 监测　B. EEG 监测
C. CVP 监测　D. TEE 监测
E. BIS 监测

27. 目前监测心肌缺血和心律失常的金标准是
28. 目前已知的麻醉深度监测的指标是

A. 中心静脉压低，动脉压低
B. 中心静脉压低，动脉压正常
C. 中心静脉压高，动脉压低
D. 中心静脉压高，动脉压正常
E. 中心静脉压正常，动脉压低

29. 血容量不足的特点为
30. 心功能不全的特点为

【X/型/题】

31. 有创血压监测的指征有
A. 心血管直视手术
B. 过度肥胖无创血压测量不准确
C. 肾功能不全
D. 术中拟行控制性降压
E. 循环不稳定的手术

32. 下列哪种情况混合静脉血氧饱和度增高
A. 心源性休克　B. 甲亢
C. 肺部疾病　D. 低温
E. 贫血

33. 无创血流动力学监测的要求是
A. 无痛，无不适，安全
B. 重复性好，稳定可靠
C. 有数字显示或波形记录，容易读数

D. 测定结果与创伤性指标不一定相关

E. 仪器体积小

34. 体温监测的绝对适应证包括

A. 失血性休克快速输注大量库存血和血浆制品

B. 胸腔镜手术下肺大疱切除术

C. 体外循环心内直视手术

D. 新生儿手术

E. 有恶性高热病史或家族史的病人进行麻醉

35. 可反映机体氧合状态的指标有

A. SpO_2　　B. PaO_2

C. $ScvO_2$　　D. SvO_2

E. $P_{ET}CO_2$

二、名词解释

1. CVP
2. 氧合指数
3. BIS

三、简答题

1. 麻醉中监测主要包括哪些方面?
2. 有创动脉血压监测的主要并发症有哪些?
3. 可以反映氧供和氧耗的指标有哪些?并请进行简述。

四、病例分析题

病人，男性，45 岁，在气管插管全身麻醉下行腹腔镜胆囊切除术，术中血压正常，$P_{ET}CO_2$ 波形如下图所示：

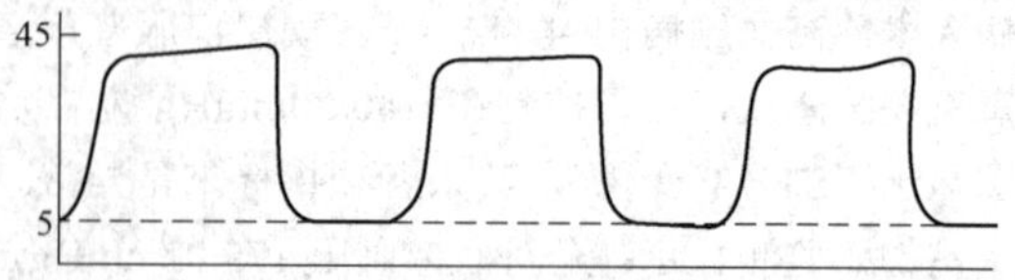

1. 上图提示可能存在的问题是什么?
2. 若想了解小气道功能的状况，可以通过哪些监测观察?

病人，女性，70 岁，反复咳嗽、咳痰、气喘 10 余年，胸闷、气促 2 周。体检：半卧位，口唇发绀，体温 38.3℃，脉搏 118 次/分，血压 90/55mmHg，呼吸 35 次/分，颈静脉怒张，双肺散在干、湿啰音，双下肢水肿。胸部 X 线片显示双肺透亮度增加，肋间隙增宽，左下肺片状阴影，右房、右室增大。

3. 入院行 CVP 监测后结果为 16cmH_2O，当时测得血压为 95/58mmHg，其可能存在的原因是什么?应当如何处理?
4. 经初步治疗后 CVP 为 11cmH_2O，血压为 91/57mmHg，如何进一步确定原因?

【参考答案及解析】

一、选择题

【A/型/题】

1. B

[解析] 全麻期间（围术期）基本监测包括：无创血压、心电图、脉搏血氧饱和度、呼气末二氧化碳分压和体温。

2. A

[解析] 术中成人尿量应维持在 0.5～1.0ml/（kg・h）以上，小儿尿量应维持在 0.8ml/（kg・h）以上，必要时测定尿比重。

3. A

[解析] PaO_2 指物理溶解在动脉血浆内的氧所产生的分压。不仅反映了血浆中溶解的氧量，而且影响与血红蛋白结合的氧量，所以 PaO_2 是决定氧运输量的重要因素，也是判定低氧血症的唯一指标。

4. C

[解析] 潮气量是指平静呼吸时，每次吸入或呼出的气体量，正常自主呼吸时为 5～7ml/kg。

5. A

[解析] 有创动脉血压监测是指把动脉穿刺导管置入动脉内通过压力延长管直接测量动脉血压。最常用于穿刺的动脉是桡动脉和足背动脉。

6. B

[解析] CVP 正常范围为 4～12cmH_2O（3～9mmHg），低于 4cmH_2O（3mmHg）表示循环血量可能不足，高于 15cmH_2O（11.5mmHg）提示可能存在右心功能不全或容量超负荷。

7. C

[解析] CVP 即中心静脉压，是指上腔静脉或下腔静脉接近右心房入口处的压力或右心房压力，临床 CVP 监测是用来评估循环血容量（右心室前负荷，静脉回心血量）及右心射血功能（回心血量的排出能力），用于术中调控与右心功能相匹配的血管内容量，不能反映左心功能。

8. B

[解析] 左室前负荷即左室舒张末期压力。

9. E

[解析] 尿量可反映病人的循环功能、血容量和肾功能

等情况，但尿液的颜色与此无密切关系。

10. C

[解析] TOF 即四个成串刺激，当 TOF 比率＜25%，此时的肌松程度能满足手术的要求，当 TOF 比率≥90%时，可作为拔出气管导管的指征，而当 75%＜TOF 比率≤90%时，必须采用胆碱酯酶抑制剂拮抗肌松药的残余作用使得 TOF 比率≥90%。

11. D

[解析] EEG 主要用于监测大脑皮层灰质神经元兴奋性和抑制性突触后电位的总合，可反映大脑皮层的总体功能状态。BIS 常用于麻醉深度的监测，EMG 用于术中唤醒麻醉下重要脑功能区的术中监测。$SjvO_2$ 用于监测全脑的氧供和氧耗平衡的总体情况。

12. B

[解析] 氧合指数是 PaO_2 与 FiO_2 的比值，即 PaO_2（mmHg）/FiO_2（%），正常者应大于 300mmHg。氧合指数是 ARDS 的主要量化诊断标准，按病情轻重分为三类，轻度 ARDS 即 $200<PaO_2/FiO_2<300$；中度 ARDS 即 $100<PaO_2/FiO_2\leqslant200$；重度 ARDS 即 $PaO_2/FiO_2\leqslant100$。此病人 $PaO_2/FiO_2=63/30=210$，由此可判定为轻度 ARDS。

13. E；14. A

[解析] 此病人血压低，存在失血性休克，应在积极抗休克治疗的同时尽早手术，麻醉应选择全麻，相比较应重点监测循环功能。

15. B；16. B；17. C

[解析] 此病人术前存在多年高血压病史，同时存在高血压导致的心脏损害体征（ST－T 变化），术中二氧化碳气腹也会导致血二氧化碳升高，且手术需要头高脚底位等，这些因素都会导致病人的循环波动幅度增加，导致相关并发症的潜在高风险，因此应重点监测循环功能。此病人术前没有神经系统的高危因素，且术中的影响主要和循环和呼吸功能的调整有关，所以在这种情况下，不必选择 EEG 监测。控制性降压要求在短时间内将平均动脉压暂时降至目标水平，在不产生永久性器官低灌注损害的前提下，尽量降低手术野出血量，因此，血压的即刻变化是首要的需要监测的项目。

18. A；19. B；20. D

[解析] 心肌缺血主要影响心室复极过程，ST－T 段与复极相对应。在体外循环中，需实时监测 ACT 来指导肝素的应用。心肌缺血的反应顺序为：灌注异常－代谢异常－舒张功能异常－局部室壁运动异常－ECG 改变－胸痛，所以 TEE 可及时发现心脏的舒张功能和室壁运动异常情况，且都早于其他监测项目及症状。

【B/型/题】

21. C；22. B；23. A

[解析] $PaCO_2$ 是血液中物理溶解的 CO_2 分子所产生的分压，正常值 35～45mmHg，是反应肺通气功能的可靠指标。$P(A-a)O_2$ 是判断肺换气功能的重要指标。P_{pk} 即吸气峰压，指呼吸周期中气道内达到的最高压力。

24. C；25. B；26. E

[解析] 肺动脉楔压可反映左心室舒张末期压力，帮助判断左心室的前负荷，正常值 6～12mmHg。心排出量是指心脏每分钟将血液泵至周围循环的血量，正常值 4～6L/min。在体外循环时需动态监测凝血活酶时间来指导肝素的应用，正常为（107±13）秒。

27. A；28. E

[解析] ECG 可监测麻醉期间可能出现的各种心律失常和心肌缺血或梗死的发生发展，是目前监测心肌缺血和心律失常的金标准。BIS 是目前已知的最能够降低术中知晓发生率的麻醉深度监测指标。

29. A；30. C

[解析]

CVP	血压	原因	处理原则
低	低	血容量严重不足	充分补液
低	正常	血容量不足	适当补液
高	低	心功能不全或血容量相对过多	强心，利尿，纠正酸中毒，舒张血管
高	正常	容量血管过度收缩	舒张血管
正常	低	心功能不全或血容量不足	强心，补液试验

【X/型/题】

31. ABDE

[解析] 临床上下列情况需进行有创血压监测：可造成循环不稳定的情况；心血管直视手术；肺部疾病或单肺通气要经常查血气；过度肥胖无创血压测量不准确；术中拟行控制性降压；病人需用血管收缩药或扩张药治疗时。

32. D

[解析] 混合静脉血氧饱和度是对全身氧供与氧耗之间平衡关系的总体反映指标，低温时氧供不变，而氧耗减少，混合静脉血氧饱和度升高。

33. ABCE

34. ACDE

[解析] 体温监测的绝对适应证包括：在预期体温可能出现明显改变或怀疑已发生体温明显改变的长时间体腔暴露或失血量较大需大量快速补液手术、体外循环

心内直视手术、低温麻醉、热灌注治疗等情况下；新生儿、婴幼儿和高龄病人等体温调节能力不足或下降者；有恶性高热；MH 病史或家族史的病人。

35. ABCD

［解析］氧合监测是从氧供和氧耗平衡角度观察组织器官利用氧的情况，皮肤、指甲或黏膜颜色以及手术野血液颜色，SpO_2、PaO_2、$ScvO_2$、SvO_2、动脉血氧含量、氧合指数等都从不同角度反映组织氧合。

二、名词解释

1. 即中心静脉压，是指上腔静脉或下腔静脉近右心房入口处的压力或右心房压力，临床上用来评估循环血容量及右心射血功能，用于术中调控与右心功能相匹配的血管血容量，不能反映左心功能。正常值为 4～12cmH_2O（3～9mmHg）。
2. 是 PaO_2 与 FiO_2 的比值，即 PaO_2（mmHg）/FiO_2（%），正常者应大于 300mmHg。氧合指数是 ARDS 的主要量化诊断标准，按病情轻重分为三类，轻度 ARDS 即 $200 < PaO_2/FiO_2 < 300$；中度 ARDS 即 $100 < PaO_2/FiO_2 \leq 200$；重度 ARDS 即 $PaO_2/FiO_2 \leq 100$。
3. 即脑电双频指数，是以自发脑电活动为基础衍生的，是目前已知的最能够降低术中知晓发生率的麻醉深度监测指标。

三、简答题

1. 麻醉中监测主要包括氧合、呼吸、循环状态和体温四个方面的监测，肾功能、神经肌肉传递功能、神经系统功能和状态、凝血系统功能以及体液、电解质和酸碱平衡等在特定情况下也要根据需要进行选择性监测。
2. 有创动脉血压监测是指把动脉穿刺导管置入动脉内通过压力延长管直接测量动脉血压。是一种有创性的监测方法，穿刺血管可能会发生末梢缺血、假性动脉瘤、动静脉瘘、局部出血、血肿形成、感染和动脉栓塞形成、外周神经损伤等并发症。
3. 动脉血气分析是连接组织氧合和肺气体交换的桥梁，动脉血气和静脉血气结果的比较分析是氧供和氧耗平衡的主要评价方式。其中常用的有：①动脉血氧饱和度（SaO_2）和动脉血氧分压（PaO_2），PaO_2 是反映肺换气和血液携氧能力的综合指标。②混合静脉血氧饱和度（SvO_2）和中心静脉血氧饱和度（$ScvO_2$），二者分别是对全身和血液回流对应区域氧供和氧耗平衡的总体反映。③区域组织氧合监测，采用近红外光谱技术直接进行局部组织氧合无创测量。④氧合指数。氧合指数是 PaO_2 与 FiO_2 的比值，即 PaO_2(mmHg)/ FiO_2(%)，正常者应大于 300mmHg。氧合指数是 ARDS 的主要量化诊断标准，按病情轻重分为三类，轻度 ARDS 即 $200 < PaO_2/FiO_2 < 300$；中度 ARDS 即 $100 < PaO_2/FiO_2 \leq 200$；重度 ARDS 即 $PaO_2/FiO_2 \leq 100$。⑤其他指标，动脉血氧含量、氧摄取率、肺内分流等，均从不同角度对机体氧合状况进行评价。

四、病例分析题

1. $P_{ET}CO_2$ 正常值为 35～40mmHg。图中接近 45mmHg，提示增高，可能的原因有 CO_2 生成和肺转运增加（如代谢率增加、给予碳酸氢钠等）、每分肺泡通气不足（如低通气、COPD 等）、设备故障（如重复吸入、二氧化碳吸收不足、回路漏气导致通气不足、活瓣故障等）等。
2. 常用的小气道功能监测有：闭合气量、最大呼气流量－容积曲线、动态肺顺应性监测（频率依赖性肺顺应性）等。
3. 中心静脉压高，血压低提示心功能不全或血容量相对过多。此时应强心、利尿、纠正酸中毒、舒张血管。
4. 经治疗后中心静脉压正常，血压仍低，提示心功能不全或血容量不足，为进一步确定，应当做补液试验，即液体负荷试验，取等渗盐水 200～250ml，于 5～10 分钟经静脉注入。如果血压升高而 CVP 不变，则提示容量不足，应当补液；如果血压不变而 CVP 升高 3～5cmH_2O，则提示右心功能不全。

（马　欢　张林忠）

第十五章 麻醉手术期间病人的容量治疗与血液保护

【同步习题】

一、选择题

【A/型/题】

1. 补充血容量以下列哪种为主
   A. 晶体 B. 胶体
   C. 血浆 D. 红细胞
2. 临床上用量最大的晶体液是
   A. 生理盐水 B. 乳酸林格液
   C. 葡萄糖 D. 白蛋白
3. 静脉大量输注生理盐水会导致
   A. 高氯血症 B. 高钠血症
   C. 高氯高钠血症 D. 高氯性酸中毒
4. 1g 血红蛋白在完全氧合时可以携带多少 ml 的氧气
   A. 1.34 B. 2.34
   C. 1.58 D. 1.62
5. 围术期氧供要求是
   A. ≥600ml/min B. ≥300ml/min
   C. ≥500ml/min D. ≥800ml/min
6. 下列影响平均动脉压的因素中，不正确的是
   A. 中心静脉压 B. 心排量
   C. 外周阻力 D. 心率
7. HCT 在什么水平时最有利于氧气的释放
   A. 30% B. 35%
   C. 25% D. 40%
8. 一般成人病人术后要维持 Hb 在什么水平
   A. 70g/L B. 80g/L
   C. 85g/L D. 90g/L
9. 一成年病人，体重 55kg，术前禁食 8 小时，术前禁食引起的液体缺失量为
   A. 560ml B. 760ml
   C. 980ml D. 850ml
10. 一成人男性病人 60kg，术前 HCT48%，麻醉手术期间允许失血量为
    A. 2×60×70×（48%–30%）ml
    B. 3×60×70×（48%–30%）ml
    C. 3×60×75×（48%–30%）ml
    D. 3×60×75×（48%–25%）ml
11. 下列哪种成份血传播疾病的危险性最高
    A. 红细胞 B. 血浆
    C. 白细胞 D. 血小板
12. ANH 的目标 HCT 为
    A. 30%～35% B. 25%～30%
    C. 35%～40% D. 20%～25%
13. 术前自体储血要从什么时候开始
    A. 术前 2～4 天 B. 术前 1～2 周
    C. 术前 2～4 周 D. 术前 4～6 天

（14～15 题共用题干）

一成年女性病人 60kg 择期行肝切除术，术前 HCT 为 37%。Hb 142g/L。其他各项化验结果均在正常范围

14. 术前禁食 12 小时，禁食丢失的液体量为
    A. 1000ml B. 1200ml
    C. 1500ml D. 2000ml
15. 下列哪个最接近术中允许出血量
    A. 900ml B. 1200ml
    C. 1000ml D. 800ml

【B/型/题】

A. 生理盐水 B. 羟乙基淀粉
C. 白蛋白 D. 乳酸林格液
E. 血浆

16. 属于天然胶体的是
17. 属于人工胶体的是

A. 20～30 分钟 B. 50～60 分钟
C. 1～2 小时 D. 2～3 小时
E. 3～6 小时

18. 晶体液血管内半衰期为
19. 胶体液血管内半衰期为

A. 75ml/kg B. 65ml/kg
C. 85ml/kg D. 80ml/kg
E. 95ml/kg

20. 早产儿的平均血容量为
21. 足月儿的平均血容量为

22. 小儿的平均血容量为
23. 成年男性的平均血容量为
24. 成年女性的平均血容量为

A. 0～2ml/kg　　B. 2～4ml/kg
C. 4～8ml/kg　　D. 2～8ml/kg
25. 小手术创伤的体液再分布和蒸发丧失量为
26. 中等手术创伤的体液再分布和蒸发丧失量为
27. 大手术创伤的体液再分布和蒸发丧失量为

A. 浓缩红细胞，血浆
B. 血浆、冷沉淀
C. 冷沉淀、血小板
D. 血小板、冷沉淀
28. 哪些血制品中有纤维蛋白原
29. 哪些血制品中有凝血因子

【X/型/题】

30. 补充血容量时可以用以下哪种液体
A. 血浆　　B. 乳酸林格液
C. 明胶类胶体　　D. 羟乙基淀粉
31. 下列关于大量腹水病人术中的液体管理，描述正确的是
A. 放腹水前和放腹水的初始阶段：血管活性药物维持循环稳定，然后逐渐减量，缓慢补液
B. 放腹水后期：根据 CVP，逐渐增快补容量和速度，以胶体为主
C. 放腹水后期：逐渐减少血管活性药物用量。维持 CVP 在正常范围，维持循环平稳和尿量正常
D. 放腹水前和放腹水的初始阶段：大量补液
32. 自身输血的分类包括
A. 术前自身储血　　B. 血液稀释
C. 血液回收　　D. 献血
33. 下列哪些药物属于止凝血药物
A. 6–氨基己酸　　B. 氨甲环酸
C. 去氨加压素　　D. 重组活化凝血因子Ⅷ
34. 下列关于 GDTF 的维持目标要求正确的是
A. 血压不低于正常值 20%
B. 心率不快于正常值 20%
C. CVP 4～12mmHg
D. 每博量变异度（SVV）不超过 15%
35. 下列哪项属于成分输血
A. 白蛋白　　B. 血浆
C. 冷沉淀　　D. 血小板
36. 下列哪些属于血液保护的方法
A. 减少术中出血　　B. 应用止血药物
C. 输入浓缩红细胞　　D. 自身储血
37. 关于 GDFT 描述正确的是
A. 尿量维持在 0.5ml/kg · min
B. 血乳酸不超过 2mmol/L
C. 中心静脉血氧饱和度（ScvO2）＞65%
D. 个性化补液方案
38. 围术期的麻醉要点包括
A. 开放充足的足够大的静脉通道，外周或中心静脉。维持 CVP 在 6 – 12cmH_2O
B. 应用血管活性药物维持或增加 CO
C. 应用 α 受体激动剂提高体循环阻力 SVR
D. 减少出血量，主要依靠手术操作技术的改进
39. 围术期的液体治疗包括哪些方面
A. 围术期生理病理需要量
B. 麻醉药物导致血管扩张所需补充量
C. 手术期间的失血量
D. 预计术后液体丢失量
40. 围术期输血输液目的包括
A. 维持血容量　　B. 补充凝血因子
C. 补充血小板　　D. 补充红细胞
41. 新鲜冰冻血浆（FFP）的适用症为
A. 缺乏凝血因子的病人
B. 华法林抗凝病人逆转的替代治疗
C. 纤维蛋白原缺乏的病人
D. 血容量不足的高龄病人
42. 血小板的的适用症
A. 血小板缺乏（$<50\times10^9$/L）
B. 血小板功能异常。
C. 临床上大量失血补充 FFP 后术野仍明细渗血时输注血小板
D. 华法林抗凝病人逆转的替代治疗
43. 成份输血的优点为
A. 剂容量小，浓度和纯度高，治疗效果好
B. 使用安全，不良反应少
C. 减少输血传播疾病的发生
D. 便于保存，使用方便

二、名词解释

1. 大量输血
2. GDFT

三、问答题

1. 大量输血后导致凝血障碍的原因有哪些？
2. GDFT 的维持目标是什么？

3. 血液保护的意义是什么？
4. 血液保护的方法有哪些？
5. 围术期液体治疗的麻醉要点有哪些？
6. GDFT 的意义是什么？
7. 血液回收的禁忌症有哪些？

【参考答案及解析】

B
［解析］补充血容量主要依靠胶体，大量晶体输注会引起组织间和细胞内水肿。
1. B
［解析］临床上乳酸林格液使用量最大。
2. A
［解析］生理盐水中的钠离子浓度与人体中的接近，故不会引起高钠。
3. A
［解析］1g 血红蛋白在完全氧合时可以携带 1.34ml 的氧气。
5. A
［解析］麻醉手术期间要维持机体的氧供≥600ml/min。
6. D
［解析］MAP＝CO×SVR+CVP，可以看出 MAP 与心肌收缩力（CO）、前负荷（CVP）、后负荷 SVR 有关。
7. A
［解析］血液过浓缩或过稀释都不利于氧气的释放，HCT 在 30%时最有利于氧气的释放。
8. A
［解析］一般成人维持 Hb 在 70g/L 以上，就不会影响重要器官的氧供。
9. B
［解析］禁食 1 小时的液体缺失量计算按 4.2.1 原则计算，即 55kg 的病人第一个 10kg×4，第二个 10kg×2，剩下的体重是 55－10－10＝35kg×1，总和是 10kg×4+10kg×2+35kg×1＝95ml。禁食 8 小时，95×8＝760ml。
10. C
［解析］麻醉手术期间允许失血量计算方法＝3×全身血容量×（术前 HCT－30%）＝3×体重×相应的平均每公斤体重血容量×（术前 HCT－30%），成年男性的血容量为 75ml/kg。
11. C
［解析］输血传播疾病的发生：白细胞危险＞血浆＞红细胞和血小板。
12. B
［解析］ANH 的目标 HCT 为 25%～30%。
13. C
［解析］术前自体储血时间要充足，要从术前 2～4 周开始。
14. B
［解析］按照 4.2.1 原则，60kg 病人每小时禁食丢失的液体量为即 60kg 的病人第一个 10kg×4，第二个 10kg×2，剩下的体重是 60－10－10＝40kg×1，总和是 10kg×4+10kg×2+40kg×1＝100ml。禁食 12 小时则丢失量为 100×12＝1200ml。
15 D
［解析］麻醉手术期间允许失血量计算方法，＝3×全身血容量×（术前 HCT－30%）＝3×体重×相应的平均每公斤体重血容量×（术前 HCT－30%）＝3×60×65×（37%－30%）＝819（成年女性平均血容量为 65ml/kg。

【B/型/题】

16. C；17. B
［解析］生理盐水和乳酸林格液是晶体，白蛋白是天然胶体，由血浆中提炼而来。羟乙基淀粉是人工胶体，血浆是血制品。
18. A；19. E
［解析］晶体液血管内半衰期为 20～30 分钟，胶体是大分子量物质，半衰期为 3～6 小时。故晶体扩充效果不如胶体。
20. E；21. C；22. D；23. A；24. B
［解析］

不同年龄平均血容量

年龄	平均血容量（ml/kg）	年龄	平均血容量（ml/kg）
新生儿		成人	
早产儿	95	男性	75
足月儿	85	女性	65
小儿	80		

25. A；26. B；27. C
［解析］不同手术创伤的体液再分布和蒸发丧失量为
小手术　　0～2ml/kg
中等手术　　2～4ml/kg

大手术　　　　　4～8ml/kg

28. B；29. B

[解析] 新鲜冰冻血浆（FFP）：含有血浆所有的蛋白和凝血因子，冷沉淀主要含有Ⅷ因子，ⅩⅢ因子、vWF和纤维蛋白原。

【X/型/题】

30. BCD

[解析] 补充血容量用晶体和胶体，以胶体为主，包括明胶类、羟乙基淀粉类和右旋糖酐。血浆虽然能很好的补充血容量，但用来补充血容量浪费了血源，血浆的适应症是补充凝血因子。

31. ABC

[解析] 大量腹水病人放腹水前和开始放腹水时，腹水对下腔静脉有压迫，大量补液会导致血液淤积于下肢，引起水肿，而且待腹水放完后，下腔压迫消失，突然增加太大的血容量会加重心脏负荷，甚至引起心衰。应该分两个阶段处理，放腹水前和放腹水的初始阶段：血管活性药物维持循环稳定，然后逐渐减量，缓慢补液放腹水后期；根据CVP，逐渐增快补容量和速度，以胶体为主。逐渐减少血管活性药物用量。维持CVP在正常范围，维持循环平稳和尿量正常。

32. ABC

[解析] 自身输血包括术前自身储血，血液稀释和血液回收。

33. ABCD

[解析] ABCD均为止凝血药品。

34. ABC

[解析] GDFT维持目标：①血压不低于正常值20%；②心率不快于正常值20%；③CVP 4～12mmHg；④尿量维持在0.5ml/（kg·min）；⑤血乳酸不超过2mmol/L；⑥中心静脉血氧饱和度（$ScvO_2$）＞65%；⑦每博量变异度（SVV）不超过13%。

35. BCD

[解析] 白蛋白是由血浆提炼而来，属于天然胶体，不属于成分血。

36. ABD

[解析] 血液保护的方法：

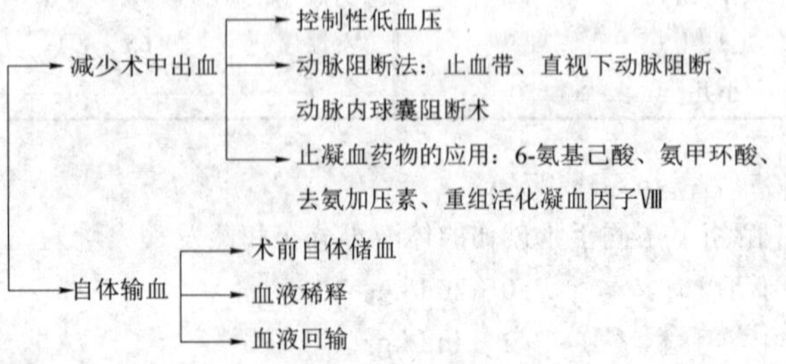

37. ABCD

[解析] GDFT定义：根据病人性别、年龄、体重、疾病特点、术前全身状况和血循环容量状态等指标，采取个性化补液方案

GDFT维持目标：①血压不低于正常值20%；②心率不快于正常值20%；③CVP 4～12mmHg；④尿量维持在0.5ml/（kg·min）；⑤血乳酸不超过2mmol/L；⑥中心静脉血氧饱和度（$ScvO_2$）＞65%；⑦每博量变异度（SVV）不超过13%。

38. ABCD

[解析] MAP＝CO×SVR+CVP（可以看出MAP与心肌收缩力（CO）、前负荷（CVP）、后负荷SVR有关。

39. ABC

[解析] 液体治疗包括三方面：①围术期生理病理需要量；②麻醉药物导致血管扩张所需补充量；③手术期间的失血量。

40. ABD

[解析] 围术期输血输液目的包括维持血容量，补充凝血因子，补充红细胞。

41. ABCD

[解析] 新鲜冰冻血浆（FFP）：含有血浆所有的蛋白和凝血因子。

适用证：缺乏凝血因子的病人、华法林抗凝病人逆转的替代治疗、纤维蛋白原缺乏的病人。

42. ABC

[解析] 血小板适应证：血小板缺乏（＜50×10^9/L）和血小板功能异常。

临床上大量失血补充FFP后术野仍明细渗血时输注血小板；华法林抗凝病人逆转的替代治疗应用FFP。

43. ABCD

[解析] 成分输血的优点包括优点：制剂容量小，浓度和纯度高，治疗效果好。

①使用安全，不良反应少。②减少输血传播疾病的发生：白细胞危险＞血浆＞红细胞和血小板。③便于保存，使用方便。④综合利用，节约血源资源。

二、名词解释

1. 大量输血即MTP，一次输血量超过患者自身血容量的1～1.5倍，或1小时内输血大于1/2的自身输血量或输注速度大于1.5ml/（kg·min）。
2. GDFT是指根据病人性别、年龄、体重、疾病特点、术前全身状况和血循环容量状态等指标，采取个性化补液方案。

三、问答题

1. 大量输血常会导致凝血功能障碍（18%～50%）原因

包括稀释性凝血异常、MTP 引起广泛血管内凝血（DIC）、低温、严重酸中毒、血细胞比容明显下降会影响血小板附集和结合。

2. GDFT 维持目标：血压不低于正常值 20%、心率不快于正常值 20%、CVP 4～12mmHg；尿量维持在 0.5ml/（kg · min）血乳酸不超过 2mmol/L；中心静脉血氧饱和度（$ScvO_2$）＞65%；每博量变异度（SVV）不超过 13%

3. 血液保护的意义：手术中尽一切可能减少血液丢失和减少同源异体血的输注，不仅可以珍惜血液资源，更可以保证手术病人的生命安全，避免输血传播性疾病。

4. 血液保护的方法包括：

- 减少术中出血
  - 控制性低血压
  - 动脉阻断法：止血带、直视下动脉阻断、动脉内球囊阻断术
  - 止凝血药物的应用：6-氨基己酸、氨甲环酸、去氨加压素、重组活化凝血因子Ⅷ
- 自体输血
  - 术前自体储血
  - 血液稀释
  - 血液回输

5. 围术期液体治疗的麻醉要点包括：①开放充足的足够大的静脉通道，外周或中心静脉。维持 CVP 在 6～12cmH_2O，过高的中心静脉压不能明显提高平均动脉压；②应用血管活性药物维持或增加 CO；③应用 α 受体激动剂提高体循环阻力 SVR；④减少出血量，主要依靠手术操作技术的改进；⑤目标导向液体治疗（GDFT），需要连续、动态监测病人容量反应性指标。

6. GDFT 意义：是目前公认较为科学的围术期容量管理方法，也是加速康复外科的重要组成部分。

7. 血液回收禁忌证：①或血液受胃肠道内容物、尿液、肿瘤细胞污染；②胸腔、腹腔开放性损伤 4 小时以上；③原有贫血或凝血因子缺乏者；④合并心、肺、肝、肾功能不全者。

（武江霞　张加强）

第十六章　麻醉病人的复苏管理

【同步习题】

一、选择题

【A/型/题】

1. 动脉血氧分压为多少时，定义为低氧血症
A. 吸入空气时，低于 50mmHg
B. 吸入空气时，低于 60mmHg
C. 吸入氧浓度 80%时，低于 60mmHg
D. 吸入氧浓度 100%时，低于 60mmHg
E. 吸入氧浓度 100%时，低于 100mmHg
2. 麻醉恢复期循环系统最常见的并发症是
A. 心律失常　B. 低血压
C. 高血压　D. 低心排
E. 外周阻力下降
3. 麻醉恢复期病人血压偏低最常见的原因是
A. 麻醉药的抑制作用
B. 心功能受抑制
C. 心律失常
D. 血容量不足
E. 外周阻力下降
4. 全麻恢复期上呼吸道梗阻首先应考虑的原因是
A. 喉痉挛　B. 神经麻痹
C. 肌松药残留　D. 喉梗阻
E. 舌后坠
5. 全麻后由麻醉恢复室送回普通病房时，病人 Steward 评分应达到
A. ＞2　B. ＞4
C. ＞6　D. ＜6
E. ＜4
6. 病人，女，32 岁，行“腹腔镜卵巢囊肿切除术”。不吸烟，无晕动症史。麻醉手术前给予托烷司琼 5mg 静注，术后返 PACU，清醒拔管后仍反复恶心呕吐，首选治疗方式为
A. 昂丹司琼 8mg 静脉滴注
B. 追加托烷司琼 5mg 静脉滴注
C. 地塞米松 5mg+氟哌利多 1mg 静脉滴注
D. 甲强龙 10mg 静脉滴注
E. 东莨菪碱 0.3mg 静脉滴注
7. 全麻病人苏醒期躁动最常见的原因是
A. 疼痛　B. 膀胱充盈
C. 缺氧　D. 二氧化碳蓄积
E. 低体温
8. 肥胖病人术后易并发呼吸系统的并发症为
A. 哮喘　B. 喉痉挛
C. 气胸　D. 肺不张
E. 肺栓塞
9. 关于苏醒期躁动，以下说法正确的是
A. 此类病人术前多有精神障碍
B. 术前沟通与否不会影响术后躁动的发生
C. 术后躁动与术中使用的麻醉药物无关
D. 术后镇痛不全可增加躁动的发生
E. 发生术后躁动的病人清醒后会遗留精神损伤
10. 以下哪种情况病人不应转出恢复室
A. 静息状态下 VAS 评分 6 分
B. 肢体无意识活动
C. 意识清楚，对答切题
D. 吸空气脉搏氧饱和度 96%
E. 拔出气管导管后 1 小时
11. 女性，65 岁，48kg，158cm，行开腹卵巢癌根治术，手术历时 3 小时，术后拔管，病人出现明显寒战，以下说法错误的是
A. 术中应监测体温
B. 术中应进行保温
C. 恢复期体温正常也可发生寒战
D. 可给予曲马多治疗
E. 术后寒战是正常现象，不需处理
12. 男性，48 岁，吸烟 20 余年，哮喘 10 余年，全麻下行腹腔镜阑尾切除术，术后于麻醉恢复室拔出气管导管，拔管后 2 分钟病人突发呼吸困难，氧饱和度下降，听诊双肺哮鸣音，最可能的诊断是
A. 舌后坠　B. 喉痉挛
C. 支气管痉挛　D. 肺水肿
E. 分泌物阻塞
13. 女性，30 岁，否认吸烟、酗酒史，拟行腹腔镜阑尾切除术，以下哪种做法不会降低术后恶心、呕吐的发生

A. 预防性给予抗呕吐药
B. 采用全吸入维持麻醉
C. 术中足量补液
D. 术后采用非甾体抗炎药镇痛
E. 术毕戳卡孔局麻药浸润

14. 男性，68 岁，既往高血压、糖尿病、肾功能不全、腰椎间盘突出症病史，全麻下行膝关节置换术，术后拔出喉罩，病人诉伤口疼痛剧烈，情绪躁动，此时最佳处理方式为
A. 股神经阻滞
B. 坐骨神经阻滞
C. 予非甾体类抗炎药
D. 予阿片类药物
E. 予苯二氮䓬类药物镇静

（15～17 题共用题干）

患儿，男，6 岁，行“斜视矫正术”。2 周前曾有上呼吸道感染史，家属诉已愈。术毕自主呼吸恢复，呼之未睁眼，突然躁动，遂拔除气管插管，拔管后出现呼吸困难并伴有高调吸气声。

15. 该患儿最可能的诊断是
A. 舌后坠 B. 喉痉挛
C. 喉水肿 D. 声带麻痹
E. 支气管痉挛

16. 此时即刻处理措施为
A. 放置口咽通气道
B. 静注糖皮质激素
C. 托下颌，面罩吸氧，持续正压辅助呼吸
D. 置入喉罩改善通气
E. 静脉推注肌松药，气管插管

17. 面罩加压通气，脉搏氧饱和度持续下降，此时应
A. 继续高浓度氧高流量面罩通气
B. 置入喉罩
C. 气管切开
D. 静脉推注肌松药，气管插管
E. 置入口咽通气道

（18～19 题共用题干）

男性，22 岁，全麻下行腰椎管减压内固定术，术后 PACU 拔管后，病人语言混乱，躁动，反复尝试坐起，不听劝阻，试图拔除导尿管。

18.该病人最可能的诊断是
A. 苏醒期躁动 B. 脑卒中
C. 躁狂症 D. 痴呆
E. 脑肿瘤

19. 此时最合理的处理措施
A. 肢体约束，继续观察，无需用药
B. 家属安抚
C. 颅脑 CT 检查，尽早明确诊断
D. 监测呼吸，适当应用镇静药，如右美托咪啶静脉泵注
E. 即刻转精神科治疗

【B/型/题】

A. Ⅰ级 B. Ⅱ级
C. Ⅲ级 D. Ⅳ级
E. Ⅴ级 F. Ⅵ级

20. 难于唤醒，呼唤或摇动可以叫醒，但停止后又入睡，服从简单指令者 SAS 分级为
21. 反复口头劝阻无效，需采取保护性束缚，咬气管插管时，SAS 分级为

【X/型/题】

22. Steward 评分内容包括
A. 清醒程度 B. 呼吸通畅程度
C. 肢体活动程度 D. 血压
E. 体温

23. 女性，32 岁，既往体健。因“胆囊息肉”于日间手术室行“腹腔镜胆囊切除术”，常规全麻诱导，喉罩置入顺利，术中全凭静脉麻醉，术毕戳卡切孔局部麻醉药浸润，手术结束后 10 分钟完全清醒，拔除喉罩。有关离院回家条件，以下说法正确的是
A. 病人在 PACU 观察至少 6 小时后才可回家
B. 病人应具警觉性和定向力，意识清楚，对答切题
C. 可自行驾车回家时才可离院
D. 直立行走步态稳定
E. 无恶心、呕吐，无疼痛或轻微疼痛

24. 麻醉恢复期通气不足常见的原因有
A. 麻醉和肌松药残余
B. 呼吸道梗阻
C. 呼吸中枢损伤
D. 手术切口疼痛
E. 术前限制性通气障碍者

25. 女性，58 岁，既往冠心病伴不稳定心绞痛 2 年，全麻下行腹腔镜结肠癌根治术，手术时间 5 小时，术后入恢复室，手术结束 2.5 小时后，刺激患者仍无反应，以下说法正确的是
A. 可能与麻醉药物残余作用有关

B. 可能与低体温有关，需监测并维持体温

C. 应进行血气分析

D. 检查瞳孔对光反射有助于明确是否存在中枢神经系统病变

E. 应准备转入 ICU 继续治疗

二、名词解释

1. PACU

2. 苏醒期躁动

三、填空题

1. PONV 的防止原则________、________。

2. 进入 PACU 后第一次测得的体温低于________定义为低体温。

3. PACU 人员主要由________和________组成，病人恢复期病情的诊治和医疗决策由________负责。

4. 全麻病人手术结束后超过________分钟意识仍不恢复者，称为苏醒延迟。而病人在 PACU 逗留时间超过________则称为 PACU 转出延迟。

四、简答题

1. 简述 PONV 的高危因素。

2. PACU 入室主要适用于哪些病人?

3. 简述影响全麻恢复的因素。

五、病例分析题

病人，女，72 岁，156cm，80kg。因颈椎间盘突出，在全身麻醉下行后路颈椎间盘摘除内固定术。既往高血压病史 10 年，口服络活喜，血压控制在 90/140mmHg 左右。夜间鼾症明显，但无明显呼吸暂停。颈部活动受限，Mallampati 分级Ⅲ级。静注丙泊酚、罗库溴铵、芬太尼诱导后，Airtraq 喉镜引导下气管插管顺利，手术历时 2.5 小时，出血约 200ml，术中补液胶体 500ml，晶体液 800ml。术毕送至 PACU。自主呼吸渐恢复，吸痰后躁动，试图拔出气管插管，考虑病人清醒不耐受气管插管，遂拔管，鼻导管吸氧 5L/min。病人入睡，打鼾，5 分钟后，脉搏氧饱和度渐降至 90%以下，心率 90～110 次/分，血压 105/190mmHg。

1. 该病人低氧血症可能与以下哪些因素相关

A. 舌后坠 B. 喉水肿

C. 通气不足 D. 支气管痉挛

E. 肺水肿

2. 病人此刻的高血压，可能与以下哪些因素有关

A. 术前合并高血压 B. 脑出血

C. 二氧化碳蓄积 D. 疼痛

E. 急性冠脉综合征

3. 此时正确的处理措施包括

A. 托下颌，面罩吸氧，持续正压辅助呼吸

B. 静脉应用短效抗高血压药物尼卡地平、艾司洛尔

C. 纳洛酮充分拮抗阿片类镇痛药作用

D. 静脉推注肌松药，紧急气管插管

E. 抬高床头，清醒后半坐卧位

【参考答案及解析】

一、选择题

【A/型/题】

1. B

[解析] 低氧血症定义：指病人在吸入空气时，动脉血氧分压低于 60mmHg。

2. C

[解析] 全麻恢复期随着麻醉药物的消退、痛觉与意识的恢复，加上拔管刺激，易引起高血压，发生率 4%～65%，是最常见的并发症。

3. D

[解析] 麻醉恢复期低血压的首先应考虑的原因是血容量不足。

4. E

[解析] 麻醉恢复期呼吸道梗阻最常见的原因是舌后坠，其次为气道水肿、喉痉挛、气道分泌物、颈部血肿、喉梗阻等。

5. B

[解析] 全麻病人 Steward 评分＞4 方可转回普通病房。

6. C

[解析] 对于 PONV 高危病人，可选用二至三种不同作用机制的药物预防或治疗。三联疗法（$5-HT_3$ 受体拮抗剂、糖皮质激素、氟哌利多）常用于高危病人的预防和治疗，但如预防无效，应加用不同作用机制的药物。

7. A

[解析] 全麻病人苏醒期躁动最常见的原因是手术切口疼痛。

8. D

[解析] 肥胖病人，FRC 下降，通气代偿功能明显减退，术中通气相关的肺不张的发生率及严重程度明显增加。

9. D

［解析］发生苏醒期躁动的病人术前多无精神障碍，清醒后精神状态可完全恢复正常，对躁动发作过程无记忆或记忆不清。术前沟通不足、术中和术后镇痛不全、某些短效麻醉镇痛药物的使用等均可增加躁动的发生。

10. A

［解析］病人术后疼痛应控制后，静息状态下疼痛评分小于 3 分，方可转出。

11. E

［解析］低体温时常伴有寒战。该病人开腹手术，手术时间较长，易发生低体温。应注意监测及保温。寒战发生原因较多，体温正常时也有发生。术后寒战增加病人的不适感，同时增加全身氧耗，增加心肌氧耗，可增加冠脉事件的发生率，需及时处理。

12. C

［解析］吸烟、哮喘病人气道反应性增高，是发生围术期支气管痉挛的高危人群，浅麻醉下气管插管、拔管，也易诱发支气管痉挛。

13. B

［解析］该病人特点为女性、非吸烟者、腹腔镜手术，PONV 中高危，可预防性应用抗呕吐药、足量补液、术中术后镇痛减少阿片类药物用量，以减少 PONV 发生，全凭静脉麻醉较全吸入麻醉维持发生率低。

14. A

［解析］全麻病人苏醒期躁动最常见的原因是手术切口疼痛，治疗苏醒期躁动，最重要的病因治疗。病人为老年男性，合并肾功能不全等病史，宜选择区域阻滞镇痛。

15. B

［解析］发生喉痉挛时典型表现为吸气时伴有高调的喉鸣音，好发于术前有上呼吸道感染而未完全愈合者，小儿手术发生率较高。

16. C

［解析］苏醒期喉痉挛时，即刻托下颌，持续面罩正压辅助呼吸，如加压通气失败，可镇静状态下给予肌松剂行紧急气管插管。

17. D

［解析］发生重度喉痉挛致呼吸道完全梗阻，应快速静脉注射肌松药，尽快建立人工气道。

18. A

［解析］发生于全麻苏醒期的一种认知功能障碍，表现为记忆力缺失或紊乱。

19. D

［解析］躁动难以控制者，可适当给予镇静药物，如异丙酚、右美托咪啶等。

【B/型/题】

20. C；21. F

［解析］SAS 评级Ⅰ级：极度镇静。对危害性刺激无或仅有轻微反应，不能交流。Ⅱ级：深度镇静。物理刺激下可唤醒，但不能交流或服从指令，可本能移动。Ⅲ级：一般镇静。难于唤醒，呼唤或摇动可以叫醒，但停止后又入睡，服从简单命令。Ⅳ级：安静合作。平静，容易唤醒，服从指令。Ⅴ级：躁动。焦虑或轻度躁动，尝试坐起来，可遵从口头指令。Ⅵ级：非常躁动。反复口头劝阻无效，需采取保护性束缚，咬气管插管。Ⅶ级：危险躁动。病人试图拔出气管插管或导尿管，翻过床栏，击打工作人员，在床上挣扎。

【X/型/题】

22. ABC

［解析］Steward 苏醒评分包括：清醒程度、呼吸通畅程度、肢体活动程度。

23. BDE

［解析］日间手术或检查的病人无强制规定 PACU 最短滞留时间，离院时必须至少有一个负责的成人陪伴，并随时发现汇报病人出现的问题和并发症。

24. ABDE

［解析］麻醉恢复期通气不足通常因麻醉或肌松药物的残余作用所致，此外，切口疼痛、呼吸道阻塞、寒战、高热、术前限制性通气功能障碍等均可造成通气不足。

25. ABCDE

［解析］苏醒延迟的原因包括电解质紊乱、低血糖、呼吸性酸中毒、低体温、药物残余等。血气分析有助于判断是否存在酸碱失衡、低血糖及电解质紊乱。在 PACU 内 2 小时仍不能达到离室标准等情况的病人，需转入 ICU。

二、名词解释

1. postanesthesia care unit 的缩写，麻醉后监护治疗室，亦称麻醉恢复室，是麻醉和手术结束后，患者从麻醉和手术应激状态中逐渐恢复的场所。
2. 苏醒期躁动是发生于全麻苏醒期的一种急性认知功能障碍，表现为记忆力缺失或紊乱、注意力不能集中和维持、妄想或幻觉、语言和定向力障碍，出现不适当行为，如肢体的无意识动作、语无伦次、哭喊或呻吟等。

三、填空题

1. 识别高危病人；积极预防；及时处理
2. 35.5℃
3. 麻醉医师；护士；麻醉医师

4. 90；3 小时

四、简答题

1. PONV 的高危因素为青年、女性、非吸烟者、既往有 PONV 或晕动症病史、使用阿片类镇痛药、盆腔和肠道手术、正在接受化疗等。
2. 全身麻醉手术后的病人；椎管内麻醉平面在 T_6 以上，或术中病情不稳定的病人；术后生命体征（呼吸、循环、体温等）不稳定者，内环境严重紊乱者。
3. 全身麻醉病人的麻醉恢复主要取决于麻醉药和肌松药的血药浓度下降的程度。吸入麻醉苏醒速度取决于肺泡内吸入麻醉药分压下降速度，受肺泡通气量、吸入麻醉药脂溶性和吸入时间影响。静脉麻醉苏醒时间取决于给药剂量和持续时间、药物的脂溶性、药物在体内代谢速度等。肌肉收缩功能的恢复与肌松药代谢和排除有关。此外，全麻苏醒时间和肌力恢复还受体温、电解质和酸碱平衡、血糖、肝肾功能、及是否贫血、缺氧等多种因素影响。

五、病例分析题

1. AC

［解析］病人虽然拔管前吸痰刺激后躁动，不耐受气管插管，但无刺激时并未完全清醒，拔管后舌后坠致打鼾，呼吸道梗阻，通气不足。

2. AC

［解析］该病人术前合并高血压，在疼痛、躁动、操作刺激、缺氧、二氧化碳蓄积时，更易发生血压升高。但此时病人尚能入睡，疼痛应该不显著。

3. ABE

［解析］托下颌并面罩加压给氧，可开放气道，如通气改善，不再次气管插管。除非明确阿片类药物过量，一般不需纳洛酮拮抗，以防术后疼痛加重带来相关并发症。抬高床头，清醒后半坐卧位（未清醒时需防止坠床或损伤），可增加潮气量，减轻舌后坠，改善通气。通气不足改善后，可缓解缺氧和二氧化碳蓄积，血压可能回降。针对高血压，应即刻给予短效抗高血压药，防止发生心脑血管意外。

（张　红　安海燕）

第十七章　胸科手术的麻醉

【同步习题】

一、选择题

【A/型/题】

1. 一侧胸腔被剖开后，如仍任病人自主呼吸时，首先出现的呼吸系统的病理生理改变是下列哪一项
   A. 患侧肺部分萎缩
   B. 胸腔内负压消失
   C. 肺的通气和气体交换面积急剧减少
   D. 缺氧性肺血管收缩
   E. VA/Q 比值降低
2. 对病人肺的动力功能可通过测定哪一指标来了解
   A. 时间肺活量（TVC）
   B. 用力肺活量（FVC）
   C. 最大自主通气量（MVV）
   D. PO_2
   E. PCO_2
3. 剖胸手术时若病人仍保留自主呼吸，下列病理生理改变不对的是
   A. 反常呼吸
   B. 纵隔移位
   C. 纵隔摆动
   D. 通气/血流比值增加，致肺内分流
   E. 心排血量降低
4. 开胸手术前停吸烟多长时间才有意义
   A. 2 周　　B. 4 周
   C. 6 周　　D. 8 周
   E. 10 周
5. 全麻病人侧卧位时上下侧比较肺内气血分布正确的是
   A. 下肺血流多、通气少
   B. 下肺通气多、血流少
   C. 下肺血流多、通气多
   D. 上肺通气多、血流多
   E. 上肺血流多、通气少
6. 双腔管支气管插管的主要目的是
   A. 防止呕吐与误吸
   B. 防止低氧血症及窒息
   C. 便于术中分侧吸引
   D. 隔离两侧肺，分侧通气
   E. 防止两肺交叉感染
7. 开胸侧肺萎陷，无通气时
   A. 肺内分流不变　　B. 肺内分流减少
   C. 肺血管阻力增加　　D. 肺血管阻力减少
8. 肺大泡破裂病人，麻醉前应先行
   A. 纤维支气管镜检查
   B. 呼吸功能训练
   C. 心电图检查
   D. 肺通气功能检查
   E. 胸腔闭式引流
9. 支气管胸膜瘘手术麻醉时，下列哪项最不恰当
   A. 术前应放置胸腔闭式引流
   B. 快速诱导气管插管
   C. 单肺通气
   D. 随时吸引气道内液
   E. 高频通气给氧
10. 湿肺病人麻醉的主要危险有
    A. 呼吸道脓痰梗阻　B. 肺泡弥散障碍
    C. 肺血流分布异常　D. 肺活量下降
    E. 潮气量减少
11. 健康成人的 MVV 可达 100～120L/min，最低限为
    A. 50L/min 或＞50%
    B. 60L/min 或＞60%
    C. 70L/min 或＞70%
    D. 80L/min 或＞80%
    E. 90L/min 或＞90%
12. 对肺功能较差特别是需行全肺切除术的病人，最好在术前做哪一项指标，以作为预计术后余下的肺组织能否维持机体正常通气的参考
    A. 双侧肺功能测定
    B. 分侧肺功能测定
    C. 肺活量
    D. 最大自主通气量
    E. 潮气量
13. 通过下列哪项指标可以判断肺的通气功能情况
    A. $A-aDO_2$　　B. $PaCO_2$

C. PAO_2　　D. $ETCO_2$

E. PaO_2

14. 一般认为，下列指标哪一项变化时肺切除术的预后差

A. FVC＜50%，FEVI/FVC＜50%

B. FVC＜60%，FEVI/FVC＜60%

C. FVC＜70%，FEVI/FVC＜70%

D. FVC＜80%，FEVI/FVC＜80%

E. FVC＜90%，FEVI/FVC＜90%

15. 一般认为，FEVI/FVC 为多少时，则术后并发症的发生率高

A. FEVI/FVC＜50%　B. FEVI/FVC＜60%

C. FEVI/FVC＜70%　D. FEVI/FVC＜80%

E. FEVI/FVC＜90%

16. 对胸科手术的病人，术前至少应停止吸烟多少时间

A. 12 小时　B. 24～48 小时

C. 36 小时　D. 50 小时

E. 60 小时

17. 术前停止吸烟 24～48 小时病人会有怎样变化

A. 气道分泌物减少

B. 气道激惹性降低

C. 可降低血中碳氧血红蛋白含量，有利于组织对氧的利用

D. 支气管上皮纤毛运动改善

E. 支气管上皮纤毛运动无变化

18. 进行呼吸道吸引时，每次吸引时间在一般成人不宜超过

A. 5 秒　B. 10 秒

C. 15 秒　D. 20 秒

E. 25 秒

19. 进行呼吸道吸引时，吸引负压不应超过多少压力

A. $15cmH_2O$　B. $20cmH_2O$

C. $25cmH_2O$　D. $30cmH_2O$

E. $35cmH_2O$

20. 进行单肺通气时一般认为 PaO_2 可以接受的低限是

A. 50～55mmHg　B. 55～60mmHg

C. 60～65mmHg　D. 67.5～70mmHg

E. 70～75mmHg

21. 肺功能检查中最主要的指标是

A. 潮气量　B. 残气量

C. 时间肺活量　D. 呼气流速

E. 肺总量

22. 支气管胸膜瘘手术麻醉时，哪项最不恰当

A. 术前应引胸腔闭式引流

B. 快速诱导气管插管

C. 单肺通气

D. 随时吸引气道内液

E. 高频通气给氧

【X/型/题】

23. 关于胸部手术麻醉前准备正确的是

A. 吸烟者术前要停止吸烟 1 周

B. 治疗肺部感染

C. 控制支气管痉挛

D. 引流排痰，训练呼吸

E. 纠正营养不良

24. 为避免术后肺不张应做到以下哪几项

A. 每 30 分钟膨肺一次

B. 经常吸痰

C. 关胸前证实萎陷的肺泡充分膨胀

D. 闭胸后加压膨肺至引流管无气泡排出

E. 恢复胸腔负压

25. 单侧肺通气低氧血症发生机制主要是

A. 通气侧肺 $V_A/Q<0.8$

B. 非通气侧肺萎陷

C. 麻醉药控制非通气侧肺 HPV

D. 通气压力低导致氧供不足

E. 通气不是纯氧

26. 关于开胸手术期呼吸循环管理，下列正确的是

A. 严密监测心电图

B. 维持适当的麻醉深度和足够的肌松

C. 避免支气管痉挛

D. 避免气道阻力增加

E. 保持呼吸道通畅，避免麻醉期低氧和低碳酸血症

27. 单肺通气适应证包括

A. 肺脓疡（脓液量超过 50ml）

B. 大咯血

C. 肺泡蛋白沉积症

D. 全肺切除术

E. 胸主动脉瘤

28. 开胸手术病人术后肺部并发症高危险因素可见于下列哪些情况

A. 吸烟　B. 年龄超过 60 岁

C. 肥胖　D. 手术时间在 3 小时以上

E. Ⅰ期高血压

29. 开胸手术麻醉在商得术者同意，不影响手术的前提下，可每小时定时使塌陷的肺膨胀数次，其意义在于

A. 对于减少术中低氧血症有益处

B. 对于减少术后的低氧血症有益处

C. 预防术后肺不张有益处

D. 防止通气不足

E. 防止 V_A/Q 比值的失调

30. 需施行肺叶切除术的病人多为以下哪些疾病

A. 肺肿瘤　　B. 支气管扩张症

C. 肺脓肿　　D. 肺囊肿

E. 肺结核

31. 诱发术后肺部并发症的风险因素有哪些

A. 吸烟

B. 年龄超过 60 岁

C. 肥胖

D. 手术较广泛而手术时间在 3 小时以上

E. 高血压

32. 剖胸对呼吸系统所引起的病理生理改变有哪些

A. 胸腔内负压消失

B. 患侧肺部分萎缩致肺的通气和气体交换面积急剧减少

C. V_A/Q 比值降低

D. 反常呼吸

E. 纵隔移位和摆动

33. 停止吸烟 4 周以上一般可获得哪些较好的效果

A. 气道分泌物减少

B. 气道激惹性降低

C. 支气管上皮纤毛运动改善。

D. 降低血中碳氧血红蛋白含量

E. 有利于氧的利用

34. 单肺通气主要用于哪些胸科手术

A. 肺内分泌物多

B. 肺脓肿

C. 大咯血

D. 支气管胸膜痰

E. 食管、肺叶、全肺、胸腔镜

35. 食管癌手术病人术前有哪些特点

A. 营养不良　　B. 一般情况差

C. 代谢异常　　D. 肾前性氮质血症

E. 误吸性肺炎和肺不张

36. 胸内食管破裂及穿孔可因疼痛出现以下哪些临床表现

A. 低血压、冷汗　　B. 呼吸急促、紫绀

C. 皮下气肿　　D. 纵隔气肿

E. 气胸及液气胸

37. 支气管胸膜瘘病人的特点包括

A. 几乎均有胸膜腔内感染液体积聚

B. 病人情况可能很差

C. 肺功能可能严重受损

D. 健肺处于被胸腔感染液体污染

E. 发热症状明显

38. 胸腺瘤合并重症肌无力的病人麻醉时的注意事项包括

A. 麻醉前最好将胆碱酯酶抑制药由口服改为肌肉注射并观察其效果以作麻醉中应用的参考

B. 对这类病人最好避免应用肌松弛药，

C. 术中宜保留自主呼吸以了解病人肌力情况

D. 注意保持呼吸道通畅

E. 避免缺氧和二氧化碳蓄积

二、名词解释

1. 反常呼吸
2. 纵隔摆动

三、填空题

1. 胸科手术剖胸后心排出量降低的原因有____________；____________；____________。
2. 肺功能测有助于评估病人对手术的耐受能力。以________、________、________、________、________等指标最为敏感。
3. 术前至少停止吸烟________小时。如能停吸________周以上，术后呼吸道并发症可明显减少。
4. 剖胸对呼吸的生理影响是________、________、________。
5. 单肺通气的器具有________、________、________。
6. 吸烟者大手术后肺部并发症的发生率约为不吸烟者的________。
7. 通气储量百分比，其正常值>93%，若低于________示肺通气储备功能不足，在________以下则术后可能发生呼吸功能不全。
8. 术前充分评估与准备，有助于减少麻醉过程中的________及________。
9. HPV 常可受到________扩血管药等的抑制，故________，肺静脉血掺杂，增加肺内分流。
10. 反常呼吸的严重程度与________及________成正比。
11. 对肺大泡的病人，麻醉处理一般可选用________全麻，对大泡中已有积液或感染者宜作（双腔支气管导管）插管。
12. 纵隔肿瘤对麻醉的影响主要决定于其________重要器官或血管的情况。

四、简答题

1. 胸腔手术一侧胸腔剖开后的呼吸生理有什么变化?
2. 胸科手术的术前评估内容有哪些?

3. 胸科手术麻醉的基本要求。
4. 单肺通气时的如何进行通气管理?
5. 进行呼吸道内吸引时应注意哪些问题?
6. 试述巨大纵隔肿瘤麻醉处理过程中的注意事项有哪些?

【参考答案及解析】

一、选择题

【A/型/题】

1. B

[解析] 一侧胸腔被剖开后，如任由病人自主呼吸，则由于大气压力的作用下，空气进入该侧胸腔，导致胸腔内负压消失，之后肺的弹性回缩使该侧肺部分萎陷，肺的通气和气体交换面积急剧减少，V_A/Q 比值降低，缺氧性肺血管收缩。

2. C

[解析] 最大自主通气量（MVV）是单位时间内，用最大的力量进行深而快的大呼吸所得到的通气量。它反映的是呼吸的动力功能，是通气功能测定中较有意义的一项，反映肺通气储备功能的指标。可用来衡量肺组织的弹性、气道阻力、胸廓活动和呼吸肌的力量。

最大通气量被认为是胸部手术前，预测术后肺并发症发生风险的重要预测指标，最大通气量降低说明肺通气的储备功能降低，则代偿能力下降。

3. B

[解析] 纵隔摆动是呼吸时纵隔发生左、右移动，多由于开放性气胸引起。因此时胸膜腔与外界相通，破坏了胸膜腔与外界大气之间的压力阶差，吸气时空气经胸壁伤口进入伤侧胸膜腔，致伤侧肺受压，纵隔向健侧移位；呼气时伤侧胸膜腔内的部分气体又经胸壁伤口溢出体外，使纵隔又移向伤侧。而剖胸手术时不会发生纵隔移位。

4. B

[解析] 病人戒烟达到 4 周以上一般可获得较好的效果，气道分泌物减少，激惹性降低，支气管上皮纤毛运动改善。

5. A

[解析] 全麻病人侧卧位受重力影响下肺部血流多，纵隔和心脏重力压迫，加之膈肌上升，胸肺顺应性降低，气道压力增加，肺部通气功能受限，下肺通气减少，血流偏多。

6. D

[解析] 双腔管支气管插管主要目的：使左、右总支气管的通气暂时隔开，也使健康肺与病侧肺的气道隔离通气，既可通过双侧管腔吸入麻醉气体，也可仅用健侧管腔施行麻醉和通气，且可分别吸除其中分泌物。

7. C

[解析] 开胸时肺萎缩，肺泡内压增高，压迫毛细血管，从而导致肺血管阻力增加。

8. E

[解析] 麻醉前肺大泡已破裂，应先做闭式引流后再开始麻醉诱导，否则可造成张力性气（水）胸，如未能及时引流而加压通气，可加重呼吸循环衰竭，甚至发生心脏停搏。

9. B

[解析] 支气管胸膜瘘可由于外伤、肿瘤、肺内脓腔破裂、术后支气管残段或吻合处破裂所致，病人几乎均有胸膜腔内感染液体聚积，肺功能严重受损，健肺处于被胸腔感染液体污染的危险之中，如快速诱导气管插管，给予正压通气后，胸内压增加致感染液被挤入气管支气管系统造成肺部感染。

10. A

[解析] 湿肺病人手术中浓痰可能进入健侧肺，引起感染播散，呼吸道短时间内可能有大量分泌物或脓痰，造成呼吸道梗阻。

11. D

[解析] 最低限为 80L/min 或大于 80%。

12. B

[解析] 对肺功能较差特别是需行全肺切除术的病人，最好在术前进行分侧肺功能测定以作为预计术后余下的肺组织能否维持机体正常通气的参考。

13. B

[解析] PaO_2 可以了解肺的氧合情况，$PaCO_2$ 可以判断肺的通气功能，$A\text{-}aDO_2$ 可提供对肺的换气功能的判断，$ETCO_2$ 可监测肺泡二氧化碳压力或浓度。

14. A

[解析] 如 FVC＜50%，FEVI/FVC＜50%时肺切除术的预后差；如 FVC＜60%，FEVI/FVC＜60%时，则术后并发症的发病率高。

15. B

[解析] 如 FVC＜50%，FEVI/FVC＜50%时肺切除术的预后差；如 FVC＜60%，FEVI/FVC＜60%时，则术后并发症的发病率高。

16. B

［解析］术前停止吸烟 24～48 小时可降低血中碳氧血红蛋白含量，通过血红蛋白氧离解曲线右移而有利于组织对氧的利用。

17. C

［解析］术前停止吸烟 24～48 小时可降低血中碳氧血红蛋白含量，通过血红蛋白氧离解曲线右移而有利于组织对氧的利用。

18. B

［解析］每次吸引时间在一般成人不宜超过 10 秒，如需再次吸引应在吸引间歇期内吸氧，以免发生急性缺氧。

19. C

［解析］吸引负压不应超过 $25cmH_2O$。

20. D

［解析］进行单肺通气时一般认为 PaO_2 可以接受的低限是 67.5～70mmHg。

21. C

［解析］肺功能检查中最主要的指标是时间肺活量，也叫做用力呼气量，是指最大深吸气后用力作最快速度呼气，在一定时间内所能呼出的空气量。

22. B

【X/型/题】

23. BCDE

［解析］吸烟者术前要停止吸烟 24～48 小时可降低血中碳氧血红蛋白含量，通过血红蛋白氧离解曲线右移而有利于组织对氧的利用。戒烟达到 4 周以上一般可获得较好的效果，气道分泌物减少，激惹性降低，支气管上皮纤毛运动改善。

24. ABCDE

［解析］为避免术后肺不张应应：①每 30 分钟膨肺一次；②经常吸痰；③关胸前证实萎陷的肺泡充分膨胀；④闭胸后加压膨肺至引流管无气泡排出；⑤恢复胸腔负压。

25. AB

［解析］进行单肺通气时，非通气肺完全萎陷，但仍接受部分来自右心室的心输出量，产生肺内分流，在通气侧肺则由于重力作用而接受大部分的肺血流并接受全部的通气量。由于体位等影响，通气侧肺也可能仍有部分肺组织通气/血流比值失调。尽管通气侧肺的通气量和肺血灌流量均增加，当不可能是使比值趋于正常。而非通气侧肺萎陷同样造成低氧血症。

26. BCDE

［解析］开胸手术期间应维持呼吸循环功能的稳定，维持适当的麻醉深度和足够的肌松、避免支气管痉挛、避免气道阻力增加、保持呼吸道通畅，避免麻醉期低氧和低碳酸血症均有利于机体维持呼吸循环功能稳定。而严密监测心电图主要监测心脏心律失常以及心肌缺血、心肌梗死等，在开胸手术期间不是最重要的。

27. ABCDE

［解析］单肺通气其主要目的是隔离患侧肺，防止液性分泌物流入健侧。目前支气管内麻醉的应用范围已经大大扩展，除用于肺内分泌物多、大咯血的病人外，还经常用于食管、肺叶、全肺、胸腔镜、肺脓脓疡、肺泡蛋白沉积症、胸主动脉瘤等病人。可减轻手术侧肺损伤，防止两肺间的交叉感染。近年来，由于胸科手术的发展，对单肺通气麻醉的要求进一步增加，而伴随着麻醉技术的不断提升，单肺通气技术已日趋成熟。

28. ABCD

［解析］术后肺部并发症（肺膨胀不全、肺炎、呼吸衰竭等）是增加手术、麻醉风险的重要因素。研究发现肺部并发症和心脏并发症的发生率相似，同时也对病人并发症的发生率、死亡率与住院时间产生影响，因此熟悉诱发术后肺部并发症的危险因素并采取相应治疗措施有助于降低术后死亡率和缩短住院时间。相关危险因素有：年龄超过 60 岁、慢性肺疾病、吸烟、充血性心力衰竭、高血压、ASA 分级、肥胖、哮喘、阻塞性睡眠呼吸暂停、感觉中枢受损、胸部检查异常、术后时间过长、饮酒、体重减轻、运动能力、糖尿病和 HIV 感染等。

29. ABC

［解析］单肺通气时在征得术者同意后，可定时对术侧塌陷的肺进行膨胀数次，对于防止病人术中、术后的低氧血症有积极的作用，也可以防止术后肺不张。因开胸手术时容易造成通气/血流比例失调，而术中定时使肺膨胀的意义远大于 1 次。

30. ABCDE

［解析］肺叶切除术是切除有病变的某些肺叶，保留该肺叶其余的正常肺组织的手术。如病变在上叶尖段或尖后段，可作尖段或尖后段切除，保留前后段或前段目前肺段切除术的适应证比较慎重，较常施行的有肺上叶尖后段，上叶前段、后叶和下叶背段或基底段切除术。例如周围性肺癌、局限于肺叶内的不可逆病变、支扩、肺脓肿、肺囊肿、肺结核等等。

31. ABCD

［解析］术后肺部并发症（肺膨胀不全、肺炎、呼吸衰竭等）是增加手术、麻醉风险的重要因素。研究发现肺部并发症和心脏并发症的发生率相似，同时也对患

者并发症的发生率、死亡率与住院时间产生影响，因此熟悉诱发术后肺部并发症的危险因素并采取相应治疗措施有助于降低术后死亡率和缩短住院时间。相关危险因素有：年龄超过 60 岁、慢性肺疾病、吸烟、充血性心力衰竭、高血压、ASA 分级、肥胖、哮喘、阻塞性睡眠呼吸暂停、感觉中枢受损、胸部检查异常、术后时间过长、饮酒、体重减轻、运动能力、糖尿病和 HIV 感染等。

32. ABCDE

[解析] 剖胸后，胸膜腔与外界大气直接相通，空气可进入胸膜腔，术侧胸腔压力等于大气压，胸腔负压消失，肺受压萎陷，患侧肺部分萎缩致肺的通气和气体交换面积急剧减少，萎缩的程度取决于肺顺应性和胸膜有无粘连，健侧胸膜腔仍未负压，低于术侧，使得纵隔向健侧移位，健侧肺亦有一定程度的萎缩，同时由于健侧胸腔压力仍可随呼吸周期而增减，从而引起纵隔摆动和残气对流，导致严重的通气、换气功能障碍，V_A/Q 比值降低，纵隔摆动引起心脏大血管来回扭曲以及胸腔负压受损，使静脉回流受阻，心排出量减少。

33. ABCDE

[解析] 吸烟的时候烟从口入，经过喉咙、气管、肺部支气管，进入血液里。吸烟对呼吸道危害最大，很容易引起喉头炎、气管炎、肺气肿等咳嗽病，而停止吸烟后由于减少了对气道的刺激而导致气道分泌物减少，气道激惹性降低，提升了血氧饱和度，减少血中碳氧血红蛋白含量。同时也改善了支气管上皮纤毛运动功能。

34. ABCDE

[解析] 单肺通气其主要目的是隔离患侧肺，防止液性分泌物流入健侧。目前支气管内麻醉的应用范围已经大大扩展，除用于肺内分泌物多、大咯血的病人外，还经常用于食管、肺叶、全肺、胸腔镜等手术，以方便手术操作，减轻手术侧肺损伤，防止两肺间的交叉感染。近年来，由于胸科手术的发展，对单肺通气麻醉的要求进一步增加，而伴随着麻醉技术的不断提升，单肺通气技术已日趋成熟。

35. ABCDE

[解析] 食管癌手术病人早期为吞咽困难，可出现咽下食物梗阻感、胸骨或针刺样疼痛食管内异物感，出现营养不良，身体情况差，代谢异常。而中晚期临床上最典型的症状是进行性吞咽困难，先是难以咽下干硬食物，继而半流质、流质，最后可滴水不进并频繁呕吐黏液。病人逐渐脱水、营养不良、消瘦。持续性胸痛或背痛常提示癌肿已侵入食管邻近组织。癌肿侵犯喉返神经，可产生声音嘶哑；侵入主动脉，可致大呕血；侵入气管，可形成食管气管瘘。高度阻塞可致食物反流入呼吸道，引起进食时呛咳或肺部感染。

食道癌晚期病人出现恶病质，表现为极度消瘦和衰竭，查体时发现锁骨上淋巴结肿大、肝肿块、腹水、胸水，提示食管癌远处转移。

36. ABCDE

[解析] 胸内食管破裂穿孔，颈部侧位 X 线片可显示颈后间隙阴影增宽及皮下气肿。伤在胸内食管时可见纵隔气肿或伴有液气胸，口服碘油可见造影剂逸出食管腔外进入纵隔或胸膜腔，有纵隔炎时可见纵隔阴影增宽，主要表现为胸骨后或上胸部剧烈疼痛。食管穿孔进入胸膜腔时，可引起液气胸，因而可有患侧胸痛、呼吸急促及发绀等症状。严重时引起感染性休克，出现循环抑制的表现。

37. ABCD

[解析] 支气管瘘口进入呼吸道，引起频发性咳嗽、咳脓性痰，其程度除了与瘘口的大小和胸膜腔脓液量的多少有关外，体位改变常影响症状的轻重，几乎均有胸膜腔内感染液体积聚。凡促使脓液经瘘口流入支气管的体位，均使咳嗽及咳脓性痰的症状加重，肺功能很可能受损并导致健侧肺被污染，病人情况很差。然而由于脓液外排，使发热等全身性感染症状会相应减轻。

38. ABC

[解析] 重症肌无力是一种表现为神经－肌肉传递障碍而影响骨骼肌收缩功能的获得性自身免疫性疾病。麻醉选择以尽可能不影响神经－肌肉传导及呼吸功能为原则。对于非开胸手术，可采用局麻或椎管内麻醉。胸腺瘤手术一般取胸骨正中切口，有损伤胸膜的可能，为确保安全以选用气管插管全麻为妥。尽量保留呼吸气管内插管，可在小剂量镇痛、镇静药配合表面麻醉下完成；对过度紧张、手术时间较长的病人可采用静脉硫喷妥钠或丙泊酚+肌松药快速诱导插管，但肌松药在 NMJ 功能监测下使用较好。而 D、E 选项为一般手术的麻醉注意事项，所以排除。

二、名词解释

1. 开胸侧肺内压与大气压相等。吸气时，对侧肺内压低于大气压，开胸侧肺内气体吸入对侧肺；呼气时，对侧肺内压高于大气压，部分气体进入开胸侧。开胸侧肺与正常呼吸的回缩和膨胀动作相反称为“反常呼吸”。
2. 吸气时，健侧负压大，纵隔移向健侧，呼气时又推向开胸侧，纵隔左右来回摆动称为“纵隔摆动”。

三、填空题

1. 剖胸后胸内负压消失，使腔静脉回心血量减少；萎

陷肺血管阻力增加，致肺静脉回血量减少；纵隔剧烈摆动

2. 最大通气量（MVV）；第一秒用力呼气率（FEV_1/FVC）；残气量/肺总量比值（RV/TLC）；最大呼气中期流速（MMEF）；肺弥散（DL）
3. 24～48；4
4. 肺萎陷；纵膈移动及摆动；反常呼吸和摆动气
5. 双腔支气管导管；气管阻塞器；单腔支气管导管
6. 3～4倍
7. 86%；70%
8. 意外；术后并发症
9. 吸入麻醉药；V_A/Q 比值降低
10. 摆动气量；气道阻力
11. 气管内插管
12. 压迫或累及

四、简答题

1.（1）开胸侧萎陷肺无通气，而肺血流未相应减少，使 V_A/Q 下降，Q_s/Q_t 可达 40%～50%，并发低氧血症。

（2）萎陷肺 Q_s/Q_t 的增加与该侧肺病变程度密切相关，如为正常健康肺则 Q_s/Q_t 较大。

（3）通气肺可因纵隔下移、横膈上抬，使肺顺应性下降、通气不足，以致 V_A/Q 异常而加重低氧。

（4）萎陷肺产生缺氧性肺血管收缩（HPV），而使 Q_s/Q_t 减少 20%～25%。然而 HPV 反应缓慢，需历1小时以上。

（5）吸入性麻醉药、血管扩张药等均可抑制 HPV。

2.（1）一般情况评估：老年人（大于60岁）、吸烟、肥胖、手术时间大于3小时均被认为是诱发术后肺部并发症的危险因素。

（2）临床病史及体征：询问病史应详细了解呼吸系统情况。有无呼吸困难，有无哮喘，有无咳嗽咳痰，有无胸痛，有无吞咽困难等。体格检查应注意有无口唇发绀或杵状指，有无气管移位等，胸部叩诊有无胸腔积液、肺不张和气胸等，胸部听诊有无干湿啰音等。必要时需作 X 线片或 CT 检查。

（3）肺功能测定及动脉血气分析：用肺量计法测定肺功能，主要测定指标如下。

1）用力肺活量（FVC）、用力呼气量（FEVT%）、第一秒用力呼气量（FEV_1）、FEV_1/FVC：如 FEV_1 降低或 $FEV_1/FVC<70\%$，表示有阻塞性肺疾患；$FEV_1<1.5L$ 是肺叶切除的禁忌证。

2）最大自主通气量（MVV）：健康成人的 MVV 可达 100～120L/min，最低限 80L 或＞80%预计值。

3）通气储量百分比（VR%）：VR%＝（最大通气量－每分通气量）/最大通气量×100%，其正常值＞93%，低于86%示肺通气储备功能不足。

动脉血气分析对于开胸手术病人十分必要，其临床意义超过肺容量测定，可判断肺通气换气功能，可提示单肺通气缺氧的风险性，为术中术后呼吸管理提供参考价值。

一般认为 FVC＜50%，$FEV_1/FVC<50\%$，肺切除术的预后差，$FEV_1/FVC<60\%$，则术后并发症的发生率高。

（4）耐受全肺切除的标准：①$FEV_1>2L$，$FEV_1/FVC>50\%$；②MVV＞80L/min 或 50%预计值；③残气量/总肺量＜50%预计值及预计术后 $FEV_1>0.8L$；如不符合标准还应做分肺功能试验或创伤性检查；④平均肺动脉压＜35mmHg；⑤运动后 $PaO_2>45mmHg$。

（5）最大氧摄氧量（VO_2max）：比 FEV_1 和分侧肺功能测定更能较正确判断术后是否出现并发症。$VO_2max>20ml/(kg\cdot min)$ 则术后肺部并发症少，$VO_2max<15ml(kg\cdot min)$ 则术后心肺并发症增加，$VO_2max<10ml(kg\cdot min)$，短期死亡率大于30%。

$FEV_1>80\%$预计值可行全肺切除术，$FEV_1>1.5L$ 可行肺叶切除术。如有间质性肺炎，应检查 DL_{CO}（一氧化碳弥散率），$DL_{CO}<60\%$则死亡率增加。

3.（1）减轻纵隔摆动及反常呼吸：首选全麻，即气管插管后应用肌肉松弛药维持适当的麻醉深度。胸科手术麻醉应掌握一定的深度与足够的肌松。

（2）避免肺内物质的扩散：原则是能吸出的物质必须尽量吸干净，不能吸出者利用体位或分隔等使其不扩散。

（3）保持 PaO_2 和 $PaCO_2$ 于基本正常水平：呼吸管理的原则是维持气道通畅，防止低氧血症或二氧化碳蓄积。呼吸管理的任务是尽量缩小 V_A/Q 比值的失调。手术全程吸入较高浓度的氧，潮气量以 8～10ml/kg 为宜。稍高的吸气正压可防止术后肺不张。术中定期膨肺，关胸前证实萎陷的肺已完全膨胀。保持生理范围内的 $PaCO_2$ 水平，如其增高，不宜增加潮气量，而应增加呼吸频率来降低 $PaCO_2$。

（4）减轻循环障碍：①剖胸后该侧胸腔内负压消失，腔静脉的回心血量减少，心排量也相应减少，适当增加输液量和维持稍高的中心静脉压。考虑病人禁食和开胸等因素，术前可适当输入一定量的液体。②剖胸手术时如麻醉偏浅、呼吸管理不当，剖胸后出现纵膈摆动，也会使腔静脉回流受到间歇性的

阻碍，回心血量减少，必须麻醉深度适宜，呼吸管理得当。③术中体液和血液丢失较一般手术多，术中结合手术操作密切关注血压，脉搏和心电监护，防止因出血或手术刺激引起血压下降或心律失常。

（5）保持体热：注意体温监测，必要时可用变温毯和加热器。

4.（1）尽可能采用双肺通气，缩短单肺通气时间。改为单肺通气时，先手法通气明确肺的顺应性情况再机械通气。

（2）单肺通气潮气量为 8～10ml/kg：过低可使通气侧肺萎陷，过高可增加非通气侧肺血流。

当潮气量为 6～7/ml/kg 时建议萎陷侧肺给予持续气道正压（CPAP），或通气侧肺加 PEEP 3～5cmH_2O。吸入高浓度氧可提高动脉血氧分压，增加血氧合。

（3）呼吸频率使 $PaCO_2$ 保持 37～40mmHg，一般通气频率约较双肺通气使增加 20%，避免过度通气和高二氧化碳血症。

（4）当气道峰压＞30cmH_2O，应考虑插管过深，左上或右上肺叶开口部分或全部阻塞，也可能是支气管内痰液或肺顺应性减退导致气道压力增加。

（5）低氧血症的处理如下。

1）用纤支镜检查并重新调整双腔支气管导管位置。单肺通气后 SpO_2 降低，最常见的原因是双腔支气管导管错位。

2）吸入氧浓度提高到 100%。

3）检查有无操作不当，麻醉机有无故障，纵膈是否沉向健侧肺，血流动力学是否稳定，并对支气管内进行吸引，清除分泌物。如无效，可酌情使用以下措施：①先改善上肺（非通气肺）的 V_A/Q 的比值。进行高频喷射通气或连接 CPAP（5～10cmH_2O）；②采用通气侧呼气末正压通气（PEEP）改善 V_A/Q 比值，PEEP 不超过 5cmH_2O 为宜，最高不超过 10cmH_2O；③如无效，改为双肺通气；④如低氧血症持续存在，术者结扎术侧肺动脉，消除 V_A/Q 的失调。

（6）在单肺通气恢复双肺通气时，先手法通气，并适当延长吸气时间使萎陷的肺组织膨胀。

总之，处理原则为减少非通气侧的肺血流（减少肺内分流）和避免通气肺的肺不张和肺泡顺应性降低。

5. ①如麻醉偏浅，应适当加深麻醉；②每次吸引时间在一般成人不宜超过 10 秒；③吸引负压不应超过 25cmH_20，吸引管外径不超过气管导管内径的 1/2，吸引操作应基本符合无菌要求；④吸引要及时。

6.（1）对纵隔肿瘤压迫气道致呼吸困难者：①麻醉前通过 X 线片、CT 或纤维支气管镜检，了解受压部位、狭窄范围及程度；②询问呼吸困难与体位关系；③选用有足够长度、管壁有细金属丝或尼龙丝螺旋形支架的导管；④于保留自主呼吸下插入气管内，深度以超过受压部位为宜；⑤术毕拔管时应警惕气管壁软化塌陷。

（2）对纵隔肿瘤致上腔静脉受压梗阻者：①气管插管操作尽可能轻柔，慎防损伤怒张静脉致气管内出血；②应作有创压力监测，并建立畅通静脉通路（以下肢为宜）。

（3）对疑已侵及呼吸道的畸胎瘤、气管囊肿或其他恶性肿瘤，应采用肺隔离术。

（4）合并重症肌无力的胸腺瘤，应慎用肌松药。

（时鹏才）

第十八章　心血管手术的麻醉

【同步习题】

一、选择题

【A/型/题】

1. 缩窄性心包炎的主要病理生理改变是
   A. 血压过低　B. 心动过速
   C. 中心静脉压过高　D. 心脏过度充盈
   E. 心脏充盈不满意
2. 先天性心脏病按病理生理变化可分为以下四类，除外
   A. 分流性病变　B. 混合性病变
   C. 先天性病变　D. 阻塞性病变
   E. 反流性病变
3. 冠心病病人围术期的危险因素不包括
   A. 再次搭桥　B. 合并瓣膜病变
   C. 高龄　D. 术前使用倍他乐克
   E. 糖尿病
4. 对先天性心脏病病人的术前评估，应考虑以下哪些病理生理学的影响，除外
   A. 由于心脏畸形所致的原发血流动力学改变
   B. 心电图的继发改变
   C. 发绀程度
   D. 对肺血管床的继发性影响
   E. 心脏扩大和肥厚的程度
5. 冠心病病人麻醉前访视应注重了解如下项目，可除外
   A. 冠状动脉造影结果
   B. 心绞痛发作诱因
   C. 睡眠好坏
   D. 左心室射血分数
   E. 血压、心率、心律、心电图
6. 冠心病病人手术的麻醉处理，下列说法不正确的是
   A. 应重视预防给药，防止强烈刺激诱发高血压
   B. 应常规放置漂浮导管监测血流动力学
   C. 出现心肌缺血时应设法降低心肌氧耗
   D. 使用β受体拮抗剂减慢心率有助于降低心肌氧耗
   E. 降低前后负荷可有效降低心肌氧耗
7. 停体外循环的指标，下列说法不正确的是
   A. 鼻咽温 37～38℃，肛温 35～36℃
   B. 平均动脉压力 60～80mmHg，脉压≥30mmHg
   C. 体外循环并行时间已够
   D. 心律、心率正常
   E. 血气正常
8. 高血压冠心病病人术前常用药物不包括
   A. 硝酸甘油　B. 倍他乐克
   C. 阿司匹林　D. 氨茶碱
   E. 钙通道阻滞剂
9. 主动脉关闭不全病人麻醉要点，除外
   A. 维持前负荷正常或稍高
   B. 维持后负荷偏低
   C. 维持心率稍慢
   D. 维持心率稍快
   E. 保持血管内足够容量
10. 二尖瓣狭窄病人麻醉要点是
    A. 维持前负荷正常或稍高
    B. 维持前负荷偏低
    C. 维持后负荷偏低
    D. 维持心率稍快
    E. 入手术室时心率增快，多为焦虑、紧张所致，不必处理
11. 体外循环前并行属于
    A. 从体外循环转流开始至升主动脉阻断这一阶段
    B. 从体外循环转流开始至降温这一阶段
    C. 从体外循环转流开始至静脉阻断这一阶段
    D. 从体外循环转流开始至心跳停止这一阶段
    E. 从体外循环转流开始至体外循环开始预充这一阶段
12. 主动脉瓣关闭不全病人在休息时更易发生肺充血症状的原因是
    A. 休息时心率减慢，舒张期延长，主动脉瓣反流增多
    B. 休息时呼吸减慢，肺循环差
    C. 休息时肺血管床舒张
    D. 休息时卧床，回心血量增加
    E. 休息时心肌收缩力下降
13. 麻醉中轻度的心率增快对哪类病人有益
    A. 二尖瓣狭窄　B. 二尖瓣关闭不全
    C. 主动脉瓣狭窄　D. 房间隔缺损
    E. 动脉导管未闭
14. 男，65 岁，主动脉瓣狭窄病人，麻醉诱导前发生

心绞痛，血压 85/55mmHg，心率 112 次/分，听诊肺部正常，下面处理中不当的是
A. 吸氧
B. 小剂量 β 受体拮抗剂
C. 小剂量钙通道阻滞剂
D. 应用硝酸甘油
E. 小剂量去氧肾上腺素

15. 二瓣狭窄病人，麻醉诱导后出现低血压，心率增快，听诊肺部正常，此时处理不当的是
A. 吸氧　　B. 多巴胺
C. 补充血容量　　D. 应用吗啡
E. 肾上腺素升压

16. 病人，女性，52 岁，诊断为风湿性心脏病、二尖瓣关闭不全、心功能Ⅲ级，拟行二尖瓣替换术，本病的血流动力学特点是
A. 急性容量负荷过重
B. 慢性容量负荷过重
C. 急性容量压力过重
D. 急性容量压力过重
E. 容量、压力负荷均过重

17. 患儿，4 岁，诊断为法洛四联症，术前心功能Ⅲ级，拟行矫治术。准备采用氯胺酮麻醉，你认为依据是
A. 有促交感神经作用，增加心率
B. 可使病人血压下降而增加右向左分流
C. 使肺循环阻力增加，体循环阻力降低
D. 体循环阻力的增加可以减少右向左分流
E. 该患儿不可采用氯胺酮麻醉

18. 女性，56 岁，诊断为风湿性心脏病、二尖瓣关闭不全，术前心功能Ⅲ级，拟行二尖瓣置换术。手术室间行颈内静脉穿刺时出现气急、咳嗽、咳粉红色泡沫样痰伴烦躁。首选的镇静药物为
A. 安定　　B. 氯丙嗪
C. 异丙嗪　　D. 吗啡
E. 丙泊酚

（19～21 题共用题干）

男，65 岁，主动脉瓣狭窄病人，术前一天突然左心前区疼痛，伴冷汗恶心。

19. 该病人最可能的情况是
A. 伴有冠心病而发生心绞痛
B. 狭窄部痉挛，心排量减少
C. 冠脉病变严重导致心肌梗死
D. 伴有渗出性心包炎摩擦所致
E. 心肌耗氧量增加，使心内膜下血流灌注减少

20. 此时针对性处理，下列哪项不对
A. 硝酸甘油作为首选措施
B. 硝酸甘油有可能加重心绞痛
C. 若同时有左室舒张末压增高，则硝酸甘油可能有效
D. 选用去氧肾上腺素
E. 保持充分给氧

21. 对麻醉来说，此病人围术期最重要的是
A. 维持左室的收缩功能
B. 维持外周循环稳定
C. 保持充分给氧
D. 维持窦性心律，避免心动过速
E. 适当降低血压，减少左室负担

（22～23 题共用题干）

病人，男性，62 岁，胸闷胸痛间断发作 4 年加重 3 个月，诊断为 CAD 三支病变，拟行 CPB 下 CABG 术。

22. 该病人的冠状动脉血流量主要取决于
A. 冠状动脉灌注压　　B. 脉压
C. 冠状动脉总阻力　　D. 血液黏稠度
E. 主动脉舒张压与左室舒张末压

23. 该病人的麻醉原则是
A. 维持心肌的氧供需平衡
B. 维持平均动脉压不低于 85mmHg
C. 维持心率不大于 75 次/分
D. 增加心脏的前负荷
E. 增加心脏的前向血流

（24～27 题共用题干）

病人，男性，4 岁，15kg，出生后发现心脏杂音，发绀，蹲踞，活动受限，杵状指、趾。入学体检发现胸骨左缘第 2、3 肋间可闻及收缩期喷射性杂音。心脏超声提示：右房室大，右心室前壁厚，右室流出道狭窄，室间隔缺损，右向左分流。升主动脉骑跨 43%。术前心功能Ⅲ级。

24. 该患儿的诊断是
A. 动脉导管未闭
B. 房间隔缺损伴肺动脉高压
C. 室间隔缺损伴肺动脉高压
D. 法洛四联症
E. 右室双腔口

25. 该患儿诱导过程中出现动脉压降低，则可能导致下列症状，但除外
A. 肺血流增加　　B. 肺血流减少
C. 发绀加重　　D. 右向左分流增多
E. 静脉诱导缩短

26. 该患儿采用七氟烷诱导，则可能出现

A. 诱导时可出现严重的低氧血症
B. 不可采用七氟烷诱导
C. 诱导速度与心肺功能正常患儿一样
D. 诱导缓慢
E. 诱导加快

27. 在手术过程中，出现突然心跳加快、血压下降、氧饱和度下降，处理方式应该是
A. 静注肾上腺素
B. 静注多巴胺
C. 静注去氧肾上腺素和艾司洛尔
D. 静注麻黄碱
E. 加深麻醉

【B/型/题】

A. 法洛四联症　B. 室间隔缺损
C. 成人房间隔缺损　D. 动脉导管未闭
E. 严重的主动脉狭窄

28. 手术中行控制性降压时应预防肾脏血流不足的是
29. 肺循环血流量不足的是
30. 采用吸入麻醉诱导，起效快，诱导时间短的是
31. 因左室发育不良，术后易发生急性肺水肿的是
32. 肺静脉充血的是

A. 舒张压升高为主
B. 以心肌缺血为主
C. 避免使用血管扩张剂
D. 麻醉中心动过缓危害性很大
E. 避免心动过速
F. 出现低血压和房颤很危险
G. 左房的容量负荷增加

33. 主动脉瓣关闭不全的特点为
34. 肥厚性梗阻性心肌病的特点为
35. 高血压病的特点为
36. 二尖瓣狭窄的特点为
37. 冠心病的特点为
38. 二尖瓣关闭不全的特点为
39. 主动脉瓣狭窄的特点为

【X/型/题】

40. 下列关于慢性缩窄性心包炎病人的描述，正确的是
A. 易致低血压，麻醉前需要补充足量液体
B. 心肌在早期呈失用性萎缩，较晚则纤维化，收缩力明显减退
C. 采用氯胺酮诱导，会增快心率，增加心肌氧耗，应慎用
D. 动静脉血氧差减小
E. 应警惕快速手术剥离心包而致心脏急性扩大、衰竭

41. 下列哪些因素术后可诱发冠心病病人的心肌梗死
A. 术后低血压　B. 术后高血压
C. 肺部并发症　D. 高热
E. 疼痛，焦虑

42. 下述主动脉瓣狭窄病人的麻醉特点，正确的是
A. 心肌应激性高，易发生严重心律失常
B. 易致心绞痛，且对硝酸甘油反应差
C. 可以使用吗啡
D. 左室顺应性差，宜维持低的肺毛细血管楔压（PCWP）
E. 对术前药物不敏感

43. 食道超声心动图可用于
A. 监测心功能　B. 诊断心脏解剖畸形
C. 诊断心腔内气泡　D. 诊断左房粘液瘤
E. 诊断心脏缺血

44. 下述有关体外循环预充的血细胞比容（HCT），不正确的是
A. 一般病程转流，HCT 控制于 21～25%
B. 老人深低温时 HCT 24～26%
C. 冠心病病人 HCT 需维持在 25～30%
D. 转流后期尤其复温时 HCT 应提高到 24%以上
E. 小儿代谢较旺盛，HCT 应稍高

二、名词解释

1. 急性心脏压塞
2. 快通道心脏手术的麻醉（FTCA）
3. 心肺旁路术（CPB）
4. 体外循环后并行
5. 低心排综合征

三、填空题

1. 心血管手术麻醉常规监测包括________、________、________和________。
2. 心脏瓣膜病变的共同起始点都是通过________发生异常，引起________异常，进一步发展而导致________下降，而机体则通过各种代偿机制尽量维持________。
3. 体外循环转流前，所有的________、________、________都必须要用液体充盈，以排除其中的________，此过程称为体外循环预充。
4. 心肌供氧的主要因素取决于________和________。
5. 体外循环常见并发症主要包括________、________、________、________和________。

四、简答题

1. 简述慢性缩窄性心包炎病人麻醉要点。

2. 简述大血管手术的麻醉要点。

3. 简述应避免使用快通道心脏手术麻醉的因素。

4. 简述快通道心脏麻醉的临床意义。

【参考答案及解析】

一、选择题

【A/型/题】

1. E

[解析] 缩窄性心包炎是心包慢性炎症性疾病所致的心包发生纤维化，使心脏的舒张和充盈严重受限，血流受阻，心功能减退，心排血量降低而引起的心脏和全身一系列病理生理改变。

2. C

[解析] 先天性心脏病按病理生理变化分为分流性病变、混合性病变、阻塞性病变和反流性病变。先天性病变是一种具体的疾病，可能存在以上的各种病理生理变化。

3. D

[解析] 术前使用倍他乐克可以减慢心率有助于降低心肌氧耗。

4. B

[解析] 术前评估心电图的继发改变并不能反映先天性心脏病病人的病理生理学的影响。

5. C

[解析] 冠心病病人麻醉前访视应注重了解心脏功能和全身情况，并对诱发因素予以控制。

6. B

[解析] 冠心病病人手术的麻醉为减少心肌氧耗，改善心肌氧供。目前并不常规放置漂浮导管监测血流动力学，而是采用食道超声（TEE）监测血流动力学。

7. A

[解析] 达到以下条件时可以考虑逐步停止体外循环：①心律、心率调整到满意程度；②平均动脉压力 60～80mmHg，脉压≥30mmHg；③心肌收缩有力；④中心静脉压基本接近转流前水平；⑤血红蛋白浓度成人达到 80g/L，儿童达到 90g/L，婴幼儿达到 100g/L；⑥鼻咽温 36～37℃，肛温 35～36℃；⑦肺气体交换正常；⑧血气电解质在正常范围；⑨外周组织灌注充分。

8. D

[解析] 氨茶碱对呼吸道平滑肌有直接松弛作用，虽然氨茶碱还有扩张冠状动脉，增加心肌供血，加强心脏收缩力的作用，但主要用于因心力衰竭而引起的肺充血（心性喘息）的平喘，不是高血压冠心病病人术前常用药物。

9. C

[解析] 主动脉关闭不全病人舒张期越长，反流量越大；心率增快，反流量减少，体循环阻力高，反流量增加。

10. A

[解析] 围术期处理二尖瓣狭窄病人必须适当增加左心室的前负荷，但又不至于因过量输液引起肺水肿。降低心率，延长舒张时间，增加左心室充盈。维持正常的体循环阻力，因为后负荷降低对增加二尖瓣狭窄病人的前向血流的帮助不大。

11. A

[解析] 体外循环前并行是从体外循环转流开始至升主动脉阻断这一阶段。

12. A

13. B

[解析] 二尖瓣关闭不全病人应有正常或较快的心率以减少反流。

14. C

[解析] 主动脉瓣狭窄病人围术期处理要点在于增加左心室的前负荷，降低心率，维持窦性心律，保持心肌收缩力不变，增加后负荷，维持肺循环阻力不变。而小剂量钙通道阻滞剂会影响心肌收缩力，应用硝酸甘油可以缓解心绞痛，增加冠脉血流。

15. E

[解析] 二瓣狭窄病人降低心率，延长舒张时间，增加左心室充盈。而且二尖瓣狭窄病人肺循环阻力常升高，肾上腺素会导致心动过速和肺循环阻力升高。

16. B

[解析] 二尖瓣关闭不全时，左心室收缩期血流向主动脉射出外，部分血液反流回左心房，因此，左心房容量和压力增高。

17. D

[解析] 氯胺酮麻醉有促交感神经作用，增加体循环阻力，可以减少右向左分流。

18. D

[解析] 该病人出现急性左心衰，给予吗啡后不仅可以使病人镇静，减少躁动所带来的额外的心脏负担，同时吗啡通过抑制病人的交感神经活性，促进内源性组胺释放，反

射性地降低外周血管阻力，扩张容量血管，导致回心血量减少，肺循环压力降低，心脏前负荷降低。同时它还有扩张小动脉的作用，可降低心脏的后负荷。

19. E

[解析] 主动脉瓣狭窄病人致左心室流出道梗阻，后负荷增加，心脏代偿性反应为左心室向心性肥厚。过度肥厚心肌和左心室收缩压增加导致心肌氧耗大大增加，室内压升高超过冠状动脉灌注压，左心室心肌出现慢性心内膜下血流灌注不足或缺血现象。

20. D

[解析] 主动脉瓣狭窄病人围术期处理要点在于增加左心室的前负荷，降低心率，维持窦性心律，保持心肌收缩力不变，增加后负荷，维持肺循环阻力不变。而硝酸甘油扩张静脉血管，减少左心室的前负荷，可能反而减少冠脉血流。

21. D

[解析] 主动脉瓣狭窄病人围术期处理要点在于增加左心室的前负荷，降低心率，维持窦性心律，保持心肌收缩力不变，增加后负荷，维持肺循环阻力不变。

22. E

[解析] 冠状动脉血流量主要取决于主动脉舒张压与左室舒张末压之差。

23. A

[解析] 冠心病病人的在麻醉过程中保持并改善心肌的氧供需平衡，维持循环功能稳定，从而减少心肌缺血的发生是麻醉管理的基本原则。

24. D

[解析] 法洛四联症是最常见的发绀型心脏病，有 4 个病理特点：肺动脉狭窄、主动脉骑跨、室间隔缺损和右心室肥厚。

25. A

[解析] 动脉压降低时可呈现双向分流和右向左分流，右向左分流者肺血量明显减少，主动脉血流主要来算右心室，故有明显发绀。

26. D

[解析] 吸入麻醉药经过肺泡吸收进入动脉血后，必须通过循环系统将药物带到脑部达到或维持一定的浓度。因法洛四联症可呈现双向分流和右向左分流，右向左分流者肺血量明显减少，从而使诱导缓慢。

27. C

[解析] 上述症状说明右向左分流明显增加，肺血量明显减少，需要提高动脉压来减少右向左分流。

【B/型/题】

28. E；29. A；30. D；31. C；32. B

[解析] 主动脉瓣狭窄是指主动脉瓣开放受限，致使左心室收缩时,血液从左心室,流向主动脉的阻力增加。手术中行控制性降压时肾脏血流量下降，但心排血量无相应增加，会导致肾脏供血不足。法洛四联症是一种常见的先天性心脏畸形。其基本病理为室间隔缺损、肺动脉狭窄、主动脉骑跨和右心室肥厚。因室间隔缺损和肺动脉狭窄均会导致肺循环血流量不足。动脉导管未闭的临床表现主要由于主动脉至肺动脉分流血量，导致肺血流量增多，从而使吸入麻醉诱导，起效快，诱导时间短。房间隔缺损为临床上常见的先天性心脏畸形，是原始房间隔在胚胎发育过程中出现异常，致左、右心房之间遗留孔隙。由于心房水平存在左心房至右心房分流，长期导致左心室血流减少，左心功能减退。术后纠正心房分流，左心室血流增加，但左心室肌和左心室功能并未及时代偿，因此易致术后急性肺水肿。室间隔缺损指室间隔在胚胎时期发育不全，形成异常交通，在心室水平产生左向右分流。导致右心容量增加，肺循环容量增加，肺静脉充血。

33. D；34. C；35. A；36. E；37. B；38. G；39. F

[解析] 主动脉瓣关闭不全时，左心室收缩期向主动脉排血，舒张期血液倒流入左心室。心率减慢时会导致主动脉瓣反流加重。肥厚性梗阻性心肌病的特征为心室肌肥厚，典型者在左心室，以室间隔为甚，偶尔可呈同心性肥厚。血管扩张剂如硝酸甘油等降低后负荷，使流出道口径变小，加重左心室流出道梗阻。高血压是指以体循环动脉血压（收缩压和/或舒张压）增高为主要特征（收缩压≥140mmHg，舒张压≥90mmHg），可伴有心、脑、肾等器官的功能或器质性损害的临床综合征。临床常见以舒张压升高为主。二尖瓣狭窄患者左心室充盈时间延长，故应避免心动过速。冠心病又称冠状动脉粥样硬化性心脏病是冠状动脉血管发生动脉粥样硬化病变而引起血管腔狭窄或阻塞，造成心肌缺血、缺氧或坏死而导致的心脏病。二尖瓣关闭不全在左心室充盈时存在反流，故使左房的容量负荷增加。由于左心室流出道的出口为主动脉口，主动脉瓣狭窄时主动脉瓣开放受限，致使左心室收缩时,血液从左心室，流向主动脉的阻力增加。低血压和房颤时导致主动脉血流量下降，狭窄的主动脉口限制了心输出能力相应增。可引起心绞痛、脑供血不足，甚至突然死亡。

【X/型/题】

40. BE

[解析] 缩窄性心包炎是心包慢性炎症性疾病所致的心包发生纤维化，使心脏的舒张和充盈严重受限，血流受阻，心功能减退，心排血量降低而引起的心脏和全身一系列病理生理改变。麻醉管理的目的在于避免心动过缓和心肌抑制。尽管氯胺酮可能增加心肌氧耗，

但可以防止诱导时出现血压下降和心动过缓，而心率增快是缩窄性心包炎病人唯一有效代偿因素。快速手术剥离心包会使腔静脉回心血量骤增而致心脏急性扩大、衰竭。

41. ABCDE

42. ABC

[解析] 主动脉瓣狭窄病人致左心室流出道梗阻，后负荷增加，心脏代偿性反应为左心室向心性肥厚。过度肥厚心肌和左心室收缩压增加导致心肌氧耗大大增加，室内压升高超过冠状动脉灌注压，左心室心肌出现慢性心内膜下血流灌注不足或缺血。心脏代偿能力下降，对术前药物敏感，左室顺应性差，宜维持正常或较高的 PCWP。

43. ABCDE

[解析] 考点为 TEE 在诊断中的应用。

TEE 主要用于常规经胸超声检查成像困难或者有关结构显示不够满意、致使诊断难以明确的各种心脏或大血管疾病病人，包括：①各种先天性心血管畸形；②心脏瓣膜疾病，如瓣膜狭窄、关闭不全、脱垂及腱索断裂等；③各种人造瓣膜的功能评价；④感染性心内膜炎；⑤主动脉疾病，如主动脉瘤、夹层动脉瘤、主动脉窦瘤破裂；⑥心脏占位性病变，尤其是左心房和左心耳血栓形成、云雾状回声和黏液瘤等；⑦冠状动脉疾病，如冠状动脉狭窄、局限性扩张或冠状动脉瘘等；⑧肺静脉血流的观察与测定等。

44. ABCDE

[解析] 不同的个体，不同的手术以及体外循环的不同阶段，对 HCT 的要求不同。一般病程转流，HCT 控制于 21～25%；老人深低温时 HCT 24～26%；冠心病病人 HCT 需维持在 25～30%；转流后期尤其复温时 HCT 应提高到 24%以上；小儿代谢较旺盛，HCT 应稍高。

二、名词解释

1. 是指心包腔内液体快速积累，压迫心脏而限制心室舒张及血液充盈，导致急性循环衰竭、休克等，可立即发生心泵功能衰竭而致死亡，需要紧急麻醉手术。
2. 是指选择合适的麻醉处理方案，在心脏手术术毕即刻或早期拔除气管内导管（1～6 小时），缩短病人在 ICU 和病房的滞留时间，其目的为改善病人的预后和降低医疗费用。
3. 又称体外循环，其基本原理是将人体静脉血引出体外，经人工肺氧合并排出二氧化碳后，再将氧合的血液经人工心脏泵入体内动脉系统。
4. 指从心脏复苏成功开始，至停止体外循环，也称为辅助循环期，包括辅助循环和停止循环两部分。
5. 通常指机体容量、阻力都正常或做了较大的代偿情况下，心脏做功仍然不能满足机体循环需要的状况。病人可变现为低血压、周围血管阻力升高、组织灌注不足。

三、填空题

1. 心电图；无创血压；脉搏氧饱和度和体温检测
2. 瓣膜口的血流；心腔的负荷（容量和压力）；心排血量；有效的心排血量
3. 体外管道；氧合器；动脉滤器；气体
4. 冠状动脉血流量；动脉血中的氧含量
5. 低心排综合征；肺并发症；脑部并发症；出血；急性肾功能不全

四、简答题

1. 慢性缩窄性心包炎病人麻醉要点：①术前应尽可能改善全身情况。②麻醉药物的选择和麻醉深度的掌握，均应使循环受到最轻的抑制。麻醉过程中应防止心动过缓和低血压，警惕因血液循环时间延长致药物起效时间晚，导致用药过量。③手术应与术者随时密切沟通交流。过程中术中剥心包时应从左心室、左心房、右心室、右心房及上下腔静脉血流方向逆向进行，以减少右心衰竭和肺水肿的发生。④控制输液量，一般术中不必输血。⑤手术局部刺激易致室性心律失常。⑥注意呼吸管理，应有心电图监测和血气监测。
2. 大血管手术的麻醉要点：①麻醉方法，设法满足阻断循环后手术无血区以外脏器和组织所需的血液灌注。②术中监测。③出血是最严重的并发症，应特别注意血容量的补充与调整，可采用自体血回输技术。④肾动脉以上的大血管手术，防止脊髓缺血在灌注损伤。⑤应注意保护肾功能，术中维持适当的尿量。⑥腹主动脉瘤手术中，肠系膜牵拉综合征，加速输液，适当使用血管收缩药。⑦不需体外循环的降主动脉病人，抗凝治疗很重要。
3. 避免使用快通道心脏手术麻醉的因素如下：①二次心脏手术；②术前应用主动脉内球囊反搏；③严重肝脏疾病；④肾功能不全；⑤严重的慢性阻塞性肺部疾病；⑥术前心源性休克；⑦严重肺动脉高压；⑧病理性肥胖；⑨体外循环时间超过 2.5 小时；⑩血流动力学不稳定或估计术后有并发症或快通道麻醉可能导致的并发症
4. 快通道心脏麻醉的临床意义：①避免术后气管导管刺激引起的血压高、心率快、氧耗增加；②避免长时间机械通气而影响呼吸功能的恢复，减少呼吸道并发症；③减少血管活性药物的干预；④减少 ICU 停留时间；⑤减少病人的住院费用。

（周振锋　胡双飞）

第十九章　心血管病人非心脏手术的麻醉

【同步习题】

一、选择题

【A/型/题】

1. 有关高血压病人术前评估和准备正确的是
   A. 高血压病人术前降压目标均为≤90/120mmHg
   B. 术前一天应停用所有抗高血压药
   C. 所有病人术前血压应降至正常才能手术
   D. 麻醉风险主要决定于是否受累及重要器官及其严重程度
   E. 收缩压升高比舒张压升高危害小
2. 高血压病人的麻醉选择下列哪项是不正确
   A. 全麻比连续硬膜外麻醉安全
   B. 连续硬膜外阻滞降压虽缓和，但在阻滞范围较广的情况下可引起严重的低血压，因而高血压病人应慎用
   C. 小手术可选择神经阻滞麻醉，但阻滞应完善
   D. 蛛网膜下腔阻滞易引起血压剧烈波动，故此类病人不宜采用
   E. 临床中多采用静-吸复合麻醉
3. 麻醉期间，高血压病人降压为原水平的多少时即应视为低血压
   A. 20%　　B. 25%
   C. 30%　　D. 15%
   E. 5%
4. 下列说法错误的是
   A. 超声心动图可用来评价左室功能
   B. 运动负荷试验是测量心功能储备的客观指标，因而进行心脏评估时，应所有病人都进行检查
   C. 药物适用于不能做运动负荷试验的病人
   D. 心导管检查是评价冠状动脉疾病的金标准
   E. 心脏科室的相关会诊有助于指导病人术前心功能的评估
5. 下列有关冠心病病人麻醉要点的叙述，哪一项是错误的
   A. 防止低血压　　B. 防止高血压
   C. 防止心动过速　　D. 麻醉宜浅
   E. 维持心肌氧的供需平衡
6. 对心脏病病人麻醉的基本要求，正确的是
   A. 保证充分的镇静
   B. 维护循环状态稳定
   C. 维持正常血容量和适当的通气
   D. 麻醉过程平稳，深度适当
   E. 以上全部
7. 冠心病病人术前应用β受体拮抗剂至
   A. 术前3天停用　　B. 手术当天
   C. 术前1周停用　　D. 术前1天停用
   E. 术前2天停用
8. 嗜铬细胞瘤切除术病人在瘤体切除后出现严重持续的低血压，此时应该
   A. 补充晶体液
   B. 快速输血
   C. 血管活性药物
   D. 扩充血容量、使用血管活性药物
   E. 补充胶体液
9. 病人进行球囊血管成形术及植入裸金属支架，择期非心脏手术应分别推迟至术后的什么时间
   A. 10天和30天　　B. 30天和60天
   C. 14天和30天　　D. 60天和180天
   E. 180天和365天
10. 心肌梗死后施行择期手术应尽量延迟至心肌梗死后
    A. 1个月　　B. 3个月
    C. 5个月　　D. 6个月
    E. 梗死后1个月根据病人的疾病表现、运动耐量、手术急缓综合评估
11. 正常血压病人血压较麻醉前升高多少时即应视为高血压
    A. 15mmHg　　B. 25mmHg
    C. 30mmHg　　D. 35mmHg
    E. 40mmHg
12. 嗜铬细胞瘤术前准备最常用的药物是
    A. 钙通道阻滞剂　　B. 硝普钠
    C. 抗高血压药　　D. α受体拮抗剂
    E. 尼卡地平
13. 关于心律失常的描述，以下哪项是正确的

A. 窦性心律不齐见于儿童，要注意有无先天性心脏病变；见于老年人可能与冠心病有关
B. 房室传导阻滞的病人为保证手术麻醉的安全，术前都应放置心脏起搏器
C. 房颤病人麻醉前心室率应控制在 80 次/分，至少不超过 100 次/分
D. 单纯的左束支传导阻滞，麻醉可无顾虑
E. 病人发现室性或房性期前收缩一定存在有器质性心脏病

14. 心脏病病人预防气管插管时的心血管反应，以下哪项措施是错误的
A. 予以咽喉部、会厌表面麻醉
B. 麻醉越深越好
C. 静脉注射适量艾司洛尔
D. 合适的麻醉诱导药物，熟练轻巧的插管技术
E. 静脉注射适量芬太尼

15. 麻醉期间诊断急性心肌梗死可依靠以下哪种监测
A. ABP　　B. CVP
C. SPO_2　　D. ECG
E. HR

16. 老年女性，车祸后致全身多处严重创伤。病人冠心病 5 年，左前降支放置心脏支架 1 根，拟行骨盆骨折切开复位术。该病人应选择以下哪种麻醉方式
A. 全身麻醉　　B. 蛛网膜下腔麻醉
C. 腰–硬联合麻醉　　D. 硬膜外麻醉
E. 神经阻滞

17. 心脏病病人行非心脏手术麻醉时危险因素较小者是下列哪一项
A. 舒张压≥110mmHg
B. 心肌梗死后 30 天
C. 偶发房性早搏
D. 室性早搏＞5 次/分
E. 心房纤颤

18. 病人，女性，45 岁，糖尿病 2 年，急性阑尾炎，自述能做家务，但易疲劳，活动后心悸，休息后可缓解。心电图示 ST 段压低 0.05～0.1mV。该病人 NYHA 心功能分级为
A. Ⅰ级　　B. Ⅱ级
C. Ⅲ级　　D. Ⅳ级
E. 无法判断

19. 长期应用 β 受体拮抗剂的心脏病病人，术前突然停药会引起
A. 哮喘发作
B. 可加剧心绞痛或诱发心肌梗死
C. 严重心动过缓
D. 低血糖
E. 低血压

20. 下列属于围术期心血管风险高危因素的是
A. 有心肌梗死史　　B. 老年
C. 严重心律失常　　D. 非窦性节律（房颤）
E. 以上都是

【B/型/题】

A. 术前不停药　　B. 术前 2～3 天停药
C. 术前 2 周停药　　D. 术前 2～3 个月停药
E. 术前 1～2 天停药

21. 高血压病人术前使用 ACEI 类降压药应
22. 术前使用洋地黄类药物的病人如有中毒表现应
23. 术前使用利尿剂的病人应

A. METs＞6　　B. METs＜4
C. METs≥4　　D. METs＞5
E. 7＜METs≤10

24. 心脏病病人可进行择期手术，日常生活代谢当量（METs）至少
25. 病人，42 岁，心脏彩超提示有房间隔缺损，日常能打羽毛球，该病人的 METs 约为

A. 高血压病　　B. 糖尿病
C. 二尖瓣狭窄　　D. 主动脉瓣关闭不全
E. 房间隔缺损

26. 麻醉中应避免心动过速的疾病是
27. 麻醉中应轻度增快心率的疾病是

A. $4～6cm^2$　　B. $2.6～3.5cm^2$
C. $≤1cm^2$　　D. $1.1～1.5cm^2$
E. $1.5～2.5cm^2$

28. 重度主动脉狭窄的瓣口面积为
29. 正常二尖瓣口面积为
30. 中度二尖瓣狭窄的瓣口面积为

【X/型/题】

31. 增加心肌氧耗的主要因素包括
A. 心率增加　　B. 心肌收缩力增加
C. 心室壁张力增加　　D. PCO_2 上升
E. 增加血氧含量

32. 下列哪项叙述是正确的
A. 完全性房室传导阻滞心率＜40 次/分或停搏时

间>3 秒术前应安装起搏器

B. 安置永久起搏器的病人，术中尽量不用电灼，或选用双极电灼器

C. 有症状心动过缓，可考虑安装起搏器

D. 心房颤动需要安装起搏器

E. 二度Ⅰ型房室传导阻滞可引起阿–斯发作，术中需放置临时起搏器

33. 病人，女性，50 岁，子宫肌瘤，心脏彩超提示二尖瓣中度狭窄；心电图示房颤，心室率 78 次/分。在全麻下行“子宫全切术”，手术进行 1 小时后，病人心率突然增快，此时以下处理正确的是

A. 适当加深麻醉

B. 根据血气分析补充血容量，调整酸碱平衡

C. 快速输血输液

D. 排出血容量不足、酸碱失衡的基础上静脉输注β受体拮抗剂

E. 以上处理均正确

34. 病人，男性，左肾癌，高血压 10 余年，自服降压药，控制于 140/85mmHg 左右。拟行左肾癌根治术，入手术室后，测血压 185/100mmHg。下列处理措施正确的是

A. 予以静脉镇静药后再监测血压的变化情况

B. 血压超过 150/90mmHg，暂停手术择期再做

C. 限期手术，向家属告知情况说明利弊，根据家属意见决定继续手术或延期

D. 常规诱导实施麻醉

E. 以上处理均不正确

35. 病人，男性，60 岁，拟行腹腔镜下胆囊切除术，活动后胸闷、心悸。可行哪些术前检查进行评估

A. 血气分析　　B. 超声心动图

C. 心电图　　D. X 线胸片

E. 冠脉造影

36. 病人，男性，68 岁，高血压病史 10 年，糖尿病 2 年，吸烟史 10 年，但已戒烟 8 年。该病人所合并的心血管危险因素包括

A. 性别　　B. 年龄

C. 糖尿病　　D. 吸烟史

E. 高血压发病年龄

37. 以下麻醉前的心律失常具有临床意义的

A. 心房纤颤

B. 右束支传导阻滞

C. 室性早搏>5 次/分，呈二、三联律

D. 室上性心动过速

E. 儿童窦性心律不齐

38. 下列哪些情况需放置起搏器

A. 二度Ⅱ型房室传导阻滞

B. 病窦综合征

C. 双分支或三分支阻滞

D. 三度房室传导阻滞伴心室停搏≥3 秒或逸博心率≤40 次/分

E. 药物、射频治疗无效的室上性心动过速

39. 下列哪些属于心脏病病人非心脏手术术前评估中的临床危险因素

A. 心肌缺血病史　　B. 心功能不全代偿期

C. 糖尿病　　D. 肾功能不全

E. 心脑血管疾病

40. 对于伴有主动脉瓣狭窄的病人麻醉中有哪些注意事项

A. 维持正常的窦性心律

B. 维持充足的血容量

C. 保持相对心动过速

D. 慎用外周扩血管药

E. 防止低血压

二、填空题

1. 心脏病人手术麻醉选择应达到__________、________、________、________、________。

2. 心脏病人手术麻醉管理的关键是保持________之间的平衡。

3. 心房颤动最常见的原因是风湿性心脏病、冠心病等，可导致严重的血流动力学紊乱、心绞痛、昏厥和心悸不适。麻醉前应将心室率控制在________次/分左右，至少不应超过________次/分。

4. 临床上将心功能分为________级；日常活动后明显不适，活动受一定限制应为________级。

5. 冠心病病人植入药物洗脱支架，择期非心脏手术宜延迟至术后________天为佳，若推迟手术风险大于心脏缺血或支架内血栓形成，可将择期非心脏手术延迟至术后________天进行。

三、名词解释

1. 高血压危象

2. 白大衣高血压

四、简答题

1. 缺血性心脏病病人非心脏手术前如何调整使用抗血小板药物？

2. 合并缺血性心脏病病人术中麻醉管理的注意事项有哪些？

五、病例分析题

病人，女性，66 岁，糖尿病，因右肾结石，拟行

右侧经皮肾镜钬激光碎石取石术。查体：测血压两次分别为160/89mmHg、169/90mmHg，HR 76次/分，运动后气促、心悸，休息后缓解，可爬4层楼。心电图示Ⅱ、Ⅲ、aVF导联ST段水平压低0.075～0.1mV。

1. 该病人ASA分级为
   A. Ⅰ级　B. Ⅱ级
   C. Ⅲ级　D. Ⅳ级
   E. Ⅴ级
2. 目前该病人的血压分级为
   A. 正常血压　B. 正常高值
   C. 1级　D. 2级
   E. 3级
3. 高血压危险分层为
   A. 正常　B. 低危
   C. 中危　D. 高危
   E. 极高危

病人，男性，60岁。因“上腹部不适半年”入院，入院诊断为胃癌。查体：血压86/145mmHg，脉搏88次/分，空腹血糖5.6mmol/L，血清钾3.9mmol/L。心电图提示右束支传导阻滞。超声心动图示左室舒张功能减退，轻度三尖瓣返流。病人一年前突发左侧心绞痛，冠脉造影，发现冠脉2支病变，行PTCA放置支架2根。术后规律服用氯吡格雷、阿司匹林、β受体拮抗剂、降脂药。能步行30分钟，活动后偶感胸闷，可自行缓解。现拟行“腹腔镜下根治性胃大部切除术”。

4. 病人术前用药应注意哪些
   A. 术前1天停用阿司匹林
   B. 术前1周停用氯吡格雷
   C. 术前停用所有药物
   D. 术前1周停用氯吡格雷、阿司匹林
   E. 不用处理，所有药物使用至手术当日
5. 该病人不适合使用的麻醉药是
   A. 维库溴铵　B. 依托咪酯
   C. 舒芬太尼　D. 丙泊酚
   E. 氯胺酮
6. 下列有关该病人术中麻醉管理哪些描述不正确
   A. 麻醉诱导时可以咽喉部、会厌表面麻醉，以减少插管反应
   B. 为降低血管阻力，可通过过度通气降低$PaCO_2$来实现
   C. 术中若心率过快可以在保证血容量、酸碱平衡的基础上静脉输注β受体拮抗剂
   D. 维持HB≥10g/L
   E. 保持适当的前负荷，尽量减少血压波动

【参考答案及解析】

一、选择题

【A/型/题】

1. D

［解析］高血压病人术前降压目标为：中青年＜130/85mmHg，老年人＜140/90mmHg，糖尿病合并高血压者＜130/80mmHg，肾功不全合并高血压者＜130/80mmHg甚至＜125/75mmHg；高血压病人术前不宜停用降压药，可至术前半小时；高血压病人术前血压应控制在适当水平，急诊病人应用尽快手术麻醉。

2. A

［解析］高血压病人应根据病情和手术要求选择对循环影响最小的麻醉方法和药物。

3. B

［解析］麻醉期间，高血压病人降压为原水平的20%为低血压；降低30%为显著低血压。

4. B

［解析］运动负荷试验虽是测量心功能储备的客观指标，但主要用于能够承受适当工作负荷病人。

5. D

［解析］冠心病病人非心脏手术麻醉基本要求：麻醉深度适度，既达到良好的镇痛又不致抑制循环，能将应激反应控制在适当水平，术中不出现知晓。浅麻醉时，病人对手术刺激的应激反应较强，可以出现血压升高及心率增加，从而导致心肌的氧耗增加。因此，不宜采用浅麻醉。

6. E

［解析］心脏病病人非心脏手术麻醉基本要求：麻醉过程平稳，循环状态稳定，通气适度，要保持心肌氧供和氧耗之间的平衡。麻醉深浅适度，既达到良好的镇痛又不致抑制循环，能将应激反应控制在适当水平，术中不出现知晓。

7. B

［解析］冠心病病人术前用β受体拮抗剂可以减少心肌耗氧量，如果突然停用，可使原来因用药而降低的心

肌耗氧量骤增，从而可以诱发或加重心绞痛的发作。甚至诱发心肌梗死，故主张继续服用到手术当天。

8. D

［解析］嗜铬细胞瘤病人在瘤体切除后严重持续的低血压是因为肿瘤切除后儿茶酚胺的分泌迅速降低，引起外周血管扩张，再加上血容量不足，导致低血压甚至休克。此外，麻醉药、心脏代偿功能不全、肾上腺受体拮抗剂的作用等均可诱发及加重低血压，应立即补充血容量及应用血管活性药，最为常用的是去甲肾上腺素。

9. C

［解析］对于进行球囊血管成形术及植入裸金属支架，择期非心脏手术应分别推迟至术后的 14 天和 30 天。

10. E

［解析］现在认为不宜硬性规定心肌梗死后 6 个月内不宜进行择期手术，梗死后 30 天内为最高危病人，30 天以后评估视病人的疾病表现、运动耐量而定。若梗死范围小心功能较好，限期手术亦可考虑。急诊病人手术，注意对心功能的维护。

11. C

［解析］麻醉中血压较麻醉前升高＞30mmHg，则为血压过高。

12. D

［解析］由于手术中的精神紧张、创伤刺激、肿瘤部位的挤压均可诱发儿茶酚胺的释放，出现严重的高血压危象；因此，不论哪一型嗜铬细胞瘤，术前准备或治疗中均会用到肾上腺素受体拮抗剂目的是调节和维持围手术期循环系统的稳定。

13. C

［解析］儿童窦性心律不齐，一般没有临床意义；二度Ⅰ型右束支传导阻滞，术前不一定需放置心脏起搏器；左束支传导阻滞多提示有弥漫性心肌损害，麻醉中主要维持血流动力学稳定；偶发的室性或房性期前收缩不一定是病理异常，但频发的室性期前收缩或呈二、三联律或多源性，易演变成室性心动过速和室颤。

14. B

［解析］麻醉过深，引起血流动力学波动较大、低血压，不利于此类患者。

15. D

［解析］通过 ECG 中 ST 段、T 波的改变诊断急性心肌梗死。

16. A

［解析］对于伤情重、手术复杂、术时冗长，血流动力学变化明显者以全身麻醉气管插管为宜。

17. C

［解析］偶发房性早搏不一定是病理异常，麻醉时的危险因素较小。

18. B

［解析］心功能Ⅱ级：体力活动稍受限制，休息时觉舒适，一般的体力活动就引起疲劳、心悸、呼吸困难或心绞痛；有轻度心血管病变的客观证据。

19. B

［解析］长期应用 β 受体拮抗剂，体内的 β 受体密度增多，突然停药后增多的受体对内源性或外源性激动药敏感性增加，可加剧心绞痛甚至诱发心肌梗死。

20. C

［解析］围术期心血管风险高危因素包括：心肌梗死后 7～30 天伴严重或不稳定心绞痛；充血性心力衰竭失代偿；严重心律失常，如高度房室传导阻滞、室上性心动过速。

【B/型/题】

21. A；22. E；23. D

［解析］使用洋地黄类药物的病人如有中毒表现应在术前 24～48 小时停药；一般不主张术前停用抗高血压药；术前 2～3 天停用利尿药，长期服用利尿药易发生低钾血症。

24. C；25. D

［解析］METs≥4 且无症状的病人可行择期手术；日常能打羽毛球，METs 约 6 分。

26. C；27. D

［解析］二尖瓣狭窄的病人应避免心动过速，心动过速可减少舒张期充盈时间，降低心排量、增加左房压；主动脉瓣关闭不全的病人，轻度增快心率，维持稍低的体血管阻力可以减少反流改善心功能。

28. C；29. A；30. E

［解析］正常二尖瓣口面积 4～6cm^2；重度主动脉狭窄的瓣口面积≤1cm^2；中度二尖瓣狭窄的瓣口面积 1.5～2.5cm^2。

【X/型/题】

31. ABC

［解析］影响心肌氧耗的主要因素是心率、心室壁张力以及心肌收缩力。

32. ABCE

［解析］除了完全性房室传导阻滞伴心室停搏≥3 秒或逸博心率≤40 次/分；双分支或三分支阻滞外，根据 ACC/AHA/NASPE，有症状心动过缓，也考虑安装起搏器；为减少起搏器与 EMI 的术中并暴露，使电凝产生的电流不能传到附近的脉冲发生器可使用双极电凝、

超声刀，最低电能、短的、间歇式脉冲电极。

33. ABD

［解析］伴二尖瓣狭窄的患者，术中出现心动过速，应考虑是否存在麻醉过浅、低氧、高二氧化碳、血容量不足的情况，排除了这些原因外还可使用β受体拮抗剂。

34. AC

［解析］高血压病人入手术室，若收缩压≥180mmHg和或舒张压≥110mmHg时首先明确有无原发性高血压或家族史；以静脉镇静药后再监测血压的变化情况，小于180/100mmHg，可行手术；限期手术，向家属告知情况说明利弊，根据家属意见决定继续手术或延期。

35. BCD

［解析］考虑病人术前存在有冠心病的可能时，可通过超声心动图、心电图、X 线胸片评估；指南不建议冠心病病人术前常规进行冠脉造影。

36. ABCE

［解析］高血压心血管危险因素：吸烟、糖尿病、男性＞55岁、早发心血管疾病家族史（男性＜55岁）。

37. ACD

［解析］右束支传导阻滞多属良性、儿童窦性心律不齐一般无临床意义，麻醉可无顾虑。

38. ABCDE

［解析］放置起搏器的适应证：三度房室传导阻滞；二度Ⅱ型房室传导阻滞；病窦综合征；双分支或三分支阻滞；三度房室传导阻滞伴心室停搏≥3秒或逸博心率≤40次/分；药物、射频治疗无效的室上性心动过速。

39. ABCDE

［解析］心脏病病人非心脏手术术前评估中的临床危险因素包括：心肌缺血病史（急性心肌梗死前期，心电图异常Q波）、心功能不全代偿期、糖尿病、肾功能不全（肌酐≥2mg/dl 或肾小球滤过率降低）、心脑血管疾病。

40. ABDE

［解析］伴有主动脉瓣狭窄的病人不能耐受低血压、心动过速、严重心动过缓，可导致冠脉灌注不足。此外，外周血管扩张使得左室容积减少，从而心排量减少。

二、填空题

1. 止痛完善；不明显影响心血管的代偿能力；无明显的心肌抑制；保持循环稳定；不促使心律失常和增加心肌氧耗量
2. 心肌供氧与需氧
3. 80；100
4. Ⅳ；Ⅲ
5. 365；180

三、名词解释

1. 是指收缩压高于250mmHg，持续1分钟以上的高血压状况。
2. 病人由于环境刺激、精神紧张所致的血压增高。

四、简答题

1. 缺血性心脏病人通常术前服用一种或两种以上的抗血小板药物，常用有三种：①环氧化酶抑制剂，如阿司匹林，能不可逆的抑制血小板的环氧化酶，通过减少血栓素 A_2（TXA_2）的合成，从而发挥其抗血栓作用，用于防止血栓栓塞性疾病，术前可不停药；②磷酸二酯酶抑制剂，如双嘧达莫，能抑制磷酸二酯酶，阻止 cAMP 的降解，抑制血小板的聚集和释放，联合用药后术前停药1周；③二磷酸腺苷与血小板 P_2Y_{12} 受体抑制剂，如氯吡格雷，能对 ADP 诱导的血小板聚集有较强的抑制作用，对胶原、凝血酶、血小板活化因子等诱导的血小板聚集有抑制作用，并可抑制血小板的释放，有一定的解聚作用，择期手术术前停药1周以上。
2. ①麻醉过程平稳，循环状态稳定，通气适度，要保持心肌供氧与需氧之间的平衡。麻醉深浅适度，将应激反应控制在适当水平，术中不出现知晓。②应根据病人的具体情况、预定手术范围、麻醉者的专业水平和条件进行麻醉选择。连续硬膜外阻滞可安全的应用于中、下腹部手术。为避免心血管方面的影响，局麻药中一般不加用肾上腺素。若病人心功能差、病情严重、手术复杂、术时冗长，会引起血流动力学波动明显，已采用全身麻醉气管插管为宜。③在全麻诱导中应尽量减轻气管内插管所致的心血管反应。④应注意各种全身麻醉药对血流动力学的影响均与剂量有关。⑤除维持呼吸道通畅外，应根据病人情况进行合理的通气，避免缺氧或二氧化碳蓄积。⑥输血输液适宜，保持适当的前负荷，避免血压明显波动。注意及时纠正电解质和酸碱平衡失常。⑦避免心律失常。一旦出现，除进行必要的对症处理外，主要应根据原因处理，否则难以收到良好效果。⑧个别手术由于不同的病理生理特点，麻醉时在血流动力学方面有不同的具体要求。⑨加强监测，及早发现问题并进行处理。

五、病例分析题

1. B

［解析］ASAⅡ级为合并轻度系统疾病的病人。

2. D

［解析］2级高血压为收缩压160～179mmHg或舒张压100～109mmHg。

3. C

［解析］2级高血压包含1～2个危险因素属于中危，该病人有：女性＞65岁、糖尿病2个危险因素。

4. B

［解析］该病人服用两联抗血小板药物，其中氯吡格雷应在术前停用至少1周，阿司匹林可保留不停药。

5. E

［解析］在麻醉中应避免使用对心血管系统影响明显的麻醉药物，氯胺酮对心血管中枢具有兴奋的作用，用药后表现为血压升高，心率增快，不宜用于冠心病病人。

6. B

［解析］过度通气 $PaCO_2$ 降低，可降低肺血管阻力，但可导致冠脉收缩或痉挛，不利于冠心病病人的麻醉管理。

（段云英　思永玉）

第二十章　神经外科手术的麻醉

【同步习题】

一、选择题

【A/型/题】

1. 对颅内高压的病人，不适宜的处理是
   A. 意识不清患者应维持其呼吸畅通
   B. 频繁呕吐患者予输液维持水电解质平衡
   C. 早期行病因治疗
   D. 必要时进行颅内压监测
   E. 便秘者行灌肠
2. 病人，男性，46 岁，因“右侧颞叶胶质瘤”拟于全身麻醉下行肿瘤切除术，术前已给予甘露醇，糖皮质激素降颅压治疗，下列补液哪一项不适合术中给予
   A. 乳酸钠林格氏溶液
   B. 5% 糖盐水
   C. 勃脉力
   D. 生理盐水
   E. 羟乙基淀粉溶液
3. 以下生理与病理性因素中不影响颅内压力变化的是
   A. 脑脊液动力学改变
   B. 脑组织血流改变
   C. 脑组织肿胀
   D. 颅骨的完整性
   E. 颅骨密度改变
4. 下列情况均不宜选择琥珀胆碱，除了
   A. 高钾血症　　B. 眼球穿通伤
   C. 饱胃　　D. 青光眼
   E. 颅内压增高
5. 下列哪种疾病不会引起颅内压增高
   A. 大脑额叶肿瘤　　B. 三叉神经痛
   C. 急性硬膜外血肿　　D. 梗阻性脑积水
   E. 颅内动脉瘤破裂
6. 使脑血流增加并会导致颅内压增高的静脉麻醉药是
   A. 依托咪酯　　B. 硫喷妥钠
   C. 氯胺酮　　D. 异丙酚
   E. 咪达唑仑
7. 致 ICP 升高的因素有
   A. $PaCO_2$ 升高　　B. PaO_2 升高
   C. 使用硫喷妥钠　　D. 血浆 pH 升高
   E. 使用甘露醇
8. ICP 测定时零点位置是
   A. 与床面相等　　B. 右心房水平
   C. 腋前线　　D. 外耳道水平
   E. 不需设零点
9. 下列在深麻醉下可能引起兴奋性脑电图改变麻醉药是
   A. 丙泊酚　　B. 七氟烷
   C. 异氟烷　　D. 恩氟烷
   E. 氯胺酮
10. 临床上最常用的降低颅内压的方法不包括
    A. 使用甘露醇静脉滴注
    B. 过度通气
    C. 脑室外引流
    D. 腰大池引流
    E. 使用肾上腺皮质激素
11. 肿瘤引起的颅内高压病人行手术时，$PaCO_2$ 应控制在下列哪个范围内效果最好
    A. 45～50mmHg　　B. 25～30mmHg
    C. 30～35mmHg　　D. 35～40mmHg
    E. 40～45mmHg
12. Glasgow 昏迷评分中，最高分和最低分分别为
    A. 18 分和 0 分　　B. 17 分和 0 分
    C. 16 分和 0 分　　D. 15 分和 3 分
    E. 14 分和 3 分
13. 对于后颅窝手术，下列哪种体位最易产生肺空气栓塞
    A. 头高脚低 15° 位
    B. 坐位
    C. 左侧卧位
    D. 右侧卧位
    E. 俯卧位
14. 脑血管的自动调节机制是指下列哪项时脑血流保持恒定
    A. 平均动脉压在 50～150mmHg 之间
    B. 平均动脉压在 80～160mmHg 之间

C. 平均动脉压在 40～140mmHg 之间
D. 平均动脉压在 50～120mmHg 之间
E. 平均动脉压在 60～180mmHg 之间

15. 下面哪项是检测静脉空气栓塞最敏感的方式
A. 脑电图
B. 胸前区多普勒
C. 经食管超声心动图
D. 右心房导管置入术
E. 食管内听诊器

16. 当 PaO_2 小于多少时，脑血流迅速增加，同时引起颅内压明显升高
A. 80mmHg　B. 70mmHg
C. 60mmHg　D. 50mmHg
E. 40mmHg

17. 下面不是神经外科手术病人麻醉药物选择的原则的是
A. 无脑血管扩张作用
B. 诱导快
C. 不增加颅内压
D. 停药后苏醒迅速
E. 半衰期短

18. 颅内压增高的昏迷病人，出现上呼吸道梗阻时应采取的措施是
A. 应用呼吸兴奋剂　B. 吸氧
C. 胃肠减压　D. 翻身、拍背、吸痰
E. 气管内插管

19. 重度颅内高压指的是颅内压高于
A. 20mmHg　B. 30mmHg
C. 40mmHg　D. 50mmHg
E. 10mmHg

【B/型/题】

A. 格拉斯哥昏迷评分 0～1 分
B. 格拉斯哥昏迷评分 3～4 分
C. 格拉斯哥昏迷评分 5～8 分
D. 格拉斯哥昏迷评分 9～12 分
E. 格拉斯哥昏迷评分 13～14 分

20. 意识障碍 20 分钟至 6 小时的创伤病人根据格拉斯哥昏迷评分进行伤情分型中度颅脑外伤的是
21. 创伤最严重的是

A. 动脉血氧分压增高
B. 动脉血二氧化碳分压降低
C. 两者均有
D. 两者均无

22. 脑血流量增加可引起
23. 脑血流量减少可引起

A. 甘露醇　B. 呋塞米
C. 地塞米松　D. 丙戊酸钠
E. 右美托咪定

24. 主要作用于髓襻升支粗段的是
25. 快速静脉滴注后 30～45 分钟作用达到高峰的是
26. 是临床上治疗脑水肿首选的糖皮质激素的是
27. 常被用于功能神经外科病人的术中镇静的是
28. 属于抗癫痫药的是

【X/型/题】

29. 下列哪些肌松药不会引起颅内压升高
A. 顺式阿曲库铵　B. 维库溴铵
C. 琥珀胆碱　D. 筒箭毒碱
E. 泮库溴铵

30. 降低 ICP 的措施有
A. 脱水利尿　B. 类固醇的应用
C. 过度通气　D. 头高脚低位
E. 使用硫喷妥钠

31. 关于颅脑手术，下列说法正确的是
A. 对所有行急性创伤性开颅术的病人，均应放置有创动脉监测
B. 垂体瘤分为有功能性和无功能性垂体瘤
C. 对于脑膜瘤的病人，术中极易出血，可使用控制降压技术
D. 对脊髓损伤的病人，诱导禁用琥珀胆碱
E. 对于后颅窝手术的病人，麻醉期间突然发生不明原因的 $P_{ET}CO_2$ 急剧下降，应高度怀疑静脉空气栓塞。

32. 对脑水肿有预防和治疗作用的药物是
A. 甘露醇　B. 呋塞米
C. 浓缩白蛋白　D. 地塞米松
E. 苯妥英钠

33. 颅脑外伤病人的特点有
A. 大部分为急诊
B. 反流误吸风险高
C. 常伴有颅内压升高
D. 临床上常用 Hunt-Hess 分级来评估颅脑外伤病人的严重程度
E. 可能伴随全身多器官系统的损伤

34. 下列哪几项措施可能有脑保护作用

A. 低温　　B. 控制血糖
C. 兴奋性氨基酸　　D. 兴奋性氨基酸拮抗剂
E. 巴比妥类药

35. 颅内高压的典型症状是
A. 头晕　　B. 头痛
C. 视乳头水肿　　D. 心率增快
E. 喷射性呕吐

二、名词解释

1. 颅内高压
2. 脑血管的自动调节机制
3. 脑灌注压

三、填空题

1. 正常人平卧位时脑内压力为________mmHg。
2. 颅内高压的典型症状是________、________和________。
3. 当动脉二氧化碳分压在________mmHg 范围内变动时，对脑血流的调节最敏感。
4. ________mmHg 为轻度颅内高压，________mmHg 为中度颅内高压，________mmHg 以上为重度颅内高压。
5. 脑血流量的变化受化学性调节的影响，与________成反比，与________成正比，二氧化碳分压在________内，对脑血流的调节最敏感。
6. 脑静息时平均耗氧量相当于全身氧耗量的________，脑能量来源主要依靠________提供能量。

四、简答题

1. 请简述颅内高压的处理。
2. 请简述如何选择神经外科手术病人麻醉药物。

五、病例分析题

病人，男，50 岁，既往体健，6 小时前从高处坠落，头部着地，伤后意识丧失，约 30 分钟后清醒，自述头痛，3 小时前再次出现意识丧失而急诊入院。查体血压 158/97mmHg，心率 57 次/分，呼吸规律，18 次/分，经鼻导管吸氧 SpO_2 92%，右眼有熊猫眼征，头颅 CT 提示“右额颞硬膜外血肿”，决定于全麻下行开颅血肿清除术。

1. 应采取什么插管方式？
2. 如何维持麻醉？
3. 术中输液原则有哪些？

【参考答案及解析】

一、选择题

【A/型/题】

1. E

[解析] 灌肠不可做，也不能让病人用力排便，以免颅内压骤然增高，可以用清泻剂来疏通大便。

2. B

[解析] 神经外科手术病人术中补液不宜选用含糖液。

3. E

[解析] 影响颅内压的因素有：①颅腔内容物的体积，如脑水肿、脑积水，脑血流量增加导致颅内压升高；②颅腔内占位性病变，如颅内血肿、脑脓肿、脑肿瘤；③颅腔容积，如狭颅症、颅底凹陷症。颅骨密度改变对颅腔内体积及颅腔容积均没有影响，所以不会影响颅内压的变化。

4. C

[解析] 严重创伤、大面积软组织损伤、眼球穿通伤、青光眼、高钾血症、颅内压增高和下运动神经元疾病的病人，一般应避免选择琥珀胆碱，以免引起血钾增高或原发症状加重。而饱胃病人需使用快速顺序诱导，可选用琥珀胆碱。

5. B

[解析] 除三叉神经痛外的其余疾病均可引起颅内压增高。

6. C

[解析] 依托咪酯、硫喷托纳、异丙酚、咪达唑仑均使脑血流量下降，唯有氯胺酮使脑血流增加。

7. A

[解析] 其他因素均导致 ICP 降低。

8. D

[解析] 右心房水平为测量血压的零点。

9. D

[解析] 恩氟烷的作用与异氟烷类似，但它在深麻醉时可能引起兴奋性脑电图改变，因此只能作为不具备异氟烷麻醉时的替代。

10. D

[解析] 在急性颅内压增高的情况下行腰穿释放脑脊液往往会引起脑疝。

11. B

12. D

[解析] Glasgow 昏迷评分对病人的睁眼、语言和体动反应 3 方面进行评估，最低为 3 分，最高为 15 分。

13. B

[解析] 坐位手术虽然有利于手术野的暴露、出血少等

优点，但因脑静脉压力降低而可能发生空气栓塞。
14. A
[解析] 此范围内血压对颅内压的影响较小。
15. C
[解析] VAE 的监测手段有：呼气末 CO_2 分压，胸前区多普勒和经食道超声心动图（TEE），TEE 是发现静脉空气栓塞最敏感的方法。
16. D
17. A
[解析] 吸入麻醉药有一定的脑血管扩张作用，但其作用可被过度通气所逆转。
18. E
[解析] 对昏迷的伴颅内压增高的病人要考虑做气管插管或气管切开术，保证呼吸道通畅的最好方法为气管内插管。
19. C

【B/型/题】

20. D
[解析] 格拉斯哥昏迷评分 9～12 分为中度颅脑外伤。
21. B
[解析] 格拉斯哥昏迷评分得分越低表示意识障碍程度越严重，其最低分为 3 分。
22. D
[解析] 动脉血氧分压增高可引起脑血流下降，动脉血二氧化碳分压降低同样导致脑血流减少。
23. C
[解析] 动脉血氧分压增高可引起脑血流下降，动脉血二氧化塘分压降低同样导致脑血流减少。
24. B
[解析] 呋塞米是主要作用于髓襻升支粗段的一种利尿剂。
25. A
[解析] 甘露醇是一种渗透性脱水剂，其作用 30～45 分钟达到高峰。
26. C
[解析] 地塞米松是治疗脑水肿首选的糖皮质激素。
27. E
[解析] 右美托咪定引起的镇静接近自然睡眠，且病人易于被唤醒，因此，它常被用于功能神经外科病人的术中镇静。
28. D
[解析] 丙戊酸钠是一种抗癫痫药物。

【X/型/题】

29. AB
[解析] 去极化肌松药琥珀胆碱由于产生肌颤，可导致颅内压短暂升高。非去极化肌松药筒箭毒碱可释放组胺，直接和间接扩张脑血管，增加脑血流量。泮库溴铵可引起动脉压升高，当病人脑血流量的自动调节功能受损时可致颅内压升高。顺式阿曲库铵和维库溴铵对脑血流和颅内压无明显影响，可安全地用于颅脑手术。
30. ABCDE
[解析] 脱水和利尿剂通过增加脑内水分的排出降低颅内压；肾上腺皮质激素能加强和调整血脑屏障功能，降低毛细血管通透性，减少脑脊液的产生，从而降低颅内压；过度通气通过使脑血管收缩，减少脑血管容积而降低颅内压；头高脚低位通过降低脑血流量而降低颅内压；硫喷妥钠可降低脑代谢率，收缩脑血管。
31. ABCDE
[解析] 以上描述均正确。
32. ABCD
[解析] 苯妥英钠是一种抗癫痫药，其对脑水肿无直接作用。
33. ABCE
[解析] 临床上常用 Hunt-Hess 分级来评估动脉瘤引起的蛛网膜下腔出血病人的严重程度。
34. ABDE
[解析] 兴奋性氨基酸可能加重脑损伤。
35. BCE
[解析] 头痛、喷射性呕吐和视乳头水肿为颅内高压的三联征。

二、名词解释

1. 健康成年人平卧位时颅内压为 5～15mmHg，超过该值上限就称为颅内高压。
2. 正常人平均动脉压虽然会有变化，但脑血流量几乎是恒定不变的，这种现象称为脑血管的自动调节机制，其调节范围为 50～150mmHg 之间。
3. 为平均动脉压与颅内压之差。

三、填空题

1. 1.5～15
2. 头痛；喷射性呕吐；视乳头水肿
3. 25～80
4. 15～20；20～40；40
5. 氧分压；二氧化碳分压；25～80mmHg
6. 20%；葡萄糖有氧氧化

四、简答题

1. ①利尿剂及渗透性脱水剂甘露醇；②皮质激素可降低毛细血管通透性，减少脑脊液产生；③过度通气：

颅内高压病人手术时，呼气末二氧化碳分压维持在25～30mmHg，以有效控制颅内压；④低温疗法：常用降温毯或头戴冰帽并配以冰袋置于大动脉处，以32～35℃为准；⑤脑室外引流：多用于严重急性脑外伤；⑥体位：采用头高脚低的原则。

2. 原则上应符合以下标准：①诱导快、半衰期短、蓄积少，不发生麻醉苏醒后二次抑制；②镇静镇痛作用强，无术中知晓；③不增加颅内压和脑代谢；④不影响脑血管对二氧化碳的反应性和脑血流，或至少不能使脑血流减少的幅度超过脑代谢减少的幅度；⑤不破坏血–脑屏障功能，无神经毒性；⑥临床剂量对呼吸抑制轻；⑦停药后苏醒迅速，无兴奋及术后精神症状；⑧无残余药物作用。

五、病例分析题

1. 经口气管插管。

［解析］颅脑外伤病人目前认为仍应以经口插管为主。在怀疑颅底骨折、严重面部骨折时尤其要避免经鼻插管。出现中耳腔出血、耳漏、乳突和眼周瘀斑时强烈怀疑颅底骨折，颅底骨折时经鼻腔插管有可能将污染物直接带入脑组织，因此应尽量避免。

2. 麻醉维持的原则是不增加颅内压、脑氧代谢率和脑血流，维持合理的血压和脑灌注压，提供脑松弛。静脉麻醉药除氯胺酮外都可收缩脑血管，而所有的吸入性麻醉药都可引起不同程度脑血管扩张和颅内压升高。因此，当颅内压明显升高和脑松弛不良时，宜采用静脉为主的麻醉方法，丙泊酚联合阿片类药物再辅以肌肉松弛药的应用一般可满足神经外科手术的要求，若使用吸入麻醉药，呼末浓度应小于1MAC。

3. 颅脑外伤病人多伴有不同程度的低血容量，但往往被代偿性的高血压状态所掩盖，由于这类病人术中往往需要输入较大量的液体，所以此时液体治疗不要仅以血压为指导，还要观察尿量和中心静脉压等的变化，尤其是伴有其他部位出血时。围术期高血糖对神经功能预后有不良影响，术中应给予不含糖的液体。

（车薛华　王英伟）

第二十一章　眼、耳鼻喉科手术的麻醉

【同步习题】

一、选择题

【A/型/题】

1. 眼压是眼内容物对眼球壁施加的均衡压力，正常眼内压约多少，高于多少为异常
A.（16±5）mmHg；22mmHg
B.（19±5）mmHg；22mmHg
C.（14±5）mmHg；30mmHg
D.（12±5）mmHg；20mmHg
E.（17±5）mmHg；28mmHg
2. 以下关于局部麻醉与眼压的描述，错误的是
A. 局部麻醉时对眼压无影响
B. 局部麻醉降低眼压
C. 局部麻醉是当药物剂量过大可导致眼压升高
D. 球后神经阻滞引起血管损伤时，对眼压无影响
E. 眼科手术的局部麻醉不会发生局麻药中毒
3. 以下关于全身麻醉与眼压的描述，错误的是
A. 麻醉过浅、血压升高会引起眼压增高
B. 呼吸阻力增加，二氧化碳蓄积会使眼压增高
C. 呛咳、躁动会使眼压增高
D. 引起颅内压增高的情况会使眼压下降
E. 头高位使眼压下降
4. 以下关于眼科手术时眼心反射的叙述，不正确的是
A. 眼心反射的发生且与受到的刺激强度及持续时间有关
B. 牵拉眼外肌、压迫眼球和眶内加压操作发生率最高
C. 术中缺氧、高二氧化碳血症发生率增高
D. 全麻过浅以及应用拟胆碱药发生率增高
E. 术前病人焦虑不安不影响眼心反射的发生
5. 眼心反射最常见的临床表现是
A. 房性早搏　　B. 心动过速
C. 心动过缓　　D. 心跳骤停
E. 室性早搏
6. 以下关于眼科手术麻醉前评估错误的叙述是
A. 眼科手术病人以婴幼儿、儿童及老年人多
B. 小儿病人需要评估发育情况
C. 婴幼儿和儿童可能伴有先天性疾病
D. 老年病人合并有高血压、糖尿病、冠心病等并不影响眼科手术麻醉
E. 评估眼科疾病是否为全身疾病的表现，并了解原发病情况
7. 关于眼科麻醉前用药的叙述，不正确的是
A. 眼科麻醉前用药以不影响 IOP 为原则
B. 麻醉前用药可使病人镇静，抑制腺体分泌，预防眼心反射，围术期恶心、呕吐
C. 可以用阿托品抗胆碱，抑制腺体分泌
D. 可以用东莨菪碱抗胆碱，抑制腺体分泌
E. 可以使用苯二氮䓬药物、镇痛药和止吐药
8. 以下关于眼科麻醉的选择，叙述错误的是
A. 眼科手术的麻醉方法包括局部麻醉、MAC 和全身麻醉
B. 能合作的成年人的外眼手术及简单的内眼手术可在局部麻醉下进行
C. MAC 麻醉为接受局部麻醉的病人提供清醒镇静，减轻病人焦虑情绪
D. 多数儿童及不能交流的、合作的成人和眼深部手术选择全身麻醉
E. 全身麻醉只能使用静脉麻醉
9. 关于眼科 MAC 的叙述，错误的是
A. 眼科 MAC 需要与局部麻醉配合使用，手术镇痛靠局部麻醉技术
B. 镇静越深越好
C. 镇静药物种类和剂量应个体化
D. 镇静过度术中呼吸抑制及循环不稳定
E. 预防术中眼心反射和恶心、呕吐
10. 以下关于眼科全麻时的注意事项，叙述错误的是
A. 眼底手术时，均可采用笑气（N_2O）进行麻醉
B. 麻醉诱导和苏醒期避免呛咳、躁动
C. 麻醉期间维持足够的麻醉深度，避免麻醉过浅
D. 面罩通气注意面罩位置，避免压迫眼睛
E. 术中预防缺氧和二氧化碳蓄积
11. 关于斜视矫正手术的麻醉特点，下列叙述不正确的是
A. 一般为小儿手术，可能合并先天性疾病

B. 手术时间短，注意麻醉药物使用
C. 眼心反射发生率低
D. 术后恶心、呕吐发生率高
E. 警惕恶性高热的发生

12. 以下关于白内障摘除术麻醉的叙述，不正确的是
A. 老年病人多，常合并心血管疾病
B. 小儿先天性白内障，常合并其他先天性疾病
C. 术中眼球制动，手术时间短，刺激小
D. 术中眼压不明显波动
E. 一般在局部麻醉和 MAC 下完成

13. 病人，男，5 岁，全麻行斜视矫正术时，突然心率从 85 次/分降至 50 次/分，正确的处理是
A. 继续手术
B. 减少麻醉药物使用
C. 暂停手术，给予阿托品
D. 不需处理
E. 加深麻醉

14. 病人，男，70 岁，拟在行白内障摘除术，麻醉前评估，既往有高血压、冠心病病史，心功能Ⅲ级，最合理的麻醉方式是
A. 局部麻醉　　B. 全身麻醉
C. MAC　　D. 全身麻醉+局部麻醉
E. 球后神经阻滞

15. 以下关于耳鼻喉科手术麻醉的叙述，不正确的是
A. 耳鼻喉科手术中，麻醉医师与手术医师常常共用气道
B. 手术时，麻醉医师把处理气道的优先权交给手术医师
C. 术中，麻醉医师远离气道，管理气道困难
D. 术中，手术医师操作容易引起气管导管移位或者脱落
E. 术中，只要麻醉医师监护及时，就可以避免一切气道意外

16. 耳鼻喉科手术麻醉时，关于气道管理的叙述不正确的是
A. 耳鼻喉科手术病人困难气道发生率高
B. 麻醉医师应遵循困难气道处理原则
C. 病变累及上呼吸道，常在术前就存在不同程度的困难气道
D. 手术操作也会造成气道损伤，造成通气困难
E. 耳鼻喉科术后待病人清醒，尽快拔管

17. 耳鼻喉科区别其他科室手术病人的术前访视重点是
A. 病变累及气道情况
B. 禁食情况
C. 血液检验
D. 心功能
E. 肺功能

18. 病人，男，28 岁，拟在全麻下行鼻中隔矫正术，既往有过敏性鼻炎 10 年。麻醉诱导，插管后发生严重的支气管痉挛，请问引起支气管痉挛的最可能的原因是
A. 暴力插管　　B. 病人既往有哮喘病史
C. 导管未润滑　　D. 喉镜过深
E. 其他原因

19. 病人，男，50 岁，因鼻出血急诊入院，拟在全身麻醉下行鼻出血止血鼻中隔偏曲矫正术。既往体健，无特殊疾病病史，术前检查心率 105 次/分，血压 95/56mmHg，其他无特殊。麻醉诱导时，呕出大量咖啡色胃内容物，遂紧急插管。其原因可能是
A. 胃出血　　B. 术前曾食用动物血制品
C. 鼻出血吞入　　D. 食用隔夜食物
E. 其他原因

20. 以下关于耳鼻喉科手术麻醉前用药的叙述，不正确的是
A. 吗啡类用药不主张应用于鼻咽喉手术病人
B. 气道阻塞病人，可以使用镇静药
C. 抗胆碱药可以使用
D. 耳科手术术前应用止吐药
E. 鼾症病人禁用镇静药

21. 以下关于耳科手术体位对病人影响的描述，不正确的是
A. 病人头常偏于一侧，术中注意维持气道通畅
B. 病人头偏向健侧，避免头颈部过伸，头过度扭转
C. 一般将头部抬高，增加静脉回流，减少出血
D. 麻醉状态下，转动头时防止压迫血管神经级寰枢关节脱位
E. 应用喉罩时，体位变化对喉罩无影响

22. 关于耳科手术麻醉的叙述，不正确的是
A. 耳郭及外耳道手术可在局部麻醉下进行
B. 内耳手术需要在全麻下进行
C. 麻醉方式可以静脉麻醉、吸入麻醉和静吸复合麻醉
D. 面神经减压术时，进行神经监测时应减少肌松剂的使用
E. 笑气应用于耳科手术时，无禁忌

23. 关于小儿扁桃体手术麻醉的叙述，不正确的是
A. 很多小儿常合并腺样体肥大，阻塞气道

B. 术前常存在上呼吸道感染
C. 术前用药，镇静过度，可引起较严重的呼吸困难
D. 常规麻醉诱导，无特殊处理
E. 术中防止其导管脱出

24. 关于行悬雍垂咽腭成形术的麻醉，下列叙述不正确的是
A. 病人常合并睡眠呼吸暂停
B. 术前用药可使用镇静药和抗胆碱药
C. 麻醉时主张慢诱导，保留自主呼吸
D. 病人长期缺氧，可能合并高血压、冠心病等
E. 术毕延迟拔管，预防不良事件

25. 下列不属于声带手术麻醉注意事项的是
A. 气管插管时选择小号的气管导管
B. 因手术时间短，术中需维持较浅的麻醉
C. 术中加强监测，防止缺氧和迷走反射
D. 部分声带手术需要保留自主呼吸，可通过吸入麻醉完成
E. 术后待病人的保护性反射完全恢复后，再拔出气管导管

26. 病人，男，70 岁，拟在全麻下喉癌根治术，关于麻醉的叙述不正确的是
A. 术前注意病人的内科合并症，如高血压、糖尿病等
B. 麻醉前一般行气管造口术
C. 经气管造口行气管插管时，注意局部麻醉，不良刺激引起的循环波动
D. 手术操作时，可引起颈动脉窦反射
E. 手术时损伤大血管，不会引起空气栓塞

27. 以下关于小儿支气管异物取出术麻醉处理，不正确的是
A. 小儿合作性差，需要开放静脉通路
B. 麻醉时一定要保留患儿呼吸
C. 术前可使用抗胆碱药，术中预防迷走反射
D. 术中可使用高频喷射呼吸机通气
E. 术中损伤气道黏膜或气管，术后可更换气管导管，维持机械通气

28. 病人，女，22 岁。在全麻下行鼻中隔矫正术。手术医生进行鼻内注射血管收缩药时，病人的心率增快至 110 次/分，收缩升高至 140mmHg。最可能的原因为
A. 局部注射肾上腺素吸收入血
B. 麻醉过浅
C. 二氧化碳蓄积
D. 病人因素
E. 其他原因

29. 病人，男，71 岁。拟在全麻下行鼻腔肿瘤切除术，病人因鼻咽癌多次入院放疗。查体：双下颌关节僵硬，张口困难，头颈部强直。关于麻醉预案的叙述，不正确的是
A. 术前评估病人的心肺功能
B. 通过 CT 和纤维喉镜了解气道情况
C. 病人张口困难，制定详尽的困难气道处理方案
D. 必要时进行有创气道
E. 可经鼻进行常规诱导插管

30. 病人，男，30 岁。拟在全麻下行悬雍垂咽腭成形术，手术后病人清醒，肌力 3 级，拔出气管导管，此时，氧饱和度下降，病人面色发绀。此时关于病因和麻醉处理，不正确的是
A. 病人出现呼吸抑制，呼吸困难
B. 紧急面罩加压通气
C. 紧急气管插管
D. 吸氧即可改善
E. 该类手术病人应延迟拔管

（31～33 题共用题干）

患儿，男，3 岁。术前诊断双眼斜视，拟行斜视矫正术。术前检查和查体无特殊。

31. 该手术最合适的麻醉方式是
A. 局部麻醉
B. MAC
C. 全身麻醉
D. 局部麻醉+全身麻醉
E. 以上均不对

32. 术中手术医生牵拉眼肌时，患儿出现心率减慢，首先考虑的原因是
A. 麻醉过深
B. 过度通气
C. 眼心反射
D. 阿片类药物用量过大
E. 以上均不是

33. 出现上述情况后的正确处理措施为
A. 减浅麻醉
B. 减少通气量
C. 暂停手术，给予阿托品
D. 给予纳洛酮
E. 以上均不是

【X/型/题】

34. 围术期眼压的主要影响因素是
A. 眼球外部受压
B. 巩膜张力增加
C. 眼内容物改变
D. 麻醉因素
E. 其他疾病影响

35. 全身麻醉时以下哪些情况会引起眼压升高
A. 麻醉过浅　B. 血压升高
C. 呼吸阻力增加　D. 血中二氧化碳升高
E. 呛咳
36. 眼科手术时眼心反射最常见的诱发因素是
A. 眼球受压　B. 眼外肌被牵拉
C. 全麻过浅　D. 眶外手术
E. 病人术前焦虑不安
37. 下列关于眼心反射的预防处理的描述，正确的是
A. 维持适宜麻醉深度
B. 保持正常的二氧化碳分压
C. 眼肌相关操作时动作轻柔
D. 发生 OCR 时暂停手术
E. 发生时静脉给予阿托品或局麻药浸润眼外肌
38. 下列关于眼科手术麻醉前评估的叙述，正确的是
A. 眼科病人局部用药和全身用药可能对麻醉手术产生影响，应充分了解用药情况
B. 眼科用药（如去氧肾上腺素、肾上腺素）可进入鼻泪管，经黏膜迅速吸收，产生全身反应
C. 毛果芸香碱滴眼液可导致心动过缓和分泌物增加
D. 抑制房水分泌的药物可导致电解质紊乱和酸中毒
E. 抗胆碱酯酶药可延长琥珀胆碱的作用时间
39. 下列关于眼科手术麻醉的叙述，正确的是
A. 局部麻醉对眼压影响小，术后发生恶心、呕吐少，利于术后康复
B. MAC 麻醉时，手术镇痛靠局麻技术
C. 全身麻醉时麻醉药物选择不影响 IOP 的药物
D. 全身麻醉可选择全凭静脉麻醉、吸入麻醉和静吸复合麻醉
E. 术中预防眼心反射的发生
40. 病人，男，70 岁，拟在全麻下行白内障摘除术，关于麻醉前评估，需要做以下哪些准备
A. 病人是否合并高血压、糖尿病、冠心病和慢性肺部疾病
B. 病人的心功能、肺功能
C. 病人的精神情况和认知情况
D. 病人眼科局部用药情况
E. 病人全身用药情况
41. 以下关于耳鼻喉科手术麻醉的叙述，正确的是
A. 麻醉时，经常复合控制性降压技术
B. 耳鼻喉科手术时常加入肾上腺素，可引起心律失常
C. 耳科手术时应避免使用 N_2O
D. 激光手术时，警惕激光引起的意外损伤
E. 喉罩在耳鼻喉科麻醉中也可应用
42. 耳鼻喉科病人术前访视气道内容包括
A. 通过间接喉镜和 CT 了解病变累及气道情况
B. 了解气管切开史、既往气管插管情况以及头颈部化疗史
C. 通过血气，肺功能了解呼吸困难的类型
D. 合并哮喘的病人，了解病人哮喘发作情况，用药情况
E. 急诊病人，了解外伤损伤部位，气道受阻情况，是否有颅底骨折
43. 病人，男，20 岁，因扁桃体摘除术后出血，拟在全麻下行扁桃体术后止血术。术前应进行以下哪些麻醉前准备
A. 急查血红蛋白和红细胞比容
B. 按饱胃病人麻醉处理
C. 麻醉诱导时尽量清除口腔积血
D. 积极补充血容量
E. 术后减少呛咳和躁动
44. 下列关于镫骨植入术或鼓膜成形术的麻醉叙述，正确的是
A. 采用全身麻醉
B. 麻醉可选择静脉麻醉、吸入麻醉和静吸复合麻醉
C. 术中采用头低位
D. 避免拔管后正压通气
E. 可选用喉罩通气
45. 以下关于鼻腔和鼻窦手术麻醉的叙述，正确的是
A. 术中使用收缩鼻黏膜的药物，常引起病人循环波动
B. 鼻息肉病人常合并过敏性鼻炎或哮喘，术前进行抗过敏治疗，围术期注意气道高反应
C. 鼻咽癌有放疗病史的，注意张口困难
D. 术中可采用控制性降压技术减少术中出血
E. 苏醒期注意鼻腔出血，防止误吸
46. 咽部手术常见并发症有
A. 喉痉挛　B. 气道梗阻
C. 呕吐、误吸　D. 疼痛
E. 咽部出血、水肿
47. 支气管异物取出麻醉处理要点包括
A. 一般为小儿急诊手术，注意病人禁食情况
B. 常规使用抗胆碱药
C. 麻醉药物一般选择丙泊酚复合氯胺酮麻醉

D. 使用硬支气管镜时，可进行表面麻醉

E. 术毕严密监测患儿，待保护性反射完全恢复才回病房

48. 病人，男，68 岁。在全麻下行声带息肉摘除术。置入支撑喉镜时，心率下降至 46 次/分，此时正确的处理为

A. 暂停手术

B. 使用阿托品

C. 使用局部麻醉药进行表面麻醉

D. 加深麻醉

E. 继续手术

二、名词解释

1. 眼压

2. 眼心反射

三、填空题

1. 眼科手术选择的麻醉方式包括________、________和________。

2. 耳鼻喉科手术为减少术野出血，常在局麻药中加入肾上腺素，术中可能诱发________。

四、简答题

简述喉部激光手术发生燃爆的处理措施。

五、病例分析题

患儿，女，2 岁，因“支气管异物”入院，拟行支气管异物取出术。体格检查：患儿哭闹，难配合。呼吸急促，右侧肺部听诊呼吸音弱。

1. 根据病情，请简述麻醉方案。

2. 若术中异物位置较深，不易取出，应给予如何处置？

3. 若异物不易取出，耗时较长，损伤了气道和支气管黏膜。该如何处理？

【参考答案及解析】

一、选择题

【A/型/题】

1. A

[解析] 眼压是眼内容物对眼球壁施加的均衡压力，正常眼内压为（16±5）mmHg，高于 22 mmHg 为异常。

2. C

[解析] 局部麻醉药物剂量过大导致对眼球直接的压力而 IOP 增高。

3. D

[解析] 全身麻醉时，麻醉过浅、血压升高、呛咳、躁动、头低位，以及任何引起颅内压增高的情况均可使 IOP 升高。

4. E

[解析] 眼心反射最常见的诱因是眼球受压和眼肌被牵拉，且与受到的刺激强度及持续时间有关。牵拉眼外肌、压迫眼球和眶内加压操作发生率最高。术前病人焦虑不安、全麻过浅、缺氧、高二氧化碳血症以及应用拟胆碱药发生率增高。

5. C

[解析] 眼心反射最常见临床表现是心动过缓。

6. D

[解析] 老年患者合并有高血压、糖尿病、冠心病等全身性疾病，应认真评估脏器功能是否能耐受手术麻醉。眼科手术全身麻醉时对心肺功能的要求和其他手术一样需进行术前评估。

7. D

[解析] 东莨菪碱影响 IOP 严重，故禁用。

8. E

[解析] 眼科全身麻醉可以使用全凭静脉麻醉、吸入麻醉和静吸复合麻醉。

9. B

[解析] MAC 时，无论使用何种镇静药，维持适宜的镇静深度最为关键，不是越深越好。

10. A

[解析] 眼底手术为保持眼压，需向玻璃体注入混合惰性气体，N_2O 可渗入此混合气体，使其迅速膨胀，促使 IOP 升高；如果同时伴有血压降低，则影响视网膜血供。当停用 N_2O 后渗入眼内的 N_2O 又重新进入血液，导致眼压下降，手术失败。

11. C

[解析] 小儿的斜视矫正手术眼心反射发生率高。

12. D

[解析] 术中眼压会突然升高。

13. C

[解析] 病人发生了眼心反射，应暂停手术，给予阿托品。

14. C

[解析] 病人病情复杂，合并症多，选择 MAC 最为合理。

15. E

[解析] 术中，需要麻醉医师和手术医师及时沟通，才能尽量减少气道意外的发生。

16. E

[解析] 耳鼻喉科手术后，待病人完全清醒后，评估气道情况，才可拔管。

17. A

[解析] 耳鼻喉科病人的术前访视除了正常关注外，重点关注累及气道情况，是否存在困难气道。

18. B

[解析] 过敏性鼻炎病人常合并支气管哮喘。

19. C

[解析] 鼻出血病人，因血量大，常常吞入胃内。无法判断失血量，可通过临床表现和实验室检查明确。

20. B

[解析] 气道阻塞病人术前慎用镇静药，严重阻塞者禁用镇静药。

21. E

[解析] 耳科手术，转动头时，经常会影响喉罩的位置，要避免喉罩位移，影响通气。

22. E

[解析] 麻醉期应避免使用高浓度笑气，笑气会引起中耳压力增加。

23. D

[解析] 小儿扁桃体肥大，尤其Ⅲ度，可阻塞气道造成困难通气，所以麻醉诱导期，备好紧急气道处理方案。

24. B

[解析] 行悬雍垂腭咽成形术的成人常合并睡眠呼吸暂停和通气困难，术前禁用镇静药，全麻时主张慢诱导，保留自主呼吸，纤维支气管镜或其他可视喉镜气管插管。此类病人常伴高血压、冠心病等内科疾病，术前应进行治疗，术毕延迟拔管，防止不良事件。

25. B

[解析] 声带手术虽然短，但刺激强，需要较深的麻醉深度。

26. E

[解析] 麻醉前一般行气管造口术，手术操作时，可引起颈动脉窦反射，手术时损伤大血管，可引起空气栓塞。

27. B

[解析] 手术时间短，可以不适用肌松剂，但使用肌松剂可以加深麻醉，加快异物取出。

28. A

[解析] 鼻腔手术时，局部注射肾上腺素收缩血管，减少出血，有时会引起心律失常，血压升高。

29. E

[解析] 病人张口困难，头颈部活动受限，需要保留自主呼吸下行气管插管。

30. D

[解析] 该类病人，合并鼾症，病情可能并不单一，应术后应延迟拔管，一旦发生于意外，简单的吸氧无法改善。

31. D；32. C；33. C

[解析] 小儿不配合，所以选择全麻，进行局部麻醉后，可以减少眼心反射的发生。手术医师进行牵拉肌肉和压迫眼球时容易发生眼心反射，发生眼心反射，正确的处置为，暂停手术，使用阿托品。

【X/型/题】

34. ABC

[解析] 围术期对 IOP 的影响多为一过性的，主要因素：①眼球外部受压；②巩膜张力增加；③眼内容物改变。

35. ABCDE

[解析] 全身麻醉时麻醉过浅、血压升高、呛咳、躁动、头低位，以及任何引起颅内压增高的情况均可使 IOP 升高。

36. AB

[解析] 眼心反射最常见的诱因是眼球受压和眼肌被牵拉。

37. ABCDE

[解析] 眼心反射预防与处理：维持适宜麻醉深度，保持正常的二氧化碳分压；眼肌相关操作时动作轻柔；发生眼心反射时暂停手术，静脉给予阿托品或局麻药浸润眼外肌。

38. ABCDE

[解析] 眼科病人局部用药和全身用药可能对麻醉手术产生影响，眼科用药（如去氧肾上腺素、肾上腺素）可进入鼻泪管，经黏膜迅速吸收，产生全身反应，毛果芸香碱滴眼液可导致心动过缓和分泌物增加，抑制房水分泌的药物可导致电解质紊乱和酸中毒，抗胆碱酯酶药可延长琥珀胆碱的作用时间。

39. ABCDE

[解析] 局部麻醉对眼压影响小，术后发生恶心、呕吐少，利于术后康复； MAC 麻醉时，手术镇痛靠局麻技术，同时辅助镇静。

40. ABCDE

[解析] 老年病人行眼科手术，麻醉前评估应评估病人的心肺功能、全身的合并症、用药情况，有些药物和麻醉药物之间有相互作用；同时眼科的局部用药情况也需了解，同样眼科用药对老年病人的循环系统较大。

41. ABCDE

[解析] 耳鼻喉科手术时，经常采用复合控制性降压技术减少出血；为了减少出血，手术医师加入肾上腺素，

可引起心律失常；因笑气进入中耳速度快于氮气，导致中耳压力升高，故术中禁用笑气；激光手术时容易损伤非靶组织；弯曲喉罩在耳鼻喉科手术中也得到应用。

42. ABCDE

［解析］择期手术病人，可通过间接喉镜和 CT 了解病变累及气道情况；了解气管切开史、既往气管插管情况以及头颈部化疗史，以上情况可造成困难气道；呼吸困难病人可通过血气、肺功能了解呼吸困难的情况；过敏性鼻炎的病人常合并哮喘，了解病人哮喘发作情况、用药情况，防止术中发作引起严重支气管痉挛；急诊有颅底骨折，存在脑脊液漏病人，禁止行鼻腔插管。

43. ABCDE

［解析］扁桃体术后出血，由于病人吞入，无法估计失血量，需要根据血红蛋白和红细胞比容进行估算。同时，积极补充血容量，术后防止呛咳和躁动，减少再次出血风险。

44. ABDE

［解析］镫骨植入术或鼓膜成形术为减少植入物位移或其他耳内重建结构改变，应避免苏醒期病人躁动、呛咳及拔管后正压通气，可使用喉罩，减少术后因拔管产生的不良刺激。术中常采用头高位。

45. ABCDE

［解析］预防鼻黏膜收缩药（肾上腺素等）影响病人心律和血压；合并过敏性哮喘病人，术前抗过敏治疗，围术期注意气道的高反应；放疗病人预防张口困难等困难气道；使用控制性降压技术，减少出血；苏醒平稳，预防术后出血，减少误吸。

46. ABCDE

［解析］咽部手术常见并发症有喉痉挛、气道梗阻、呕吐及误吸；延迟并发症有出血、咽部水肿、疼痛等。

47. ABCDE

［解析］大多为急诊小儿手术，术前准备不充分，患儿多存在呼吸困难、缺氧、二氧化碳蓄积，甚至心功能衰竭。同时注意麻醉按饱胃处理；常规使用抗胆碱药，防止迷走反射，减少分泌物；小儿合作差，术前需要开放静脉通路；麻醉药物一般可选择丙泊酚复合氯胺酮或阿片类，吸入麻醉，根据情况可以选择使用肌松剂；可进行表面麻醉，减少气管痉挛；可通过硬质支气管镜链接高频喷射呼吸机通气。预防二氧化碳蓄积和迷走反射；术毕，待患儿意识、呼吸、保护性反射完全恢复才返回病房；若术中损伤气道黏膜或气管、支气管黏膜出现水肿，术后更换导管，维持机械通气，延迟拔管。

48. ABCD

［解析］该病人发生了迷走反射，正确的处理包括暂停手术、使用阿托品、使用局部麻醉药进行表面麻醉、加深麻醉。

二、名词解释

1. 眼压（IOP）是眼内容物对眼球壁施加的均衡压力，正常眼内压为（16±5）mmHg，高于 22 mmHg 为异常。
2. 眼心反射（OCR）是指在眼科手术及操作过程中因刺激眼球或眼部组织，导致的一系列心脏不良反应。最常见临床表现是心动过缓。最常见的诱因是眼球受压和眼肌被牵拉，且与受到的刺激强度及持续时间有关。

三、填空题

1. 局部麻醉；MAC；全身麻醉
2. 心律失常

四、简答题

①防止气道内燃烧，使用特制导管；②若发生燃爆，立即停止使用激光，停止供氧，终止麻醉；③更换导管或改用口咽通气道面罩吸入纯氧；④采用冷生理盐水冲洗咽部；⑤采取头高位减轻局部水肿；⑥根据灼伤程度决定是否行低位气管造口术，维持机械通气。

五、病例分析题

1. ①小儿合作差，术前需要开放静脉通路；②选择丙泊酚氯胺酮麻醉；③术毕待患儿意识、呼吸、保护性反射完全恢复返回病房。

［解析］患儿支气管异物，术前难配合，开放静脉，术中可用丙泊酚氯胺酮麻醉，注意呼吸指标。术毕待患儿意识、呼吸、保护性反射完全恢复返回病房。

2. 使用肌松剂，可通过硬质支气管镜连接高频喷射呼吸机通气。术毕进行气管插管，待患儿意识、呼吸、保护性反射完全恢复返回病房。

［解析］当异物不易取出、耗时较长时，需要使用肌松剂，更利于异物取出，同时，改善患儿通气情况，减少二氧化碳蓄积和缺氧。

3. 手术结束后更换合适气管导管，维持机械通气，延迟拔管。同时，注意抗感染、解痉及预防心衰等措施。

［解析］损伤支气管后，患儿容易出现肺部感染，气道痉挛水肿，严重者出现心衰。所以，手术结束后更换合适气管导管，维持机械通气，延迟拔管。同时，注意抗感染、解痉及预防心衰等治疗措施。

（张晓东　李　洪）

第二十二章　口腔颌面外科病人的麻醉

【同步习题】

一、选择题

【A/型/题】

1. 口腔颌面部最常见的先天性畸形为
   A. 先天性唇裂　　B. 先天性腭裂
   C. 先天性唇腭裂　　D. 先天性小颌畸形
   E. 先天性上颌骨畸形
2. 下列因素中哪项不是口腔颌面外科麻醉特点
   A. 小儿、老年病人多
   B. 术中多需良好的肌松
   C. 常有张口困难
   D. 手术失血多
   E. 常需鼻插管
3. 导致口腔颌面外科手术麻醉死亡的因素中，哪种因素的比例最高
   A. 呼吸道并发症　　B. 心血管意外
   C. 肾功能衰竭　　D. 心跳骤停
   E. 肝功能衰竭
4. 下列疾病已引起气道困难，进而增加气管插管的难度，除外
   A. 颞下颌关节僵直
   B. 阻塞性睡眠呼吸暂停综合征
   C. 小颌畸形
   D. 上颌窦骨折
   E. 巨舌
5. 以下综合征中常合并有口腔颌面畸形，除外
   A. Klippel-Trenaunay 综合征
   B. Apert 综合征
   C. GoldenHar 综合征
   D. Treacher-Collin 综合征
   E. Robin 综合征
6. 引起阻塞性睡眠呼吸暂停综合征的最重要原因是
   A. 肿瘤侵犯口底或舌根
   B. 下颌骨退缩
   C. 颞下颌关节强直
   D. 肥胖造成的咽周围脂肪沉积
   E. 上呼吸道狭窄
7. 阻塞性睡眠呼吸暂停综合征严重者将造成慢性缺氧和二氧化碳蓄积，最终导致哪个部位的明显病变
   A. 中枢神经系统　　B. 心血管系统
   C. 肝脏病变　　D. 肾脏病变
   E. 心肺病变
8. 口腔颌面外科手术出血较多，为有效减少术区出血，麻醉医生会往局麻药中加入肾上腺素，那么所加的肾上腺素的浓度一般为
   A. 1:（20000～40000）
   B. 1:（2000～4000）
   C. 1:（200000～400000）
   D. 1:（2000000～4000000）
   E. 1:（50000～200000）
9. 术前给病人行眶下神经阻滞麻醉，注射局麻药后出现头晕、胸闷、面色苍白、全身冷汗、四肢厥冷无力、脉快而弱、恶心、呼吸困难，甚至意识丧失，多为
   A. 过敏反应　　B. 晕厥
   C. 中毒　　D. 休克
   E. 全脊髓麻醉
10. 缓解颌面外科术后疼痛最常用的方法是
    A. 使用麻醉性镇痛药
    B. 神经阻滞
    C. 射频热疗
    D. 电刺激
    E. 针刺疗法
11. 减少颌面外科术中出血的方法，除外
    A. 麻醉平稳，预防呛咳
    B. 抬高手术部位
    C. 控制性降压
    D. 低温麻醉
    E. 结扎一侧颈外静脉
12. 下牙槽、舌神经行局部麻醉后数周神经支配区麻木可能原因是
    A. 注射区血肿　　B. 注射区肿瘤
    C. 神经损伤　　D. 注射区折断
    E. 注射区水肿
13. 上牙槽后神经阻滞麻醉后即出现患侧面部肿胀的

可能原因是

A. 感染　B. 腮腺导管阻塞
C. 局麻药过敏　D. 翼静脉丛损伤
E. 局麻药注射过量

14. 正常寰枕关节可以伸展

A. 15°　B. 25°
C. 35°　D. 45°
E. 超过 50°

15. 下列关于口腔颌面外科手术的特点和麻醉处理中，错误的是

A. 手术视野小
B. 手术时间长
C. 需要手术视野清晰的手术，应行控制性降压
D. 应使用时间较长的地西泮和氟哌利多类药物
E. 最好采用管壁带细金属丝或尼龙丝做管壁支架的气管导管

16. 口腔肿瘤联合根治术一般使用下列哪种麻醉方法

A. 静吸复合全身麻醉
B. 全凭静脉麻醉
C. 吸入麻醉
D. 基础麻醉
E. 以上都不是

17. 口腔颌面外科手术麻醉的主要困难是

A. 出血　B. 误吸
C. 导管脱落　D. 应激反应
E. 插管困难

18. 有关口腔颌面外科病人术前的气道评估，错误的是

A. 正常成人颈部完全伸展时，甲颏间距应大于 6.5cm
B. Mallampati 试验中仅见软腭和悬雍垂根部为气道分级Ⅱ级
C. 在张口度检查中，上下门齿间距为 2.5cm，为轻度张口受限
D. 对于 Pierre-Robin 综合征等存在小颌畸形的综合征病人，要做好困难气管插管的准备
E. 在进行术前气道评估时，不仅要进行完善的体格检查，还要细心地采集相关的病史

19. 小颌畸形但开口度基本正常，病人可采用快速诱导插管，最常见的插管困难是

A. 器官偏移中线
B. 声门狭窄
C. 咽腔部缩小、声门位置高
D. 上呼吸道狭窄并移位
E. 舌体肥大阻碍视野

20. 小儿喉水肿一般在术后多长时间内发生

A. 8 小时　B. 16 小时
C. 26 小时　D. 32 小时
E. 48 小时

21. 颞下颌关节强直完全不能张口的病人，最安全可靠的器官内插管方法是

A. 快诱导插管　B. 慢诱导插管
C. 清醒盲探插管　D. 清醒纤支镜下插管
E. 全麻下盲探插管

22. 下列需选用鼻腔插管的手术是

A. 上颌骨手术　B. 下颌骨手术
C. 上颌窦手术　D. 下颌窦手术
E. 腮腺手术

23. 口腔颌面部手术采用气管内插管全麻者，拔管时机是

A. 手术后立即拔除
B. 血压、心率、脉搏正常即可拔除
C. 病人完全清醒并吸净气管内分泌物后拔除
D. 只要器官内无分泌物，任何时候均可拔除
E. 潮气量恢复正常即可拔管

24. 下列情况优先使用清醒气管插管，除外

A. 面颊部缺损　B. 颞下颌关节强直
C. 舌体巨大血管瘤　D. 小颌畸形
E. 全面部骨折伴口内有多处开放性伤口

25. 有关气管导管的固定，下列说法错误的是

A. 口腔颌面手术中，手术操作及头部位置的移动易使气管导管移位
B. 气管导管的移位虽然可能会导致喉水肿，但进入另一侧支气管的可能性不大
C. 麻醉医师在插管并记录下导管距门齿的刻度后应该立即固定导管
D. 可用缝线将导管固定于鼻翼、口角等处
E. 经口插管比经鼻插管难固定

26. 下列不适合降压的是

A. 头颈肿瘤联合根治
B. 颌骨畸型矫治术
C. 上颌骨切除术
D. 休克病人
E. 腭裂整复术

27. 控制性降压后下列哪项易致意外发生

A. 镇静不充分　B. 镇痛不足
C. 体位改变　D. 保温不足
E. 吸氧

28. 控制性降压最易发生的并发症是

A. 器官缺血　　B. 心跳骤停
C. 术后出血　　D. 呼吸衰竭
E. 肾功能衰竭

29. 关于控制性降压的描述，哪项是错误的
A. 在满足手术的前提下，尽可能维持较高血压
B. 降压幅度一般以收缩压的值不低于原收缩压的70%为准
C. 手术主要步骤结束后应立刻停止降压
D. 健康成人降压时间不应超过10分钟
E. 降压过程应严密监测

30. 口腔颌面部手术术后出现严重的喉头水肿，需要采取的急救措施是
A. 气管切开　　B. 鼻导管吸氧
C. 将舌牵出口外　　D. 俯卧位
E. 紧急气管插管

【B/型/题】

A. 腮腺肿瘤　　B. 鼻中隔偏曲
C. 下颌骨骨折　　D. 脑脊液漏
E. 喉头黏膜下血肿　　F. 上颌窦癌

31. 上述情况中，适合用经口气管插管的是
32. 上述情况中，适合用经鼻气管插管的是

【X/型/题】

33. 小儿口腔颌面外科手术病人有哪些病情特点
A. 多为肿瘤性疾病
B. 易出现上呼吸道梗阻
C. 术中出血多
D. 不宜实施早期手术
E. 耐受手术能力差

34. 老年口腔颌面外科手术病人有哪些病情特点
A. 耐受手术麻醉的能力降低
B. 恶性肿瘤多见
C. 易出现呼吸道并发症
D. 合并症多见
E. 苏醒延迟

35. 口腔颌面外科手术全麻的特点包括
A. 手术失血较少
B. 小儿、老年病人比例高
C. 维持气道通畅比较困难
D. 麻醉与手术相互干扰比较少
E. 麻醉恢复期呼吸道并发症多

36. 口腔颌面外科手术麻醉经鼻气管插管会有下列哪些并发症
A. 鼻骨骨折　　B. 咽喉黏膜离断
C. 鼻中隔血肿　　D. 鼓室积血
E. 鼻窦炎

37. 下述各项哪些是经鼻插管的禁忌证
A. 脑脊液漏
B. 腭裂
C. 上颌骨骨折合并颅底骨折
D. 下颌骨骨折
E. 鼻道畸形

38. 口腔颌面外科外伤病人在出现下列哪些情况时应在术前做好气管切开
A. 口、鼻、咽部有活动性出血
B. 咽喉部软组织肿胀，声门未被掩盖住
C. 出血上呼吸道梗阻无法维持通气
D. 合并严重颈椎损伤出现截瘫而需长时间呼吸支持者
E. 术后需较长时间留置气管导管者

39. 下列哪些因素可引起呼吸道梗阻
A. 超过半侧的下颌骨切除
B. 口底巨大肿瘤
C. 全麻清醒不够拔管
D. 术后分泌物滞留
E. 特殊包扎固定

40. 口腔颌面手术后，可因舌后坠、血肿压迫等多种因素致呼吸道梗阻，主要预防措施有
A. 病人有清醒迹象时立即拔管
B. 舌部缝根丝线，必要时牵拉
C. 放置通气道
D. 做好气管切开准备
E. 拔管后病人取卧位，以利于头颈部引流

41. 预防口腔颌面手术小儿气管插管所致的喉水肿，主要措施应包括
A. 立即切开气管
B. 牢固固定气管导管
C. 平稳的麻醉，抑制喉、气管及吞咽反射
D. 适量应用糖皮质激素
E. 加压供氧，术后常规雾化吸入肾上腺素

42. 在困难气道处理中，若病人发生面罩不能通气且气管插管困难，ASA推荐的三种快速气道维持方法是
A. 食管封闭式气管（EOA）
B. 联合导气管（ETC）
C. 喉罩气道（LMA）
D. 戴套囊口咽通气道
E. 经气管喷射透气（TTJV）

二、填空题

1. 口腔颌面外科手术常用的全麻方法有________、________和________。
2. 颞下颌关节强直张口困难最安全可靠的气管插管方法是________和________。
3. 气道评估时的特殊检查包括________、________、________和________等。
4. 婴儿实行选择性手术的安全年龄是________。

三、名词解释

1. 困难气道
2. Mallampati 试验
3. Pierre-Robin 综合征
4. 术中控制性降压

四、简答题

1. 口腔颌面外科手术全麻的特点是什么？
2. 口腔颌面外科困难气道的处理原则是什么？
3. 简述清醒插管的优点及相对禁忌证。
4. 留置气管导管注意事项有哪些？

五、病例分析题

男性，54 岁，52kg，因“舌癌根治术后 6 个月复发 1 周”入院。病人平素体健，半年前发现舌体肿物，全身麻醉下行舌肿物切除术，术后病理诊断为“鳞癌”，接受头颈部放疗和化疗。1 周前自觉咽部异物感，发现舌部肿物再发而要求手术治疗入院。上次麻醉手术过程顺利，术后恢复良好。实验室检查（血常规、生化、凝血功能）及胸片、心电图无明显异常。拟于次日在全身麻醉下行“舌癌根治+双侧颈淋巴结清扫+胸大肌皮瓣转移修复术”。

1. 在体格检查当中，发现病人的头颈运动幅度受限、Mallampati 分级Ⅲ级，口内舌右侧可见肿物，其余气道相关体检无异常。应选择何种麻醉诱导方法和气管插管的方式，并简述其优缺点。
2. 病人术前血压 170/98mmHg。芬太尼、异丙酚和氯琥珀胆碱快速诱导后使用可视喉镜插管。暴露会厌时，忽然发现舌根部有肿物遮挡视野，喉镜片前进仍无法暴露会厌和声门，随即退出喉镜，发现镜片上有大量鲜血和部分肿物组织。用吸痰管从口内不断吸出大量鲜血。此刻应如何处理？

【参考答案及解析】

一、选择题

【A/型/题】

1. C

［解析］先天性的唇腭裂是最常见的口腔颌面部先天性畸形。

2. B

［解析］口腔颌面外科手术全麻的特点：①病人年龄跨度大，小儿、老人病人比例高；②手术区域邻近或覆盖气道，维持气道通畅比较困难；③手术时间长，创面大；④口腔颌面止血困难，手术失血较多；⑤涉及颅内操作；⑥组织缺损修复时需要显微外科技术。

3. A

［解析］口腔颌面外科的常见疾患如口腔颌面部肿瘤、颞下颌关节强直、阻塞性睡眠呼吸暂停综合征、颌面部畸形等易出现困难气道，且手术区域邻近或覆盖气道，维持气道通畅比较困难，所以呼吸道并发症致死率最高。

4. D

［解析］D 选项中的上颌窦骨折不影响声门的暴露，气管插管可以顺利进行，而其余选项均会给气管插管带来困难。

5. A

［解析］Klippel-Trenaunay 综合征（Klippel-Trenaunay syndrome，KTS）是少见的先天性周围血管疾患，具有典型的三联征：毛细血管畸形（葡萄酒色斑）、肢体过度生长、非典型性外侧浅静脉曲张，这种复杂的血管病变是一种混合性血管畸形。KTS 无合并口腔颌面部畸形，而其余选项均可合并口腔颌面部畸形。

6. E

［解析］阻塞性睡眠呼吸暂停综合征，是由各种上呼吸道狭窄的病变或生理改变所致的睡眠呼吸暂停综合征，具体表现为在睡眠过程中，间断的上呼吸道部分或完全阻塞，周期性发生睡眠觉醒和低氧血症、高碳酸血症、心血管功能紊乱，白天嗜睡，因此阻塞性睡眠呼吸暂停综合征的根本病因在于上呼吸道狭窄。

7. E

［解析］阻塞性睡眠呼吸暂停综合征病人在睡眠过程中出现周期性低氧血症、高碳酸血症、心血管功能紊乱，所以最终导致心肺的明显病变。

8. E

［解析］临床上常用肾上腺素以 1:（50000～200000）的浓度加入局麻药溶液中，用做局部浸润麻醉和阻滞

麻醉，适量的肾上腺素可以延缓局麻药吸收、降低局麻药毒性、延长局麻时间及减少注射部位的出血，过量肾上腺素会引起心血管功能紊乱。

9. B

[解析] 局麻的常见并发症为晕厥，表现为头晕、胸闷、面色苍白，全身冷汗、四肢厥冷无力、脉快而弱、恶心、呼吸困难，重者甚至有短暂的意识丧失。

10. A

[解析] 用于口腔颌面部外科术后镇静及镇痛的药物有：咪达唑仑、异丙酚、芬太尼、非甾体类镇痛药等。

11. D

[解析] 低温麻醉的目的在于增强机体对缺血、缺氧的耐受性，保护重要器官功能，而不是减少术中出血，其余选项均有助于减少术中出血。

12. C

[解析] 局麻时注射针刺入神经，可能造成神经损伤，出现感觉异常，部分或完全麻木，较易发生感觉异常的神经是下牙槽神经和舌神经。临床上多数神经损伤是暂时性、可逆性的病变。

13. D

[解析] 局麻时注射针刺破血管会导致血肿，较常见于上牙槽后神经、眶下神经阻滞麻醉，特别是在刺伤静脉丛后，可发生组织内出血，在黏膜下或皮下出现紫红色瘀斑或肿块，结合题目可知上牙槽后神经阻滞麻醉是注射针可能刺伤翼静脉丛引起组织出血，使面部肿胀。

14. C

[解析] 正常寰枕关节可以伸展35°。

15. D

[解析] 口腔颌面外科手术要求术后病人尽早清醒并恢复咽喉反射能力，应该避免作用时间长的静脉麻醉药。

16. A

[解析] 静吸复合全身麻醉的优点在于静脉麻醉起效快，病人易于接受，而吸入麻醉便于管理，麻醉深度易于控制，故口腔颌面外科的大型手术普遍采用静吸复合全身麻醉。

17. E

[解析] 口腔颌面外科的常见疾患如口腔颌面部肿瘤、颞下颌关节强直、阻塞性睡眠呼吸暂停综合征、颌面部畸形等容易出现困难气道，故口腔颌面外科麻醉的主要困难是插管困难。

18. B

[解析] Mallampati 试验，Ⅰ级可见软腭、腭咽弓和悬雍垂，Ⅱ级可见软腭、腭咽弓和部分悬雍垂，Ⅲ级仅见软腭和悬雍垂根部，Ⅳ级仅见硬腭。仅见软腭和悬雍垂根部为气道分级Ⅲ级，其余选项正确。

19. C

[解析] Robin 综合征、Treacher-Collin 综合征等呈小颌畸形，引起咽腔部缩小、声门位置高，导致插管困难。

20. C

[解析] 小儿喉水肿一般在术后24～28小时内发生。

21. D

[解析] 颞下颌关节强直病人常会出现困难气道，引起插管困难，常采用清醒插管以策安全；而纤支镜插管技术损伤小、并发症少，最适合对于已知或疑有困难气道的病人在自主呼吸的状态下行清醒插管，因此本题中最安全可靠的插管方法是清醒纤支镜插管。

22. B

[解析] 颅底、眼眶、鼻部、上颌骨、上颌窦手术宜采用经口插管，口腔内、腮腺区、下颌骨、颈部手术宜采用经鼻插管。

23. C

[解析] 拔管前应该做好困难气道处理准备，充分供氧并吸尽病人气道分泌物和胃内容物。在确认病人已完全清醒并且没有残留肌松作用，潮气量和每分钟通气量基本正常，SpO_2 维持在95%以上方可拔除气管导管。

24. E

[解析] 清醒气管插管没有绝对禁忌证，除非病人不能合作或者是病人对所有局麻药有过敏史，但出现下述情况时需要施行气管切开后麻醉：①口、鼻、咽有活动性出血；②会厌及声门部炎症、软组织肿胀或异物阻挡而妨碍显露声门；③出现上呼吸道梗阻无法维持通气；④全面部骨折（上下颌骨和鼻骨复合骨折）者在手术复位过程中需要多次改变气管导管径路。

25. B

[解析] 气管导管的固定不牢，小的移位增加导管与气管黏膜之间的摩擦和喉水肿的危险；大的移位有可能造成手术中导管滑出，或进入一侧支气管中。因此 B 选项所述错误，其他选项正确。

26. D

[解析] 颌面部外科手术中控制性降压技术的运用非常普遍。由于整个手术时间相对较长，故只需在截骨、肿瘤切除等出血多的步骤时，实行严格的控制性降压，故 ABCE 选项中的手术适合用控制性降压，而在休克时，循环有效血容量不足，此时采取控制性降压会加剧组织缺血缺氧，危及生命。

27. C

[解析] 在控制性降压中，改变体位将促使血液潴留于

下垂的部位，导致有效循环血量的减少，有引起重要器官缺血的危险。

28. A

[解析] 控制性降压在降低血压，减少手术部位的出血的同时，可能导致脑、心脏、肾等脏器缺血。

29. D

[解析] 在满足手术的前提下，尽可能维持较高血压；降压时间一般不超过30分钟；降压幅度一般以收缩压的值不低于原收缩压的70%为准；术中严密监控血压，手术主要步骤结束后应立刻停止降压。

30. A

[解析] 术中出现严重喉头水肿者，需要紧急行气管切开通气。

【B/型/题】

31. ABDF；32. C

[解析] 颅底、眼眶、鼻部、上颌骨、上颌窦手术宜采用经口插管，口腔内、腮腺区、下颌骨、颈部手术宜采用经鼻插管。

【X/型/题】

33. BCE

[解析] 小儿病人多因先天性颅颌面畸形而实施手术；小儿有舌大、喉头位置较高、会厌粗短、气道相对狭窄等特点，加之颌面部畸形，围术期易出现呼吸道梗阻；颌面部血管分布密集，术中出血多；尽早的手术治疗有助于改善患儿进食及心理健康，促进其生长发育；患儿机体尚未发育成熟，耐受手术的能力较差。

34. ABCDE

[解析] 颌面口腔外科老年病人以各种肿瘤性疾病为主；老年病人的全身各器官的生理功能发生退行性变化甚至出现病理性改变，常伴有高血压、缺血性心脏病、慢阻肺等，故对手术及麻醉的耐受降低，且发生呼吸道并发症的几率升高；老年人对麻醉药物的敏感性增加、代谢降低，术毕苏醒延迟较多见。

35. BCE

[解析] 口腔颌面外科手术全麻的特点：①病人年龄跨度大，小儿、老人病人比例高；②手术区域邻近或覆盖气道，维持气道通畅比较困难；③手术时间长，创面大；④口腔颌面止血困难，手术失血较多；⑤涉及颅内操作；⑥组织缺损修复时需要显微外科技术。

36. ABCDE

[解析] 经鼻插管可能会损伤鼻和鼻咽部的黏膜，常见并发症有大量鼻出血、鼻骨骨折、鼻中隔血肿、咽喉黏膜离断、鼓室积血、鼻窦炎等。

37. ACE

[解析] 经鼻插管的禁忌证有严重凝血功能紊乱、严重的鼻内病变、颅底骨折、脑脊液漏等。

38. ACDE

[解析] 下述情况需要施行气管切开后麻醉：①口、鼻、咽有活动性出血；②会厌及声门部炎症、软组织肿胀或异物阻挡而妨碍显露声门；③出现上呼吸道梗阻无法维持通气；④全面部骨折（上下颌骨和鼻骨复合骨折）者在手术复位过程中需要多次改变气管导管径路。某些手术可能需要在术后行预防性气管切开，例如同期双侧颈部淋巴结清扫、术后可有明显的喉头水肿、以及术前有明显呼吸功能不全者等，上述情况均需要在术前做好气管切开的准备。

39. ABCDE

[解析] 超过半侧的下颌骨切除会引起颌面部畸形，可能引起呼吸道狭窄；口底部巨大肿瘤及术后分泌物滞留均会阻塞呼吸道，引起呼吸道梗阻；特殊的包扎固定可能会引起呼吸道狭窄，进而导致呼吸道梗阻；全麻尚未完全清醒时拔管，病人自主呼吸未完全恢复，且难以与麻醉医生有效配合，可能引起呼吸道梗阻。

40. BCD

[解析] 需待病人完全清醒后拔管；舌部缝根丝线，必要时牵拉可有效预防舌后坠引起的呼吸道梗阻；放置通气道可以引导再次插管，预防呼吸道梗阻；做好气管切开的准备能及时处理呼吸困难；拔管时让病人半卧，以增加功能残气量和减少气道梗阻。

41. BCDE

[解析] 在喉水肿持续加重甚至出现呼吸困难时考虑气管切开；BCDE均有助于预防口腔颌面外科手术小儿气管插管所致的喉水肿。

42. BCE

[解析] 在困难气道处理中，若病人发生面罩不能通气且气管插管困难，ASA推荐的三种快速气道维持方法是联合导气管（ETC）、喉罩气道（LMA）和经气管喷射透气（TTJV）。

二、填空题

1. 氯胺酮麻醉；全凭静脉麻醉；静吸复合全身麻醉
2. 清醒状态下盲探插管；纤支镜插管
3. 张口度；甲颏间距；颈部活动度；Mallampati 试验
4. 出生前孕龄+出生后年龄大于44周

三、名词解释

1. 是指具有5年以上临床麻醉经验的麻醉医生在面罩通气或者气管插管时遇到困难的一种临床情况，具体包括困难面罩通气、困难声门上气道通气、困难声门上气道工具置入和困难气管插管等。

2. 病人取端坐位，尽可能张大口并最大限度地将舌伸出进行检查，根据能见到的咽部解剖结构进行Mallampati气道分级，I级可见软腭、腭咽弓和悬雍垂，Ⅱ级可见软腭、腭咽弓和部分悬雍垂，Ⅲ级仅见软腭和悬雍垂根部，Ⅳ级仅见硬腭。
3. 即小颌畸形综合征，以新生儿、婴儿时期的先天性小颌畸形、舌下垂、腭裂及吸气性呼吸道阻塞为特征，患儿在出生后即表现出明显的气道问题，除上述头颈部畸形外，还常伴有心血管畸形等其他身体部位的畸形或者病变。
4. 是指在全麻手术期间，在保证重要脏器氧供情况下，采用降压药物与技术等方法，人为地将平均动脉血压减低至 50～65mmHg，使手术野出血量随血压的降低而相应减少，不致有重要器官的缺血、缺氧性损害，终止降压后血压可迅速恢复至正常水平，不产生永久性器官损害。

四、简答题

1. 口腔颌面外科手术全麻的特点：①麻醉与手术相互干扰；②维持气道通畅比较困难；③小儿、老人病人比例高；④手术失血较多；⑤麻醉恢复期呼吸道并发症多。
2. 口腔颌面外科困难气道的处理原则：①术前认真访视病人；②评估气道困难程度；③根据手术部位和要求选择恰当的插管途径和插管器具。
3. （1）优点：①保留自主呼吸，维持肺部有效的气体交换；②气道反射不被抑制，降低了误吸引起窒息的危险；③保持肌肉的紧张性，使气道解剖结构维持在原来的位置上，更有利于气管插管；④不需要使用吸入麻醉药和肌松药。

   （2）相对禁忌证：病人不能合作或者是病人对所有局麻药有过敏史。
4. 留置气管导管的注意事项：①尽可能选择经鼻插管，病人耐受较好，且便于固定和管理；②给予适当的镇静和镇痛，避免过度吞咽增加导管和气道之间的摩擦和喉水肿的发生；③加强气管导管的护理，避免导管部分堵塞，造成低通气，套囊间断放气，避免对气管壁长时间压迫；④对需要长期呼吸机治疗病人，及时气管切开。

五、病例分析题

1. 可选择的麻醉诱导和插管方式如下，通常首选第一种，但为提高病人舒适度或控制血压，可在气道条件和设备条件允许的情况下选择第二和第三种。

   （1）清醒表面麻醉和气道神经阻滞，适当镇静，经鼻行纤维支气管镜引导或盲探插管，也可行视频喉镜插管。优点：清醒下，气道安全系数高；气道神经阻滞有利于提供更确切的气道感觉阻滞。缺点：引起不适，需病人充分配合。

   （2）预给氧后快速静脉诱导，给予琥珀酰胆碱，以喉镜或视频喉镜插管。优点：简便易行，减轻病人痛苦；发生插管困难时，可较快恢复自主呼吸；视频喉镜增加插管成功率。缺点：快速诱后呼吸停止，若出现“不能通气、不能插管”现象，缺氧风险大。

   （3）吸入诱导，保留自主呼吸，经鼻行纤维支气管镜引导插管。优点：呼吸抑制发生率低，若插管失败，苏醒过程更安全。缺点：成人的吸入诱导时间较长，需病人配合；诱导期间容易有吸入气体泄漏；若发生舌后坠不能有效纠正，纤维支气管镜插管难以成功。
2. 快速诱导后插管失败，喉镜片损伤肿瘤组织引起口内大出血。此时已进入“不能插管、不能通气”的紧急状态，必须进行紧急有创通气。具体处理包括：①尽快呼唤帮助并通知外科行紧急气管切开。②病人头部偏向一侧，适当头低脚高位，负压吸引口内出血及分泌物，以防血液进入气道。③采用套管针行环甲膜穿刺（针尖向尾端），并行经气管喷射通气以暂时维持氧供，驱动压从 10PSI 或 0.08mPa 开始，以胸廓起伏为准。④无论喷射通气成功与否均应马上行环甲膜切开或气管切开建立稳定的有创气道。⑤待人工气道建立后行外科手术止血，然后根据具体情况决定是否继续手术。

（刘付宁　曹铭辉）

第二十三章 腹部外科与泌尿外科手术的麻醉

【同步习题】

一、选择题

【A/型/题】

1. 午餐后半小时外伤性肝、脾破裂休克，需要在全麻下剖腹探查，以下何种处理最恰当
   A. 洗胃
   B. 清醒气管内插管
   C. 催吐
   D. 气管切开
   E. 服抗酸药
2. 上腹部手术麻醉采用CEA，要使胸式呼吸不被抑制，麻醉阻滞平面不宜超过
   A. T_2　　B. T_3
   C. T_4　　D. T_6
   E. T_8
3. 麻醉与手术期间影响肝功能的最主要因素是
   A. 肝门静脉压降低
   B. 肝动脉压降低
   C. 肝血管收缩
   D. 肝血流量减少
   E. 全身血压下降
4. 嗜铬细胞瘤术前准备最常用的药物是
   A. 钙通道阻滞剂
   B. 硝普钠
   C. 抗高血压药
   D. α受体拮抗剂
   E. 尼卡地平
5. 笑气使用的禁忌证有
   A. 糖尿病　　B. 支气管哮喘
   C. 嗜铬细胞瘤　　D. 低血压
   E. 肠梗阻
6. 经尿道前列腺切除术，经膀胱冲洗后出现心动过缓、低血压、癫痫样发作的可能原因为
   A. 麻醉药过量
   B. 低钠血症
   C. 迷走神经张力过高
   D. 有效循环血量减少
   E. 以上都不是
7. 巨大卵巢肿瘤的病人术中探察、放囊内液及搬动肿瘤过程中，下列描述哪一项是错误的
   A. 放囊内液速度宜慢
   B. 后负荷突然减低可至血压骤降、心率增快
   C. 右心回心血量下降
   D. 搬出肿瘤后应作腹部加压
   E. 右心回心血量增加
8. 以下哪种手术应该首选椎管内麻醉
   A. 嗜铬细胞瘤切除术
   B. 膀胱全切，回肠代膀胱术
   C. 腹腔镜手术
   D. TURP
   E. 时间很长的手术
9. 嗜铬细胞瘤切除术病人在瘤体切除后出现严重持续的低血压，此时应该
   A. 补充晶体　　B. 补充全血
   C. 血管活性药　　D. 扩容、血管活性药
   E. 补充全血
10. 预防胃内容物反流和误吸的措施，下列哪项不常用
    A. 术前成人固体食物禁食6小时，清水禁饮4小时
    B. 急症饱胃病人放置胃管吸除
    C. 术前洗胃
    D. 术前晚口服H_2受体拮抗药
    E. 术前口服甲氧氯普胺
11. 某病人在连续硬膜外麻醉下行胆囊切除术，手术开始前测麻醉平面为T_4～T_{12}，血压、脉搏正常。术中探查胆囊时病人诉恶心，血压降至86/50mmHg，心率减慢至52次/分。最可能的原因是
    A. 低血容量性休克　　B. 全脊椎麻醉
    C. 迷走神经反射　　D. 局麻药对心肌抑制
    E. 药物中毒
12. 男性，50岁。冠心病史10年，在全麻下行右肾癌根治术，术前生命体征平稳，术中血压维持在120/80mmHg左右，心率67次/分，突然发生心搏骤停，其最可能的原因是
    A. 癌栓脱落造成肺梗死

B. 输入液体量过多
C. 麻醉深度过深
D. 气管导管脱出
E. 突发心肌梗死

13. 病人，男性，60 岁，胰十二指肠切除后 5 天发生胰瘘，出现呼吸深快。查体：面部潮红，心率 110 次/分，血压 8/12kPa（90/60mmHg）。腱反射减弱，血气分析：pH 7.27，$PaCO_2$ 3.9kPa（28mmHg），BE–15mmol/L。该病人酸碱失衡诊断最可能是下列哪一项
A. 呼吸性酸中毒合并代谢性酸中毒
B. 代谢性酸中毒伴代偿性低 CO_2 血症
C. 呼吸性碱中毒合并代谢性酸中毒
D. 代谢性碱中毒合并呼吸性碱中毒
E. 呼吸性酸中毒合并代谢性碱中毒

14. 病人，男性，40 岁，因“急性坏死性胰腺炎”入院，入院后给予输血等治疗，当输入 200ml 新鲜血时，病人出现荨麻疹，全身瘙痒。应采取的治疗措施是
A. 仅给予激素
B. 快速输血
C. 暂停输血和使用抗组胺药物
D. 5%碳酸氢钠液碱化尿液
E. 利尿

15. 病人，男，45 岁。胆囊炎，拟行胆囊切除术。既往有哮喘病史，中度体力活动后即有呼吸困难，夜间需抬高头部，无外周水肿。动脉血气分析 pH 7.36，PaO_2 60mmHg，$PaCO_2$ 85mmHg，HCO_3 36mmol/L。全麻中首选的肌松药是
A. 泮库溴铵　　B. 维库溴铵
C. 哌库溴铵　　D. 阿曲溴铵
E. 类维松

16. 病人，女性，40 岁，行胆囊手术，硬膜外麻醉后，血压从 134/72mmHg 下降至 90/45mmHg，HR 从 72 次/分降至 63 次/分，SpO_2 从 97%下降到 91%，下述处理中哪项最不合适
A. 加快输液　　B. 静注麻黄碱 20mg
C. 面罩吸氧　　D. 静注咪达唑仑 7.5mg
E. 静注阿托品 0.5mg

17. 病人，68 岁，在持续硬膜外麻醉下行胃大部切除术，麻醉效果满意。手术开始 2 小时后，血压逐渐下降，经加快补液，血压下降更为明显，并出现颈外静脉怒张，此时应采取的措施应除外
A. 经硬膜外追加局麻药
B. 停止输液
C. 静注速尿
D. 静注西地兰
E. 快速输入 6%羟乙基淀粉

18. 病人，男性，35 岁。因“慢性胆囊炎、胆囊结石”行经腹腔镜胆囊切除术，手术开始一小时后病人的血压升高、心率增快，加深麻醉后无明显好转，考虑病人可能出现了二氧化碳蓄积。本病例确定二氧化碳蓄积的最简便有效的方法为
A. 观察钠石灰的颜色
B. 病人的临床表现
C. 测定呼气末二氧化碳分压
D. 行动脉血气分析
E. 测定分钟通气量

19. 病人，男，65 岁，肠梗阻 10 天，剧烈呕吐 3 天，拟行剖腹探查术。病人一般情况差，血压 80/60mmHg，心率 120 次/分，血气分析示代谢性酸中毒，此病人麻醉选择应是
A. 全麻　　B. 硬膜外麻醉
C. 腰麻　　D. 局麻
E. 局麻加强化

20. 病人，女性，35 岁，不孕症。在芬太尼复合丙泊酚静脉麻醉下行宫腔镜检查、粘连松解术。起初麻醉呼吸循环平稳，脉氧饱和度正常。手术进行半小时病人突然心率减慢、氧饱和度降低，测血压即测不到，立即心肺复苏，但无效，最终病人死亡。最可能的原因是
A. 空气栓塞　　B. 急性肺水肿
C. 麻醉性呼吸抑制　　D. 麻醉性心脏抑制
E. 过敏反应

（21～23 题共用题干）

病人，男，35 岁，因外伤，急症手术。选用全身麻醉，在麻醉诱导中发生胃内容物反流，气管内插管后进行人工呼吸，发现气道阻力增加，气道压力升高达 4.5～5.0kPa，两肺闻及哮鸣音，同时伴有痉挛，血氧饱和度降低至 95%以下。

21. 该病人可以诊断为
A. 上呼吸道梗阻　　B. Mendelson 综合征
C. 急性肺水肿　　D. 急性心肌梗死
E. 上呼吸道感染

22. 紧急处理的方法是
A. 停用所有的吸入性麻药
B. 使用机械通气，以 PEEP 方式改善氧供

C. 激素、氨茶碱、抗生素，并给气管内冲洗
D. 强心、利尿，以维持循环稳定
E. 增加肌松药剂量，降低气道阻力

23. 下列哪项预防措施是正确的
A. 暂缓手术，待 6 小时后再麻醉
B. 麻醉诱导时禁用吸入性麻药
C. 术前预防性应用氨茶碱
D. 术前置口径大胃管，尽可能吸除胃内容物
E. 术前应用大剂量抗胆碱能药物

（24～26 题共用题干）

病人，女，26 岁，因急性阑尾炎，拟在连续硬膜外麻醉下行阑尾切除术。

24. 术前用药选
A. 氨茶碱、苯海拉明
B. 葡萄糖液、胰岛素
C. 新斯的明、阿托品
D. 苯巴比妥（鲁米那）、哌替啶
E. 新斯的明

25. 该病人硬膜外腔穿刺应选
A. T_{8-9}
B. T_{2-3}
C. T_{12}～L_1 或 T_{11-12}
D. L_{3-4}
E. C_7～T_1

26. 硬膜外麻醉最严重的并发症为
A. 头痛　　B. 颅神经麻醉
C. 粘连性蛛网膜炎　　D. 全脊髓麻醉
E. 马尾损伤

【B/型/题】

A. 吲哚美辛（消炎痛）
B. 硬膜外注射小剂量吗啡
C. 艾司唑仑（舒乐安定）
D. 卡马西平
E. 阿米替林

27. 治疗晚期肺癌病人出现的癌性疼痛，第一步选用何种药物
28. 女，49 岁，诊断为子宫颈癌，在硬膜外麻醉下施行全子宫切除术，最好用哪种方法解除术后疼痛

A. Ⅰ级　　B. Ⅱ级
C. Ⅲ级　　D. Ⅳ级
E. Ⅴ级

29. 对药物能控制的轻度高血压病人施行胆囊切除术，根据美国麻醉医师协会（ASA）分级为
30. 男，57 岁，COPD 病人，$PaCO_2$ 为 6.4kPa，PaO_2 为 8.3kPa，行胃大部切除术，ASA 分级为
31. 颅脑外伤后 3 小时，昏迷，颅压高，行开颅减压术，ASA 分级为
32. 心力衰竭，心率 140 次/分，窦性心律，血压 75/100mmHg，不能平卧，行肠梗阻剖腹探查术，ASA 分级为
33. 发育良好，无其他器官疾病的病人施行阑尾切除术，ASA 分级为

A. Mendelson 综合征
B. Pierre-Robin 综合征
C. TURP 综合征
D. Cushing 综合征
E. Horner 综合征

34. 经尿道前列腺切除术中可导致
35. 误吸可导致
36. 颈丛阻滞可导致

【X/型/题】

37. 下列哪些情况易发生反流误吸
A. 上消化道出血　　B. 急症剖腹产
C. 肠梗阻　　D. 脑外伤昏迷
E. 麻醉苏醒期

38. 胆道疾病术前应注意预防以下哪些情况
A. 肝肾功能异常
B. 出凝血异常
C. 自主神经功能紊乱
D. 酸碱平衡紊乱
E. 黄疸

39. 以下说法正确的是
A. 老年人或久病衰弱者常有肾上腺皮质功能不全
B. 病程长的嗜铬细胞瘤病人可有儿茶酚胺性心肌炎
C. 对糖尿病病人行择期手术时术前必须限制饮食
D. 肾上腺皮质醇增多症病人对麻醉和手术的耐受能力均较差
E. 嗜铬细胞瘤病人均有低血容量

40. 以下关于门脉高压症手术麻醉的描述，正确的是
A. 麻醉前给予维生素 K
B. 麻醉前放腹水一次放水量不可超过 1000ml
C. 应选择麻醉药的最小有效剂量
D. 可选用氟烷完善镇痛

E. 维持有效循环血量

41. 女，79 岁，长期患有慢性支气管炎，曾有心衰病史，本次因急性胆囊炎入院，欲急诊行胆囊切除术。术前查血压 135/170mmHg，心率 120/分，动脉血气检查 PaO_2 为 8.1kPa，$PaCO_2$ 为 6.4kPa，麻醉选择静脉全麻，下列哪些临床检测指标对上例病人是必需的

A. BP　　B. ECG

C. CVP　　D. SaO_2

E. EEG

42. 41 题中病人，术毕呼之能睁眼，但复又睡着，此时血压为 90/150mmHg，心率 100 次/分，CVP 为 1.2kPa，吸空气的 SaO_2 为 96%，$P_{ET}CO_2$（呼气末二氧化碳浓度）为 6kPa（45mmHg）下列处理正确的是

A. 控制补液量

B. 拔除气管插管导管，经鼻吸空气

C. 继续机械通气直至完全清醒

D. 拔除气管插管导管，继续面罩供纯氧

E. 带管回病房，用呼吸机支持呼吸

二、名词解释

1. 胆心反射
2. 低中心静脉压技术
3. TURP 综合征
4. ERAS

三、填空题

1. 影响平均动脉压（MAP）有_____、______、_______三个主要因素。
2. 肝包囊虫病手术时，包囊破裂可造成腹腔污染，甚至即刻发生过敏性休克，可先抽吸囊液然后注入______溶液，既可杀死致病胞芽，又能防止变态反应发生。
3. 阻塞性黄疸可导致胆盐、胆固醇代谢异常，维生素______吸收障碍，致使凝血因子______、______、______、_______减少。
4. 急性坏死型胰腺炎可引起脂肪组织分解，血清钙偏低，释放_______，抑制心肌收缩力。
5. 胰岛肿瘤以______为多见，表现为反复发作的______，手术切除是唯一治疗手段。术中加强血糖监测。
6. 肝脏手术中，收缩压需要维持在______以上，可以保护肝脏的自动调节能力，保护肝细胞功能。

四、简答题

1. 简述胆心反射的预防和处理。
2. 简述肝脏手术麻醉的处理要点。
3. 简述 Child 肝功能分级。

五、病例分析题

病人，女性，38 岁。在连续硬膜外麻醉下行阑尾切除术，麻醉效果满意，心电图监测示 HR 70 次/分。术中手术医生突然发现手术野“血色发暗”，并立即告知麻醉医师。请根据以上病案资料对以下问题进行病情判断和处理。

1. 你认为“血色发暗”的原因是什么？首要的处理措施是什么？
2. 你认为全脊麻和异常广泛阻滞有何不同？

病人，男性，30 岁，60kg，因“晚饭后出门散步遭遇车祸”入院。入院查体病人面色苍白，痛苦面容，BP100/80mmHg，脉搏细速，90 次/分。腹肌紧张，全腹压痛反跳痛明显，右下腹穿刺抽出不凝血。初步诊断：肝脾破裂？拟在急诊下行开腹探查术。

3. 请你就该病人提出麻醉计划、麻醉方案、麻醉管理和管理要点，依据是什么？
4. 该病人在麻醉前存在哪些麻醉手术风险因素？在麻醉手术期间易发生哪些问题？如何预防和处理？

【参考答案及解析】

一、选择题

【A/型/题】

1. B

[解析] 饱胃病人，考虑清醒气管内插管，防止呕吐误吸。

2. C

[解析] 麻醉平面不宜超过 T_4，阻滞平面高于 T_4 时阻滞了部分支配呼吸肌的神经，病人会感觉呼吸不畅、憋气。

3. D

[解析] 手术对肝功能的影响往往较麻醉更为显著，主要原因是影响肝血流。而单纯血压降低或血管收缩可通过血管扩张和血压升高代偿，不致明显影响肝功能。

4. D

[解析] 由于手术中的精神紧张、创伤刺激、肿瘤部位的挤压均可诱发儿茶酚胺的释放，出现严重的高血压

危象；因此，不论哪一型嗜铬细胞瘤，术前准备或治疗中均会用到肾上腺素受体拮抗剂，目的是调节和维持围手术期循环系统的稳定。

5. E

[解析] N_2O 的不良反应之一为使闭合空腔增大。因此，肠梗阻等体内有闭合性空腔的病人为其禁忌证。

6. B

[解析] 经尿道前列腺切除术，膀胱冲洗可使大量的灌洗液经手术创面及切断的前列腺静脉或静脉窦进入血液循环而致血容量急剧增加，由于所用的灌洗液是一种无离子溶液而导致稀释性离子紊乱，尤其是低钠血症。

TURP 综合征的症状和体征

系统	症状和体征	原因
心血管	高血压，反射性心动过缓，肺水肿，心血管性虚脱，低血压，心电图改变（宽 QRS 波，ST 段抬高，室性心律失常）	液体迅速吸收（反射性心动过缓可继发于高血压或颅内压升高），第三间隙继发于低血钠和低渗透压，心血管性虚脱，低钠血症
呼吸	气促，氧饱和度下降，潮式呼吸	肺水肿
神经	恶心，烦躁，视觉障碍，意识模糊，嗜睡发作，昏迷和死亡	低钠血症和低渗透压引起脑水肿和颅内压升高，高甘氨酸血症（抑制性神经递质、增加 NMDA 受体的活性），高氨血症
血液	广泛性血管内溶血	低钠血症和低渗透压
肾脏	肾衰竭	低血压，高草酸尿（甘氨酸代谢产物）
代谢	酸中毒	甘氨酸脱氨基后生成乙醛酸和氨

7. C

[解析] 巨大卵巢肿瘤在释放出囊内液后，可使腹压降低，同时解除了肿瘤对下腔静脉的压迫，使静脉回心血量增加。

8. D

[解析] TURP 首选连续硬膜外阻滞。硬膜外阻滞可使交感神经张力降低，容量血管扩张，从而增加病人对液体负荷的耐受力，同时，选择硬膜外阻滞可以及时发现膀胱冲洗时出现的并发症，如膀胱穿孔等。

9. D

[解析] 此时低血压主要原因是儿茶酚胺的分泌随肿瘤切除迅速降低，引起外周血管扩张，再加上血容量不足，导致低血压甚至休克。另外，麻醉药及硬膜外阻滞的影响、心脏代偿功能不全、肾上腺受体拮抗剂的作用等均可诱发及加重低血压。因此，应立即补充血容量及应用血管活性药，最常用的是去甲肾上腺素。

10. C

[解析] 洗胃不宜作为预防误吸的常规措施。

11. C

[解析] 胆心反射（迷走神经反射）是指胆道手术时由于牵扯胆囊或探查胆道时所引起的心率减慢、血压下降，严重者可因反射性冠状动脉痉挛导致心肌缺血、心律失常，甚至心跳骤停等现象，已处于休克或低血压状态下的病人更易发生，应采取积极措施（局部神经封闭及静脉辅助用药如哌替啶、阿托品）加以防范。

12. A

[解析] 肾脏手术术中需加强心电图监护，警惕肾癌（特别是右侧肾癌）手术时易发生癌栓脱落，肺动脉梗死，导致心脏停搏。

13. B

[解析] 此病人原发为胰瘘，导致碳酸氢根丢失过多，为代谢性酸中毒，机体的继发反应是过度通气，导致低碳酸血症。诊断为代谢性酸中毒伴代偿性低 CO_2 血症。

14. C

[解析] 该病人考虑为输血后出现的过敏反应，包括荨麻疹、血管神经性水肿、关节痛、胸闷、呼吸困难、低血压休克等。一旦出现上述反应立即减慢输血速度，给予地塞米松，重者立即停止输血，并给予 1/1000 肾上腺素皮下注射，并给予补液、升压、吸氧等治疗。

15. C

[解析] 此例病人有哮喘病史，且有心功能不全。故不能选用有组胺释放作用及自主神经节阻滞作用的肌松药。选项中只有哌库溴铵合适。

16. D

[解析] 病人硬膜外麻醉后因腹腔血管广泛扩张、回心血量减少、血压下降所致，故应加快输液、静注麻黄碱等，静注咪达唑仑效只会加重病情。

17. E

[解析] 颈静脉怒张主要为体循环静脉压增高的表现。半卧位或坐位时在锁骨上方可见到充盈的颈外静脉，肝颈静脉反流征阳性，压迫肿大的肝脏时可见颈静脉充盈加剧，是右心功能不全的较早期表现，此时加快补液会加重心衰。

18. C

[解析] 当怀疑病人有二氧化碳蓄积时，检测呼气末二氧化碳分压最为快捷有效。

19. A

[解析] 病人肠梗阻时间较长，生命体征不平稳，存在酸碱平衡紊乱，考虑感染性休克，麻醉首选全身麻醉。

20. A

[解析] 空气栓塞为宫腔镜手术中罕见但致命的并发症。宫腔镜手术破坏子宫静脉窦，容易形成静脉空气栓塞。

21. B；22. C；23. D

[解析] Mendelson 综合征是指少量高酸性胃液（pH＜2.5）引起的急性吸入性肺水肿，呈现急性哮喘样发作，明显发绀，甚至造成死亡者。一般多在误吸后 24 小时才出现，引发的最关键因素是误吸物的 pH，误吸物 pH 小于 2.5 会导致严重的吸入性肺炎。紧急处理措施包括：清理呼吸道，纯氧吸入，必要时加压给氧，静脉给予激素和氨茶碱，适当应用抗生素，并给纤维支气管镜下气管内冲洗，必要时转入 ICU 进行呼吸支持。预防误吸仍是最主要的途径。

24. D；25. C；26. D

[解析]（1）麻醉药的目的：①消除病人紧张、焦虑及恐惧的情绪；②提高病人的痛阈；③抑制呼吸道腺体的分泌功能，减少唾液分泌，以防发生误吸；④消除因手术或麻醉引起的不良反射，特别是迷走神经反射，维持血流动力学的稳定。

（2）常用药物：①安定镇静药（安定、咪唑安定）；②催眠药（鲁米那）；③镇痛药（芬太尼、吗啡、哌替啶）；④抗胆碱药（阿托品、东莨菪碱）。

（3）硬膜外麻醉的并发症包括：①硬膜外出血；②穿破硬脊膜；③感染；④低血压；⑤全脊髓麻醉；⑥脊神经损伤；⑦腰背痛；⑧局麻药中毒反应；⑨导管折断。其中最严重的为全脊髓麻醉。

【B/型/题】

27. A；28. B

[解析] 癌痛第一阶梯用药为非阿片类（非甾体类抗炎药）±辅助止痛药。硬膜外麻醉术后镇痛可选择单次硬膜外注射适量吗啡。

29. B；30. C；31. E；32. D；33. A

[解析] ASA 分级标准如下。

Ⅰ级：体格健康，发育营养良好，各器官功能正常。围手术期死亡率 0.06%～0.08%。

Ⅱ级：除外科疾病外，有轻度并存病，功能代偿健全。围手术期死亡率 0.27%～0.40%。

Ⅲ级：并存病情严重，体力活动受限，但尚能应付日常活动。围手术期死亡率 1.82%～4.30%。

Ⅳ级：并存病严重，丧失日常活动能力，经常面临生命威胁。围手术期死亡率 7.80%～23.0%。

Ⅴ级：无论手术与否，生命难以维持 24 小时的濒死病人。围手术期死亡率 9.40%～50.7%。

Ⅵ级：确证为脑死亡，其器官拟用于器官移植手术。

34. C；35. A；36. E

[解析] TURP 为经尿道前列腺电切术（Trans Urethral Resection Prostate）的简称。在 TURP 手术中发生的医源性水中毒称为 TURP 综合征。Mendelson 综合征是指少量高酸性胃液（pH＜2.5）引起的急性吸入性肺水肿，呈现急性哮喘样发作，明显发绀，甚至造成死亡者。颈丛麻醉后，由于颈交感神经被阻滞后出现同侧眼睑下垂、瞳孔缩小、眼球内陷、眼结膜充血、鼻塞、面微红及不出汗等症状，称 Horner 综合征。

【X/型/题】

37. ABCDE

[解析] 反流指由于贲门松弛或胃内压力过高等原因，胃内容物逆流到咽喉腔的现象。误吸指由于病人咽喉反射迟钝或消失，胃内容物进入气道，造成气道阻塞或吸入性肺炎（Mendelson 综合征）。麻醉下反流较呕吐更常见，因为不易被发现，更易发生误吸。在麻醉诱导和苏醒过程中经常出现反流误吸的情况，特别是急症饱胃手术的病人。

38. ABC

[解析] 胆道疾病病人，尤其是反复炎性发作和有梗阻性黄疸的病人，常伴有不同程度的肝、肾功能损害。阻塞性黄疸可导致维生素 K 吸收障碍，易有出血倾向。阻塞性黄疸还常伴有迷走神经功能紊乱。

39. ABCDE

[解析] 老年人和久病衰弱者伴有各器官功能减退，常有肾上腺皮质功能不全。内源性儿茶酚胺分泌过多是嗜铬细胞瘤的基本病理生理变化，病程长的嗜铬细胞瘤病人可有儿茶酚胺性心肌炎。糖尿病病人术前准备的基本原则是积极治疗糖尿病，控制糖尿病并发症，改善全身情况，提高病人对麻醉手术的耐受力，因此，必须限制饮食，控制血糖，有些病人还需用药物来控制血糖。肾上腺皮质醇增多症病人由于代谢及电解质紊乱，对手术和麻醉耐受性差。嗜铬细胞瘤病人由于长期血压升高导致外周血管收缩，血管床缩小，循环血容量一般比正常减少 20%～30%。

40. ACE

[解析] 放腹水不宜过快、过多，肝硬化病人一次放液一般不超过 3000ml，过多放液可诱发肝性脑病和电解质紊乱。氟烷 20%经肝脏代谢，其代谢产物三氟乙酸对肝脏有一定毒性，可导致氟烷性肝炎。

41. ABCD；42. AB

［解析］该病人心肺功能不佳，除常规监测外还需监测CVP指导补液。术毕意识恢复，且不吸氧状态下自主呼吸可维持氧合及呼气末二氧化碳正常，此时可以拔出气管导管。

二、名词解释

1. 胆道系统疾病病人，术中易因富有迷走神经分布的胆道部位受手术刺激而出现强烈的迷走神经反射，导致血压骤降、心动过缓，甚至心脏停搏。
2. 低中心静脉压技术常用于肝脏手术中，病人合并明显的门脉高压症状，通过降低中心静脉压增加肝静脉回流，减轻肝脏淤血，减少术中分离肝门和曲张静脉的出血，可以在一定程度上减少出血量。病肝分离期中心静脉压可控制在3～5cmH_2O。
3. 指经尿道前列腺电切术（TURP）时，大量膀胱灌注液经手术创面及切断的前列腺静脉进入血液循环致血容量急剧增加，从而导致水中毒、稀释性低钠血症、循环过负荷、急性肺水肿，并出现中枢经系统紊乱等的表现。
4. 即加速康复外科（enhanced recovery after surgery，ERAS），指为使病人快速康复，在围术期采用一系列经循证医学证据证实有效的优化处理措施，以减轻病人心理和生理的创伤应激反应，从而减少并发症，缩短住院时间，降低再入院及死亡风险，同时降低医疗费用。

三、填空题

1. 心肌收缩力；前负荷；后负荷。

［解析］记忆题。根据欧姆定律可知平均动脉压与心肌收缩力、前负荷、后负荷的关系，即MAP=CO×SVR+CVP。

2. 3%过氧化氢

3. K；Ⅱ；Ⅶ；Ⅸ；Ⅹ

［解析］记忆题。阻塞性黄疸可导致胆盐、胆固醇代谢异常，维生素K吸收障碍，致使凝血因子（Ⅱ、Ⅶ、Ⅸ、Ⅹ）减少，出凝血异常，术前应补充维生素K和凝血因子（新鲜冰冻血浆或冷沉淀）。

4. 心肌抑制因子（MDF）

［解析］记忆题。急性坏死型胰腺炎可引起呕吐、误吸，其脂肪组织分解可引起血清钙偏低，还可释放心肌制因子（MDF），抑制心肌收缩力。

5. β细胞瘤；低血糖

［解析］胰岛肿瘤以β细胞瘤为多见，表现为反复发作的低血糖，手术切除是唯一治疗手段。术中加强血糖监测，当血糖降至2.8mmol/L时需应用葡萄糖治疗。

6. 80mmHg

［解析］记忆题。血压应维持在80mmHg以上，才能保证肝脏不丧失自动调节能力和不加重肝细胞损害。

四、简答题

1. ①加强术前检查和准备麻醉前应用足量抗胆碱类药；②术中出现心动过缓及早静脉推注阿托品，伴有血压下降时加用麻黄碱；③必要时应暂停手术刺激；④采取预防措施，如用利多卡因局部作表面麻醉或行腹腔神经丛阻滞。
2. 处理要点：①麻醉要求镇痛完善，肌肉松弛满意。②注意充分给氧和防治低血压。常温下阻断肝门的时间不宜超过30分钟。阻断前充分补液，阻断后如血压严重下降，应调整阻断钳位置，加快输血、输液，或可静脉泵注多巴胺2～10μg/（kg•min）维持循环稳定，仍不能使血压回升应停手术。开放肝门时，应逐步缓慢开放阻断钳，避免心衰。术中加强保温，行有创动脉压、CVP、血气分析、血糖及尿量等监测。③术前应备好足量血源，开放充足的静脉通路，术中可能需要快速补容治疗。④肝脏切除术时维持较低的中心静脉压可明显减少输血量。⑤肝包囊虫病手术时，包囊破裂可造成腹腔污染，甚至即刻发生过敏性休克，可先抽吸囊液然后注入3%过氧化氢溶液，既可杀死致病胞芽，又能防止变态反应发生。
3. Child肝功能分级如下。

		肝功能分级		
		Ⅰ	Ⅱ	Ⅲ
血清白蛋白（g/L）		≥35	26～34	≤25
凝血酶原时间（min）		1～4	4～6	＞6
谷丙转氨酶	金氏法（U）	＜100	100～200	＞200
	赖氏法（U）	＜40	40～80	＞80
腹水		无	少量，易控制	大量，不易控制
肝性脑病		无	无	有

五、病例分析题

1. 血色发暗的原因是呼吸抑制；首要的处理措施是面罩给氧辅助/控制呼吸。
2. 全脊麻是指行硬膜外穿刺时，穿刺针或硬膜外导管误入蛛网膜下隙而未能及时发现，超过数倍量的局麻药注入蛛网膜下隙，可产生全脊髓麻醉。异常广泛阻滞指注入常规剂量局麻药后，出现异常广泛的脊神经阻滞现象，但并非是全脊麻，阻滞范围虽广，但仍为节段性，骶神经支配的区域，甚至低腰部神经功能仍保持正常。

3.（1）拟选用气管插管全身麻醉。依据：饱胃、可能为休克代偿期、诊断尚不完全明确，手术方式为剖腹探查术。

（2）麻醉方案：静脉快速诱导。诱导用药：芬太尼、异丙酚或依托咪酯和非去极化类肌松药。麻醉维持（静吸复合麻醉）：芬太尼、非去极化肌松药及低浓度吸入麻醉。

（3）麻醉管理：建立一至二条静脉通道，以保证麻醉手术期间可以快速输血输液。加强麻醉监测，如脉率与动脉压（无创，必要时有创）、尿量、中心静脉压及动脉血气分析等。

（4）管理要点：①维持良好的血压水平；②控制心律失常；③支持心脏功能；④改善微循环；⑤加强呼吸管理，保持呼吸道通畅，避免麻醉手术期间缺氧和二氧化碳蓄积；⑥保护重要生命器官。

4.（1）饱胃：在麻醉手术期间可引起反流、误吸。

预防处理：①术前放置粗胃管吸引，也可刺激咽喉部诱发呕吐，但该病人处于休克代偿期，不宜施行。②使用 H_2 受体拮抗剂，以降低胃液酸度，减少胃液分泌，减轻酸性液误吸综合征严重程度。③表面麻醉清醒气管插管是保证呼吸道通畅、避免误吸最安全的方法。④静脉诱导插管应结合压迫环状软骨法进行，并由技术熟练者操作。使用琥珀胆碱诱导插管时，可先用小剂量非去极化肌松药，以防司可林引起胃内压升高。⑤病人清醒期也可发呕吐、误吸，手术结束必须待病人咳嗽、吞咽反射恢复后再谨慎拔管。

（2）低血容量（休克代偿期）：麻醉过程中可因麻醉药物对循环的抑制而出现低血压；也可因手术操作不当导致血压骤降。

预防处理：麻醉手术前积极抗休克处理、备血等；麻醉前用药、麻醉诱导用药及麻醉维持用药避免选用对循环可能造成抑制的药物；保持适度的应激反应；术中积极扩容（平衡液、代血浆，必要时全血）；若腹腔内出血量大，可行自体血液回收。

（汪　欢　刘学胜）

第二十四章　烧伤病人的麻醉

【同步习题】

一、选择题

【A/型/题】

1. 烧伤病人手术，麻醉监测需要的是
A. 无创血压　B. 中心静脉压
C. 肺动脉压　D. 有创动脉压
E. 中心静脉压+有创动脉压

2. 大面积烧伤伴有明显呼吸困难、气道梗阻者常选用
A. 紧急放置口咽通气道
B. 气管切开
C. 经口气管插管
D. 放置喉罩
E. 经鼻气管插管

3. 烧伤病人扩创、切痂、植皮，曾最常使用的麻醉药物是
A. 羟丁酸钠　B. 硫喷妥钠
C. 丙泊酚　D. 依托咪酯
E. 氯胺酮

4. 关于烧伤的分期，下列哪项不正确
A. 体液渗出期　B. 瘢痕期
C. 康复期　D. 急性感染期
E. 创面修复期

5. 烧伤后微循环发生下述改变，除外
A. 毛细血管内皮肿胀
B. 微循环灌流减少
C. 毛细血管渗出增加
D. 血管床容量增加
E. 血细胞聚集

6. 关于烧伤病人麻醉，下列说法错误的是
A. 头颈部烧伤病人，可能存在建立气道困难
B. 烧伤病人对于非去极化肌松药有抵抗现象
C. 烧伤48小时后可使用琥珀胆碱进行气管插管
D. 烧伤后可出现高钾血症
E. 保证气道通畅最安全的方法是清醒气管插管

7. 氯胺酮用于烧伤病人麻醉可与下列哪种药物合用
A. 依托咪酯　B. 咪达唑仑
C. 舒芬太尼　D. 丙泊酚
E. 以上均可

8. 下列哪项适用喉罩通气
A. 饱胃的急诊病人　B. 呼吸道出血病人
C. 腹部外伤病人　D. 药物中毒病人
E. 头面部烧伤的病人

9. 下列说法不正确的是
A. 吸入性损伤是火灾现场死亡最常见原因
B. SpO_2 可准确反映一氧化碳造成严重缺氧烧伤病人的氧合
C. 烧伤病人注意保温
D. 烧伤病人的心血管系统可出现“高排低阻”表现
E. 烧伤可改变神经–肌肉接头功能

10. 烧伤后1～2周内，下列哪种药可诱发心跳骤停
A. 维库溴铵　B. 米库氯铵
C. 箭毒　D. 琥珀胆碱
E. 阿曲库铵

11. 男，28岁，Ⅱ度烧伤面积63%，经积极补充血容量，为判断其休克是否好转，下列哪些观察不可靠
A. 血压是否升高　B. 血细胞比容
C. 中心静脉压　D. 每小时尿量
E. 肢体微循环状态

12. 30岁男性，体重60kg，热力烧伤后2小时入院，检查有休克症状。Ⅰ度烧伤面积是10%，Ⅱ度烧伤面积是20%，Ⅲ度烧伤是30%，入院后8小时内补液总量是多少
A. 6500ml　B. 3250ml
C. 6250ml　D. 3000ml
E. 1625ml

13. 病人，女性，深度烧伤50%，首先应采取的治疗措施哪项不合适
A. 输液　B. 导尿
C. 气管切开　D. 吸氧
E. 植皮

（14～16题共用题干）

男，22岁，深度烧伤55%，伴呼吸道烧伤4小时，入手术室。

14. 局麻下行气管切开时病人躁动，下列哪项可能性不大

A. 烧伤部位疼痛　　B. 缺氧
C. 切口疼痛　　D. 心功能衰竭
E. 不全昏迷

15. 静脉推注芬太尼 0.1 mg 和氯胺酮 60mg，3 分钟后病人心跳停止，最大原因是
A. 迷走神经反射　　B. 呼吸抑制
C. 循环衰竭　　D. 心肌梗死
E. 肾衰竭

16. 上述情况，首选药物是
A. 阿托品　　B. 利多卡因
C. 麻黄碱　　D. 肾上腺素
E. 纳洛酮

【B/型/题】

A. 消化性溃疡　　B. 出血性溃疡
C. Cushing 溃疡　　D. Curling 溃疡
E. 糜烂性溃疡

17. 烧伤后常并发
18. 脑外伤后常继发

【X/型/题】

19. 大面积烧伤病人气管插管指征包括
A. 呼吸窘迫　　B. 低氧血症
C. 意识消失　　D. 喘鸣
E. 精神状态改变

20. 烧伤后代谢性酸中毒的原因
A. 组织低灌注
B. 循环衰竭
C. 肾功能衰竭
D. 急性呼吸衰竭
E. 呼吸道烧伤致呼吸道梗阻

21. 烧伤瘢痕晚期手术，气管插管困难者
A. 选用表面麻醉清醒气管插管
B. 可选用纤维喉镜引导气管插管
C. 可选用局麻下切开瘢痕后插管
D. 可选用放置喉罩
E. 需完全清醒后拔管

22. 烧伤病人无法测量血压，判断循环情况可凭
A. 测 CVP　　B. 观察创面渗血
C. 尿量　　D. 心电图
E. 听诊心音

二、名词解释

1. 操作疼痛（procedural pain）
2. 多器官功能障碍综合征（multiple organ dysfunction syndrome，MODS）
3. 呼气末正压通气（positive end expiratory pressure，PEEP）
4. 急性呼吸窘迫综合征（acute respiratory distress syndrom，ARDS）

三、填空题

1. 气道烧伤病人，由于________、________，需给予较大分钟通气量。
2. 烧伤根据病理生理过程，可分为________、________和________。
3. 估计切开 1%烧伤面积，可丢失循环总血量的________，采用止血带，仍可达________。
4. 烧伤病人，________诱导、________麻醉维持是目前最常用的全麻方法之一。

四、简答题

1. 简述烧伤常用的麻醉方法。
2. 烧伤病人麻醉前评估包含哪些方面？
3. 烧伤病人麻醉管理的特点有哪些？
4. 麻醉前准备包括哪些方面？

五、病例分析题

病人，男，20 岁，70kg，全身多处火焰烧伤，伤后 2 小时入院。查体：病人意识清楚，轻度烦躁。无呼吸困难。体温为 36.5℃，心率为 132 次/分，呼吸 28 次/分，血压为 75/50mmHg。除左侧胸腹部、双足有少量正常皮肤外，其余部位均为烧伤创面。右胸部、背部、四肢大部分创面基底苍白、质硬、痛觉迟钝或消失。诊断：火焰烧伤总面积 72%，其中浅Ⅱ度 17%、深Ⅱ度 3l%、Ⅲ度 24%。

1. 烧伤病人烧伤的严重程度为
A. 轻度烧伤　　B. 中度烧伤
C. 重度烧伤　　D. 特重烧伤
E. 严重烧伤

2. 入院后病人应立即怎样处理
A. 输液　　B. 抗休克
C. 纠正内环境紊乱　　D. 吸氧
E. 立刻手术植皮

3. 病人入院后立即给予补液抗休克治疗，创面清创后涂磺胺嘧啶银糊剂，行暴露疗法。40 天后拟行第二次植皮术，术前检查病人无明显困难气道、RBC 2.04×10^{12}/L，Hb 75 g/L，WBC 19.4×10^{9}/L，血清总蛋白 42.1 g/L，血清白蛋白 26.5 g/L，伴明显贫血及低蛋白血症。肝、肾功能无显著异常，K^+ 3.1mmol/L。在病人全身麻醉过程中，给予咪达唑仑 5mg，芬太

尼 0.15mg，丙泊酚 70mg，琥珀胆碱 100mg 静脉推注。麻醉诱导后行气管插管，接麻醉机。插管后 3 分钟手术尚未开始，病人突然出现心跳骤停，心电监测图像呈直线，首选操作是

A. 继续手术　B. 胸外按压
C. 机械通气　D. 肾上腺素
E. 心脏除颤

4. 病人经上述抢救后，心率恢复，稳定在 120 次/分，自主呼吸恢复，对光反射恢复。查血气分析：血钾 4.8mmol/L，血钠 149.5mmol/L，剩余碱–20.0mmol/L。进一步治疗包括

A. 补液，输入血制品
B. 纠正酸中毒
C. 头戴冰帽
D. 输注胰岛素
E. 加强监护

【参考答案及解析】

一、选择题

【A/型/题】

1. E

[解析] 烧伤病人手术，有创动脉压更准确，其压力波形可提供额外信息，且有利于动脉血标本抽取。中心静脉压是液体复苏管理的重要监测指标。

2. C

[解析] 经口气管插管保证气道通畅。

3. E

[解析] 氯胺酮既往较常用，但由于其使用时不良反应多，苏醒质量不甚满意，随着丙泊酚等静脉麻醉药的出现，氯胺酮现已少用。

4. B

[解析] 烧伤分期不包含瘢痕期，在康复期创面愈合后可产生不同程度的瘢痕增生。

5. A

[解析] 烧伤后微循环改变不包括毛细血管内皮肿胀。

6. C

[解析] 烧伤后 48 小时内可使用琥珀胆碱进行气管插管，48 小时后不能使用，可导致致命的高钾血症。

7. E

[解析] 氯胺酮使用时不良反应多，为克服其缺点，可与以上药物配伍使用，以减少用量。

8. E

[解析] 头面部烧伤面积小的病人，手术时间短，可选用喉罩通气。饱胃病人不适宜喉罩，呼吸道出血、腹部外伤、药物中毒病人存在可疑气道损伤，需气管插管，纤维支气管镜可协助气道评估。

9. B

[解析] 吸入一氧化碳造成严重缺氧病人的 COHb 水平增高时 SpO_2 不准确。

10. D

[解析] 烧伤后最早第 9 天可发生高钾血症，进而导致的心搏骤停最早出现在烧伤后第 21 天，可持续到烧伤后第 10 周。有建议烧伤后 1 年内均应避免应用琥珀胆碱。

11. A

[解析] 血压受多种因素调节，通过观察血压判断休克好转并不可靠。

12. B

[解析] 第一个 24 小时补液量为：[1.5×（20+30）×60] + 2000=6500ml，第一个 8 小时输入的液体为 6500/2=3250ml。

13. E

[解析] 病人受伤后应首先保证气道通畅，避免低氧血症。同时输液进行早期液体复苏，纠正低血容量休克，同时监测尿量，避免过负荷，导致腹腔间隔综合征和肺部并发症。

14. D；15. B；16. D

[解析] 烧伤初期，病人可能因意识水平降低、伤口疼痛、低氧血症以及低血压等对疼痛的感知而发生变化，出现疼痛、躁动。烧伤病人容易出现水、电解质紊乱和酸碱平衡失调，并可能存在精神障碍，且在体液渗出期常处于低循环血流动力学状态，甚至休克，因此可因不全昏迷造成躁动。但该病人年轻，虽处于深度烧伤、面积广泛，但是短时间内因心功能衰竭导致肺部并发症，引起躁动可能性不大。

静脉推注芬太尼 0.1mg 和氯胺酮 60mg，3 分钟后病人心跳停止，最大原因可能是呼吸抑制。芬太尼是阿片受体镇痛药，不抑制心肌收缩力，虽能兴奋延髓迷走神经核，使心率减慢，但诱导剂量主要抑制气管插管时的心血管反应。病人存在呼吸道损伤，可能存在中枢性和外周性通气障碍，长时间处于缺氧状态，且芬太尼可引起胸壁僵硬，对呼吸具有抑制作用，氯

胺酮注射速率过快，与芬太尼联合使用未减量，导致明显的呼吸抑制，甚至呼吸暂停，心肌缺氧导致心跳骤停。

心跳、呼吸骤停，首选肾上腺素进行治疗，应尽早使用，再联合应用输液和血管活性药物。并不建议常规使用利多卡因。

【B/型/题】

17. D；18. C

[解析] 记忆题。Curling 溃疡又称又称柯林溃疡，是指中度、重度烧伤后继发的应激性溃疡；Cushing 溃疡又称库欣溃疡，是指在颅脑损伤、脑病变或颅内手术后发生的应激性溃疡。

【X/型/题】

19. ABCDE

[解析] 记忆题。病人有中枢性通气障碍、意识消失和精神状态改变，明显的外周性通气障碍，呼吸窘迫、喘鸣，明显的低氧血症均应进行气管插管。

20. ABCDE

[解析] 烧伤后血容量减少、心输出量下降、外周循环阻力下降，可出现休克、循环衰竭、组织灌注减少，进一步糖的无氧酵解引起乳酸增多，脂肪分解代谢增强形成过多酮体，出现代谢性酸中毒；肾功能不全，尤其是肾衰竭，可使 H^+排出减弱，甚至失去排酸功能，消耗的 HCO_3^-也不能再生成，加重酸中毒。急性呼吸衰竭和呼吸道烧伤致呼吸道梗阻，气体交换受损，常常需要较大分钟通气量。无效腔增加，动脉血 CO_2 水平较高，导致呼吸性酸中毒，组织代谢障碍，体内酸性物质增多，加重代谢性酸中毒。

21. ABCDE

[解析] 烧伤病人，尤其头颈部存在瘢痕，由于瘢痕挛缩，可出现插管困难，可选用上述方法进行插管，保证气道通畅，吸氧或辅助通气治疗。

22. ABCDE

[解析] 病人如果四肢均受损伤，无法进行有创和无创血压监测，可通过上述指标对循环情况进行判断。

二、名词解释

1. 指清创或换药等操作所造成的疼痛，由于程度相对剧烈，需要静脉滴定阿片类药物加以控制。
2. 指机体在遭受烧伤、创伤、休克、感染和炎症等严重应激因素 24 小时后，出现全身性炎症反应继而造成急性多系统或器官功能损害，是创伤及感染后最严重最危险的并发症。
3. 指间歇性正压通气下，采用限压阀进行呼吸末气道压限定，使气道压高于大气压的通气管理技术。
4. 是一种严重的低氧血症型呼吸衰竭，它的发生与多种危重疾病有关，如创伤、误吸、休克、肺内或肺外的感染等。

三、填空题

1. 基础代谢率增加；气体交换可能受损
2. 体液渗出期；感染期；康复期
3. 3%～4%；20ml
4. 静脉全麻；吸入药物

四、简答题

1. ①氯胺酮静脉麻醉。②丙泊酚静脉麻醉：丙泊酚镇痛弱、循环抑制强，故常复合阿片类镇痛药或小剂量氯胺酮应用于临床。必须保证气道通畅前提下才能单独使用丙泊酚。③静–吸复合麻醉：静脉全麻诱导、联合吸入麻醉药物维持是目前最常用全麻方法之一，术中间断给予肌松药和阿片类镇痛药。④局部和区域麻醉。
2. ①烧伤面积、深度和严重程度：烧伤面积越大、越严重，伴随的循环和呼吸病理生理改变越剧烈，麻醉处理难易程度取决于烧伤面积大小和烧伤深度，故对此需评估。②烧伤部位：烧伤部位影响麻醉选择和处理。需明确手术体位、肢体烧伤可影响血压等监测，头颈部烧伤可致麻醉建立气道困难。③烧伤病程：明确烧伤病程，指导补充血容量、纠正水和电解质紊乱、防治肾功能不全、镇痛和保暖等。④是否有合并疾病及其种类和严重程度可成为烧伤病人麻醉主要风险，如冠心病、高血压、糖尿病、哮喘、肝肾功能不全等。⑤循环功能评估评估病人是否存在休克，烧伤 48 小时后，病人处于高代谢及高血流动力学状态，同时评估病人是否合并心血管系统疾病。⑥呼吸功能评估：术前评估病人呼吸功能是非常重要的方面。需辨别病人有无中枢性和外周性通气障碍，有助于围术期麻醉管理。明确有无吸入性损伤、头颈部水肿、焦痂及瘢痕等引起的困难气道，如不能建立、无自主呼吸，必要时行气管切开。⑦其他脏器功能评估：大面积烧伤病人尤其是并发严重感染病人，易出现多脏器功能障碍，引起肝、肾、脑功能损害和内环境功能紊乱。
3. 小面积烧伤病人麻醉管理无特殊，严重烧伤病人给麻醉带来很大困难。

   ①建立有效输液通道，保证容量补充。深静脉穿刺置管常是建立静脉通路的有效方法。②呼吸管理：对于无气道损伤，怀疑有气道问题，应准备清醒或纤维支气管镜气管插管，保证通气。已插管病人，

保证围术期固定好导管。喉罩可应用于围术期不需要变换体位病人。气道烧伤或大面积烧伤病人需人工通气，给予较大分钟通气量。由于无效腔增加，需根据血气分析调整通气参数。③循环管理：烧伤病人术中输液需在监测血压、尿量、中心静脉压等有效循环功能监测下进行。烧伤病人常需进行清创术，可快速造成大量血液丢失，导致低血容量。估计切开1%烧伤面积，可丢失循环总血量的3%～4%，采用止血带，仍可达 20ml。同时需注意术中纱布和肾上腺素纱布的应用，判断失血量，根据循环监测进行液体管理，同时避免液体过负荷，引起腹腔间隔综合征和肺部并发症。④保温和病人体位：术中可升高室温、输液加温、使用保温毯等保温，变换病人体位前需纠正血容量不足，维持病人循环稳定，保证有效监测。

4. ①早期及时进行液体复苏，纠正内环境紊乱；②保证通气治疗；③提供足够热量，可通过管饲补充；④碱化尿液；⑤镇静治疗；⑥注意转运安全和保温。

五、病例分析题

1. D

［解析］火焰烧伤面积达 72%，大于 50%以上，Ⅲ度烧伤面积大于 20%。

2. ABCD

［解析］病人烧伤严重，面积广泛，处于体液渗出期，创面渗血较多，血容量减少、心输出量下降、心率增快、外周循环阻力下降，已出现休克、循环衰竭。入院后需立即开放静脉通道输液补充血容量抗休克治疗，进行液体复苏纠正电解质和酸碱平衡紊乱，无呼吸困难，仍应吸氧辅助治疗。而不应立即行手术治疗，因为病人意识清醒，无呼吸困难，待复苏治疗，纠正休克，稳定循环后再考虑手术植皮治疗。

3. BCDE

［解析］病人心跳骤停后应立即停止手术，行胸外按压，给予肾上腺素，必要行心脏除颤（360J/次），恢复病人心跳。同时保证氧供，避免缺氧，因已行气管插管，故可行机械通气。

4. ABCE

［解析］病人烧伤后 48 小时内可使用琥珀胆碱进行气管插管。但 48 小时后，注射琥珀胆碱可能引起潜在致命的高钾血症。研究表明，烧伤后最早第 9 天可发生高钾血症，进而导致的心搏骤停最早出现在烧伤后第 21 天，可持续到烧伤后第 10 周。有建议烧伤后 1 年内均应避免应用琥珀胆碱。但病人血气分析血钾正常，故不需要使用胰岛素降低血钾浓度。病人存在血容量不足，贫血，可适量补液，输注红细胞，纠正休克。剩余碱 –20.0mmol/L，存在严重代谢性酸中毒，故需纠正酸中毒。可头戴冰帽减轻脑水肿的发生。由于病人出现过呼吸心跳骤停，应加强监护，保证生命体征平稳。

（王　袁　王海英）

第二十五章　脊柱四肢手术麻醉

【同步习题】

一、选择题

【A/型/题】

1. 臂丛神经阻滞引起霍纳综合征的原因是阻滞了
A. 喉返神经　　B. 星状神经节
C. 膈神经　　D. 迷走神经
E. 颈丛神经

2. 长期卧床的骨科手术病人应特别注意
A. 上呼吸道感染　　B. 心功能障碍
C. 术后疼痛　　D. 肌肉萎缩
E. 深静脉血栓形成

3. 下列定位棘突的体表标志，不正确的是
A. 两肩胛下角连线为 T_6 棘突
B. 颈部最大突起的棘突为 C_7
C. 两肩胛冈内侧连线为 T_3 棘突
D. 两髂嵴最高点连线为 L_4 棘突
E. 髂后上棘连线为 S_2 骶椎

4. 下肢放置止血带的正确位置是
A. 膝上 15cm 处
B. 大腿中、上 1/3 处
C. 大腿中部
D. 大腿中、下 1/3 处
E. 大腿根近腹股沟部

5. 臂丛神经阻滞时，腋入路最有可能出现阻滞不全的神经是
A. 桡神经　　B. 尺神经
C. 肌皮神经　　D. 正中神经
E. 前臂内侧皮神经

6. 下列哪种臂丛神经阻滞法的血、气胸并发症发生率最高
A. 腋路臂丛阻滞法　　B. 锁骨上臂丛阻滞法
C. 肌间沟阻滞法　　D. 锁骨下臂丛阻滞法
E. 经颈路臂丛阻滞法

7. 下列哪种情况最容易发生肺栓塞
A. 下肢挤压伤　　B. 闭塞性血栓性脉管炎
C. 伤寒　　D. 糖尿病
E. 动脉功能不全

8. 关于全髋关节置换术的麻醉，不正确的是
A. 手术特点为创伤大，失血多
B. 老年病人多见
C. 麻醉方法以全身麻醉为首选
D. 术中应用骨黏合剂有可能发生心血管不良反应
E. 长期服用激素造成股骨头无菌坏死者，围术期需进行合理的替代治疗

9. 桡神经阻滞的适应证是
A. 适用于扳机指的治疗
B. 适用于肩周炎的治疗
C. 适用于网球肘的治疗
D. 适用于肱骨内上髁炎的治疗
E. 用于桡神经支配的区域的小手术和疼痛性疾病的诊断和治疗

10. 下列肌松药不适于脊髓外伤病人麻醉的是
A. 琥珀胆碱　　B. 阿曲库铵
C. 维库溴铵　　D. 罗库溴铵
E. 潘库溴铵

11. 颈椎骨折合并高位截瘫病人的麻醉，下列说法不正确的是
A. 麻醉诱导或术中均须维持头部稳定
B. 常存在气管反射异常，刺激气管后易出现心动过速
C. 肺水肿或肺栓塞亦是高位截瘫可能的并发症
D. 心血管代偿能力减退，体位改变可造成严重低血压
E. 保证呼吸道通畅和维持有效通气是首要问题

12. 下列有关脂肪栓塞的叙述中，哪项是错误的
A. 呼吸节律紊乱
B. 发生于脑内者，于 48 小时出现中枢神经症状
C. 颈部、眼结膜、腋窝、前胸部等处出现点状出血斑
D. 胸部 X 线检查可见中肺野至下肺野有云絮状阴影
E. 无缺氧症状

13. 减轻四肢骨折疼痛的有效措施是
A. 口服止痛药　　B. 全身麻醉
C. 神经阻滞　　D. 良好制动

E. 吸氧

14. 下列哪项检查最有助于脂肪栓塞的诊断
A. 胸部 X 线照片　B. 视网膜检查
C. 血化验　D. 听诊胸部
E. 皮肤检查

15. 下列哪种情况最容易发生肺动脉脂肪栓塞
A. 股骨骨折　B. 输血
C. 贫血　D. 脂肪肝
E. 颅骨骨折

16. 关于脊柱侧弯畸形矫正术的麻醉特点，下列哪项不正确
A. 为防止术中脊髓损伤，在放置好 Harrington 支架后，需做唤醒试验
B. 虽脊柱侧弯畸形可发生于任何年龄，但多见于小儿
C. 气管内全麻为首选的麻醉方法
D. 术中出血较少
E. 手术有损伤胸膜造成气胸的危险

17. 应用止血带的合并症应除外
A. 压力不合适可造成术野出血增多
B. 压力过大、时间过久或麻醉作用不全时，可出现严重的止血带痛
C. 可诱发和增加骨科手术中肺栓塞的发生
D. 放松止血带后可出现止血带休克
E. 充气压力过大和应用时间过长可造成止血带麻痹

18. 脂肪栓塞最多见于下列哪种骨科手术
A. 脊柱侧弯畸形矫正手术
B. 长骨骨折手术
C. 肩关节手术
D. 手外伤手术
E. 脊柱结核病灶清除

19. 肱骨中段骨折易损伤
A. 正中神经　B. 腋神经
C. 尺神经　D. 桡神经
E. 以上均错误

20. 餐后双下肢骨折病人，胃排空时间与正常时对比有何变化
A. 加快　B. 减慢
C. 与脂肪含量有关　D. 不变
E. 与蛋白质含量有关

21. 松开下肢止血带后，有时可出现“止血带休克”，临床表现为
A. 出汗、血压降低、周围血管阻力降低
B. 出汗、血压升高、周围血管阻力降低
C. 恶心、血压降低、周围血管阻力升高
D. 恶心、血压升高、周围血管阻力升高
E. 出汗、恶心、呼吸性酸中毒

22. 有关四肢神经阻滞，以下叙述错误的是
A. 凡在手指. 足趾等末端局麻时，避免加用肾上腺素
B. 经锁骨上途径行臂丛神经阻滞，可行上臂内侧手术
C. 经腋路行臂丛神经阻滞，桡神经和肌皮神经阻滞效果较差
D. 臂丛神经由颈 5～8 和胸 1 脊神经前支组成
E. 小腿内侧手术，仅行骶丛阻滞常阻滞不全

23. 骨盆骨折最危险的并发症是
A. 骨盆腔内出血　B. 膀胱破裂
C. 尿道断裂　D. 骶丛神经损伤
E. 直肠损伤

24. 有关脊柱肿瘤摘除术的麻醉，以下叙述不正确的是
A. 手术创伤大，失血多，尤其是骶骨肿瘤切除
B. 病人常呈低血容量低蛋白血症和营养不良等
C. 均采用硬膜外麻醉完成手术
D. 控制失血和防止失血性休克时麻醉管理的重点
E. 骶神经刺激可造成反射性血压下降

25. 在四肢显微血管手术麻醉处理中，为防止吻合血管的痉挛和堵塞，以下措施不必要的是
A. 全麻维持平稳，阻滞麻醉止痛要完善
B. 避免疼痛、寒冷和滥用血管收缩药
C. 及时补充失血和失液，防止低血压
D. 降低血液黏滞度，改善微循环
E. 不需要全身肝素化

【B/型/题】

A. 肌间沟臂丛神经阻滞
B. 腋路臂丛神经阻滞
C. 椎管内麻醉
D. 全身麻醉
E. 局部麻醉

26. 女性，25 岁，行右踝软组织的清创缝合术，首选

27. 男性，75 岁，既往有慢性支气管炎史 30 余年，肺功能为重度阻塞性通气功能障碍，拟行股骨颈骨折内固定术，首选

28. 男性，32 岁，拟行右尺骨切开复位内固定术，首选

A. 股外侧皮神经支配
B. 股神经支配
C. 闭孔神经支配
D. 坐骨神经支配
E. 髂腹股沟神经支配
29. 大腿前面由
30. 大腿外侧由
31. 大腿内侧由
32. 大腿后侧由
33. 小腿前内侧由
34. 小腿和足大部分由

【X/型/题】

35. 关于上肢手术的麻醉，下列描述正确的是
A. 手掌手术可使用腋路臂丛神经阻滞
B. 上臂中上 1/3 以上手术可选用肌间沟臂丛神经阻滞
C. 小指或小鱼际部位手术可选择尺神经阻滞
D. 肩部手术的手术体位可用“沙滩椅位”
E. 桡神经阻滞适应证是手掌桡侧小手术
36. 在施行上肢手术的类风湿性强直性关节炎病人，如果因脊柱间与脊肋关节的固定使胸廓活动受限，肺活量明显降低，选择下述哪些麻醉方法，以避免膈肌麻醉
A. 颈部硬膜外麻醉
B. 腋路臂丛神经阻滞
C. 肌间沟臂丛神经阻滞
D. 锁骨上臂丛神经阻滞
E. 全身麻醉
37. 关于四肢手术止血带的应用，以下哪些叙述是正确的
A. 止血带放置的部位为下肢应在大腿上方近腹股沟部，上肢在上臂中上 1/3 部
B. 使用前应对止血带做仔细检查，以防接触平面不平或漏气
C. 充气前应先抬高患肢进行彻底驱血，包括感染肿瘤和心功能不全病人
D. 充气压力为上肢高于收缩压 30～50mmHg，下肢高于收缩压 50～70 mmHg
E. 止血带维持时间以上肢 1.5 小时，下肢 2 小时为限
38. 关于脊髓外伤病人的麻醉，下列说法哪些是正确的
A. 急性脊髓损伤若位于 $C_{2\sim3}$，因呼吸肌麻痹可出现呼吸困难，随时有死亡的可能
B. 急性脊髓损伤早期表现为低血压，但随即出现血压升高、心动过缓、心律失常
C. 脊髓损伤 72 小时后可出现高钾血症，应避免使用琥珀胆碱
D. 急性高位颈髓损伤，常伴颈椎不稳定，在气管插管的操作中，绝对禁止将头过度后仰
E. 为保证脊髓的灌注，舒张压不应低于 70mmHg，避免过度通气致 $PaCO_2$ 严重降低而减少脊髓血流

二、名词解释

1. 止血带疼痛
2. 脂肪栓塞综合征

三、填空题

1. 经腋路臂丛阻滞无发生气胸危险，但常不能有效阻滞________神经。
2. 除________臂丛神经阻滞外，其他常用臂丛阻滞方法均有可能发生同侧膈神经麻痹。
3. 急性脊髓损伤病人术中为保证脊髓的灌注，舒张压不应低于________mmHg。
4. 止血带用于上、下肢手术以最大限度地减少出血并提供良好的手术条件，可以防止________、______和________扩散。
5. 老年病人行股骨颈骨折内固定术前低血容量的主要原因有________、________及________。
6. 脂肪栓子可通过________或________进入体循环，导致心脑血管栓塞。

四、简答题

1. 简述止血带充气、持续充气及放气后，病人的血流动力学变化。
2. 简述术后预防深静脉血栓形成的措施。
3. 简述脊柱侧凸手术时静脉气栓的临床表现和处理。
4. 简述长骨骨折病人脂肪栓塞的临床表现和处理。

五、病例分析题

病人，男性，26 岁，60kg，从高处坠落，致全身多处骨折，多处软组织损伤。查 BP 70/30mmHg，HR 120 次/分，Hb 9.6g/L，Hct28%。经输平衡液 500ml、代血浆 500ml 后送手术室，准备行骨折切开复位内固定术。

1. 在向手术台搬运病人不当时，最有可能出现
A. 脉搏无明显变化
B. 血压升高，脉搏增快
C. 血压升高，脉搏减慢
D. 血压降低，脉搏增快
E. 血压降低，脉搏不变

2. 上手术台后以下处理较稳妥的是
   A. 立即吸氧
   B. 输血，输液
   C. 立即全麻诱导，气管插管
   D. 保持呼吸道通畅
   E. 给予血管活性药维持血压
3. 下列麻醉处理中，不必要的是
   A. 加快输液速度 B. 加大全麻诱导计量
   C. 气管插管全麻 D. 机械控制，纯氧通气
   E. 全麻诱导剂量酌减
4. 术毕病人自主呼吸恢复，BP 110/70mmHg，HR 106 次/分，VT 450ml，RR 26 次/分，吸入氧浓度 95%，SpO_2 85%，PaO_2 54mmHg，$PaCO_2$ 30mmHg，引起缺氧的原因不可能是
   A. 肺挫伤 B. 肌松药
   C. 休克 D. 输血输液
   E. DIC
5. 下列处理措施中，不合适的是
   A. 抗炎治疗 B. 给予激素
   C. 利尿 D. 带管送 ICU，呼吸机治疗
   E. 拔出气管导管，回病房

【参考答案及解析】

一、选择题

【A/型/题】

1. B
[解析] 麻药经椎间孔至椎旁引起星状神经节阻滞，导致上睑下垂、瞳孔缩小、额部无汗、鼻塞，甚至上肢运动、感觉功能障碍，称为霍纳综合征。
2. E
[解析] 尤其是下肢的血栓。
3. A
[解析] 直立位两上肢垂于体侧时，两侧肩胛冈内侧端连线，通过第 3 胸椎棘突。两侧肩胛下角连线，横过第 7 胸椎棘突。
4. E
[解析] 正确位置在大腿根近腹股沟部。
5. C
[解析] 经腋路阻滞时，肌皮神经和肋间臂神经常不能阻滞，即使改变穿刺针方向或增加局麻药量，至少仍有 25%皮神经阻滞不完善。
6. B
[解析] 锁骨上臂丛神经阻滞法的进针部位紧邻肺尖，穿刺过程易损伤胸膜导致出现血、气胸。
7. A
[解析] 下肢挤压伤易出现下肢静脉血栓。
8. C
[解析] 全髋关节置换术的麻醉首选椎管内麻醉。
9. E
[解析] 桡神经阻滞的适应证为桡神经支配的区域的小手术和疼痛性疾病的诊断和治疗。
10. A
[解析] 脊髓外伤病人的麻醉中应用琥珀胆碱，可引起血钾骤然升高，出现心律失常，甚至心搏骤停。
11. B
[解析] 刺激气管后可出现心动过缓。
12. E
[解析] 脂肪栓塞常常累及肺部，可在骨盆或长骨骨折后 24～48 小时出现呼吸困难、低氧血症、意识障碍和瘀点等症状。
13. D
[解析] 减轻四肢骨折疼痛的有效措施是良好的固定和制动。
14. A
[解析] 脂肪栓塞时胸部 X 线呈典型的“暴风雪”样阴影。
15. A
[解析] 所有长骨骨折的病人都会产生不同程度的肺功能障碍，临床上出现明显脂肪栓塞症状者占 10%～15%。
16. D
[解析] 脊柱侧弯畸形矫正术术中出血量较多，常采用控制性低血压、术中自体血回收、术中血液稀释等措施减少出血和输血。
17. C
[解析] 止血带用于上、下肢手术以最大限度地减少出血并提供良好的手术条件，同时防止恶性细胞、脂肪栓子和骨水泥扩散。
18. B
[解析] 所有长骨骨折的病人都会产生不同程度的肺功能障碍，但临床上出现明显脂肪栓塞症状者仅占

10%～15%。

19. D

[解析] 肱骨中段骨折易损伤桡神经。

20. B

[解析] 外伤后会导致胃排空时间延长。

21. A

[解析] 松开下肢止血带后，缺血的肢体发生再灌注，通常会导致中心静脉压和动脉压降低。若血压下降极其明显时可导致心搏骤停，发生因素包括外周血管阻力突然下降、急性失血以及代谢产物对循环的抑制。

22. B

[解析] 上臂内侧手术需阻滞臂内侧皮神经和肋间臂皮神经，经锁骨上途径行臂丛神经阻滞无法完成。

23. A

[解析] 骨盆骨折最危险的并发症是盆腔内大出血。

24. C

[解析] 脊柱肿瘤摘除术一般选用全身麻醉。

25. E

[解析] 在吻合小血管时需全身肝素化，术中预防性使用肝素或低分子肝素，肝素用量一般为0.5～1mg/kg静注，3小时重复一次。

【B/型/题】

26. E　27. C　28. B

[解析] 手术首选对全身影响轻的麻醉方式，肺功能受限患者尽量减少手术麻醉对肺功能的影响，腋路臂丛神经阻滞对尺神经阻滞更加完善。

29. B　30. A　31. C　32. D　33. B　34. D

[解析] 股外侧皮神经由L_2、L_3神经根前支组成，自腰大肌外缘伸出后，在腹股沟韧带下方的3～5cm处进入皮下组织，分布于股外侧皮肤；股神经为腰丛中最粗的一支，来自于$L_{2\text{-}4}$，其中肌支是大腿前群肌的运动神经，皮支支配大腿前面中、下部的皮肤，有分支行向下直达膝关节附近；闭孔神经支配大腿内收肌群和闭孔外肌，并分布于大腿内侧面的皮肤；坐骨神经是股后群肌、小腿和足肌的运动神经，也是小腿和足的重要感觉神经；髂腹股沟神经自髂前上棘处穿入腹内斜肌和腹横肌间，自皮下环浅出，分布于附近的皮肤和腹壁肌肉。

【X/型/题】

35. ABCD

[解析] 正中神经阻滞适应证是手掌桡侧小手术。

36. BE

[解析] 除腋路臂丛神经阻滞外，其他常用阻滞方法均有可能发生同侧膈神经阻滞，术前有严重肺疾病人应慎用。

37. ABD

[解析] 感染、肿瘤和心功能不全的病人不进行彻底驱血。止血带维持时间为上肢1小时，下肢1.5小时为限。

38. ACDE

[解析] 急性脊髓损伤早期出现血压升高，但随即表现为低血压、心动过缓、心律失常。

二、名词解释

1. 指蛛网膜下腔或硬膜外阻滞的病人，止血带超过1小时后，可感到远端肢体疼痛或烧灼感，有时静脉使用吗啡类镇痛药也无效，但放松止血带后便可缓解，这可能与细胞内酸中毒有关。
2. 是指骨盆或长骨骨折后24～48小时出现呼吸困难、意识障碍和瘀点。

三、填空题

1. 肌皮
2. 腋路
3. 70
4. 恶性细胞；脂肪栓子；骨水泥
5. 创伤引起的血肿；局部水肿；入量不足
6. 未闭的卵圆孔；肺循环

四、简答题

1. 止血带充气时，回心血量增多，外周血管阻力增加，临床上表现为中心静脉压或动脉压轻微增高。持续充气期，可引起高血压，其原因尚不清楚，有人认为这可能反映了肌肉或神经细胞缺血已达到临界水平。止血带放松时缺血的肢体发生再灌注，通常会导致中心静脉压和动脉压降低。若血压下降极其明显时可导致心跳骤停。
2. 术后预防深静脉血栓形成的措施有间歇气体压迫下肢，活动足部，早期下床活动，手术后当天就开始给予阿司匹林或华法林等。但对于膝关节镜和脊柱手术，一般不主张术后使用抗凝药物。硬膜外镇痛有利于患肢的早期活动，从而避免下肢深静脉血栓形成。对于易发生深静脉血栓的高危病人，可在术前安置腔静脉过滤器。
3. 静脉气栓是脊柱手术严重并发症之一，表现为无法解释的低血压、呼气末氮气水平升高。麻醉医师应警惕这一并发症发生，早期诊断和处理可提高存活率。一旦怀疑发生静脉气栓，应立即将伤口注以生理盐水覆盖，避免使用N_2O吸入，应用血管收缩药。大量气栓则需将病人平卧，行心肺复苏术。
4. 长骨骨折的病人临床上出现明显脂肪栓塞症状者仅

占 10%～15%，表现为低氧血症、心动过速、意识改变以及在结膜、腋下、上胸部有出血点。在尿中查出脂肪滴还不能诊断脂肪栓塞，而当胸片显示肺浸润者基本可诊断为脂肪栓塞。麻醉处理包括及早发现，充分供氧和控制输液量。大剂量激素在严重创伤后短期应用可减轻脂肪栓塞的临床症状，但大多数病人只要适当的输液，充分的通气以避免低氧血症，其预后通常都很好。

五、病例分析题

1. D

[**解析**] 搬运病人不当可导致病人疼痛、出血加重，可出现血压下降、脉搏增快。

2. ABDE

[**解析**] 病人一般情况稍稳定后再开始全麻诱导。

3. B

[**解析**] 病人目前处于休克状态，全麻诱导时剂量应酌减。

4. B

[**解析**] 病人自主呼吸回复，VT 450ml，说明此时病人肌松药作用已经基本消退，呼吸肌已恢复。

5. E

[**解析**] 病人此时应带管送 ICU，呼吸机治疗。

（吴　洁　李金宝）

第二十六章　内分泌病人手术的麻醉

【同步习题】

一、选择题

【A/型/题】

1. 机体最重要的内分泌腺是
   A. 垂体　　B. 甲状腺
   C. 肾上腺　　D. 胰腺
   E. 甲状旁腺
2. 血中生物活性最强的甲状腺激素是
   A. 游离 T_4　　B. 结合 T_4
   C. 游离 T_3　　D. 结合 T_3
   E. 降钙素
3. 下列可促进蛋白质分解的激素是
   A. 甲状腺激素　　B. 生长激素
   C. 糖皮质激素　　D. 盐皮质激素
   E. ACTH
4. 下列关于内分泌系统的最佳描述是
   A. 区别于外分泌的系统
   B. 由内分泌腺及全身内分泌细胞组成的信息传递系统
   C. 腺体分泌物不通过导管直接进入血液
   D. 激素通过循环系统到达靶器官而发挥作用
   E. 是内分泌腺体及其产生激素的总称
5. 对内分泌系统影响最大的麻醉药物是
   A. 吗啡　　B. 乙醚
   C. 依托咪酯　　D. 氧化亚氮
   E. 氯胺酮
6. 下列药物可使血浆中的儿茶酚胺浓度增高，除外
   A. 喷他佐新　　B. 阿托品
   C. 硫喷妥钠　　D. 氯胺酮
   E. 乙醚
7. 吸入全麻中合用氧化亚氮对内分泌腺体的影响，正确的是
   A. 引起甲状腺素分泌增多
   B. 生长激素分泌增多
   C. 皮质醇分泌增多
   D. 儿茶酚胺分泌减少
   E. 醛固酮分泌减少
8. 椎管内麻醉时，下列哪种激素明显升高
   A. 促肾上腺皮质激素（ACTH）
   B. 促甲状腺素（TSH）
   C. 抗利尿激素（ADH）
   D. 皮质醇
   E. 血管紧张素
9. 下列麻醉方式对血糖影响最小的是
   A. 乙醚吸入全麻
   B. 椎管内麻醉
   C. 低温麻醉
   D. 异氟醚吸入全麻
   E. 体外循环麻醉
10. 下列关于抗利尿激素的描述，正确的是
    A. 由神经分泌细胞分泌
    B. 主要在下丘脑室旁核产生
    C. 降低肾集合管对水的通透性
    D. 促进肾对钠的重吸收
    E. 功能低下时可致 Sheehan 综合征
11. 调节胰岛素分泌的最重要的因素是
    A. 血糖浓度
    B. 血中氨基酸浓度
    C. 胰高血糖素的浓度
    D. 迷走神经兴奋
    E. 交感神经兴奋
12. 临床上长期服用泼尼松，对腺垂体的影响是
    A. 促进 ACTH 分泌
    B. 抑制生长素分泌
    C. 抑制 ACTH 分泌
    D. 促进甲状腺激素分泌
    E. 促进 TSH 的分泌
13. 血中激素浓度极低，但生理作用却非常明显，这是因为
    A. 激素的半衰期非常长
    B. 激素的特异性很高
    C. 激素分泌的持续时间非常长
    D. 细胞内存在高效能的生物放大系统
    E. 激素的“第二信使”效应
14. 下列激素或因子中，可由下丘脑以外的组织产生

的是
A. 催乳索释放因子
B. 生长素释放抑制激素
C. 催乳素释放抑制因子
D. 生长素释放激素
E. 促卵泡激素

15. 下列影响生长激素分泌的因素中，哪项作用最强
A. 血脂降低　B. 血糖降低
C. 血脂升高　D. 血氨基酸降低
E. 血钠升高

16. 胰高血糖素主要由下列哪种细胞分泌
A. A 细胞　B. B 细胞
C. D 细胞　D. PP 细胞
E. F 细胞

17. 治疗水中毒时，可使用
A. ADH　B. 甲状腺激素
C. 醛固酮　D. 泼尼松龙
E. 胰岛素

18. 下列药物不会引起皮质醇浓度明显升高的是
A. 乙醚
B. 氯胺酮
C. 氧化亚氮
D. 异氟醚
E. 羟丁酸钠

19. 全身麻醉药物中，对内分泌系统影响由大至小依次为
A. 乙醚＞氧化亚氮＞氟烷＞蒽氟醚＞异氟醚
B. 乙醚＞氧化亚氮＞烷＞异氟醚＞蒽氟醚
C. 乙醚＞氟烷＞氧化亚氮＞蒽氟醚＞异氟醚
D. 乙醚＞氟烷＞蒽氟醚＞氧化亚氮＞异氟醚
E. 氟烷＞氧化亚氮＞乙醚＞蒽氟醚＞异氟醚

20. 对内分泌功能影响最大的麻醉方式是
A. 全身麻醉　B. 椎管内麻醉
C. 神经阻滞麻醉　D. 局部没润新辆
E. 表面麻醉

21. 在下列麻醉方式中，出现血清甲状腺素 T_4 降低的是
A. 吸入全身麻醉
B. 静吸复合全身麻醉
C. 硬膜外麻醉
D. 神经阻滞麻醉
E. 氯胺酮分离麻醉

22. 下列因素对血糖影响最小的是
A. 乙醚　B. 低温麻醉
C. 儿茶酚胺　D. 肌松药
E. 皮质醇栏

23. 降钙素的靶器官是
A. 脾脏　B. 胰岛
C. 肝胜　D. 胃肠道
E. 骨

24. 原发性醛固酮增多症出现的代谢紊乱为
A. 高 K^+血症　B. 尿 K^+排出增加
C. 尿 K^+排出减少　D. 血浆肾素水平升高
E. 血浆醛固酮水平下降

25. 嗜铬细胞瘤的代谢特点是
A. 低血压，低血糖，低代谢
B. 高血压，低血糖，低代谢
C. 高血压，低血糖，高代谢
D. 高血压，高血糖，高代谢
E. 低血压，高血糖，高代谢

26. 垂体分泌 ACTH 的周期特征为
A. 清晨最高，午夜最低
B. 清晨最低，午夜最高
C. 午后最高，清晨最低
D. 午后最低，清晨最高
E. 以上说话均不对

27. 在大量使用胰岛素而未及时补钾导致低钾血症的机制是
A. 醛固酮分泌过多
B. 肾小管重吸收钾障碍
C. 结肠分泌钾加强
D. 大量出汗导致钾丢失
E. 细胞外钾向细胞内转移

28. 能促进机体产热的最重要的激素是
A. 肾上腺素　B. 肾上腺皮质激素
C. 甲状腺激素　D. 生长激索
E. 胰岛素

29. 机体保钠最主要的激素是
A. 抗利尿激素　B. 生长激素
C. 氢化可物松　D. 雌激索
E. 醛固酮

30. 肾素–血管紧张素系统活动时，下列说法正确的是
A. 醛固酮释放减少
B. 静脉回心血量减少
C. 肾脏排钠减少
D. 体循环平均充盈压减少
E. 交感神经末梢释放递质减少

31. 调节胰岛素分泌最重要的因素是

A. 血液中游离脂肪酸
B. 血糖浓度
C. 副交感神经
D. 胃肠道刺激
E. 肾上腺素

32. 嗜铬细胞瘤病人发生心动过速时，首选
A. 洋地黄 B. 奎尼丁
C. 普萘洛尔 D. 苯妥英钠
E. 苄胺唑啉

33. 严重糖尿病酮症酸中毒时，酮体在体内生成增多。酮体主要由下哪项构成
A. 尿素与肌酸酐
B. 尿素与氯化物
C. 草酸与羟丁酸
D. β-羟丁酸钠与乙酰乙酸
E. 丙酮酸与草酸

34. 分泌肾上腺素为主的嗜铬细胞瘤病人，手术前应予
A. 普萘洛尔
B. 酚苄明
C. 普萘洛尔与酚苄明
D. 巴比妥类药与普萘洛尔
E. 巴比妥类药与酚苄明

35. 肾上腺皮质功能不全的特点是
A. 水钠潴留
B. 脱水和钾潴留
C. 恶心、呕吐、情绪激动
D. 脱水
E. 多饮、多食，体重下降

36. 治疗剂量几乎没有保钠、排钾作用的糖皮质激素是
A. 氟轻松 B. 泼尼松
C. 泼尼松龙 D. 地塞米松
E. 氧化可的松

37. 严重功能不良者用糖皮质激素进行全身治疗时应选用
A. 可的松 B. 氢化可的松
C. 泼尼松 D. 地塞米松
E. 氟轻松

38. 下列利尿剂中具有保钾作用的是
A. 呋塞米 B. 双氢克尿赛
C. 螺内酯 D. 乙酰唑胺
E. 甘露醇

39. 从麻醉的观点来看，甲状腺功能亢进最危险的并发症是
A. 动脉硬化 B. 心动过速
C. 对热不能耐受 D. 肌肉无力
E. 心功能代偿不全

40. 甲状腺危象的特点是
A. 皮肤血管收缩，发热，无汗
B. 发热，心动过速，皮肤血管扩张
C. 心动过速，无汗
D. 心动过缓，神志不清，多汗
E. 兴奋，低温，心动过速

41. 严重脱水的糖尿病昏迷病人用胰岛素、葡萄糖、生理盐水和乳酸钠处理后效果良好，但以后又出现神情淡漠、倦怠、喘息样呼吸，最后死于呼吸肌麻痹，最可能的解释是
A. 在酸中毒时将二氧化碳排出过多
B. 血 pH 升高过快
C. 明显的钾缺失
D. 胰岛素过量
E. 体内水分过多导致脑水肿

42. 甲亢病人手术中体温达 40℃、心率 130 次/分、大汗、极度烦躁，首先应考虑
A. 感染性休克 B. 心力衰竭
C. 甲亢危象 D. 急性肾上腺功能减退
E. 嗜铬细胞瘤高血压危象

43. 甲亢病人不宜使用下列哪种药物
A. 复方碘溶液 B. 利血平
C. 他巴唑 D. 阿托品
E. 普萘洛尔

44. 关于糖尿病酮症酸中毒，下列说法不合理的是
A. 常见于胰岛素依赖型糖尿病
B. 呼气中可有烂苹果味
C. 首选胰岛素治疗
D. 首选碱溶液治疗
E. 及时补充水和电解质

45. 下列哪项不是甲状腺功能亢进者术前准备不充分的表现
A. 脉率波动剧烈 B. 心房纤颤
C. 体重减轻 D. 精神紧张
E. 血压下降

46. 关于糖尿病高渗高血糖非酮症性昏迷，下列说法不正确的是
A. 多发生在老年病人和已往无糖尿病病史的病人
B. 临床特征为严重高血糖，最高可达 200 mmol/L 以上
C. 血浆呈高渗状态
D. 可补充低渗溶液

E. 治疗原则为应用比酮症酸中毒病人更大剂量的胰岛素

47. 有关低温对内分泌功能的影响，下列说法不正确的是
A. 甲状腺功能在降温开始时有亢进现象
B. 血糖升高
C. 肾上腺皮质功能受抑制
D. 血儿茶酚胺浓度降低
E. 血乳酸升高

48. 甲状腺功能亢进病人手术前应控制基础代谢率，下列哪项是正确的
A. +50%　　B. +30%
C. +20%　　D. +10%
E. –10%

49. 下面有关手术前对糖尿病病人的病情控制，哪些说法不正确的是
A. 无酮血症，尿酮体阴性
B. 空腹血糖应控制在 6.1～7.2 mmol/L 范围
C. 尿糖检查为阴性或弱阳性
D. 对过去采用口服降糖药的病人，最好在术前改用正规胰岛素治疗
E. 对于 1 型病人，术前应维持过去的治疗方案以免引起血糖剧烈波动

50. 下列哪项不引起可儿茶酚胺分泌增多
A. 病人精神紧张
B. 开腹手术中行腹腔探查
C. 高温
D. 机体严重缺氧
E. 血容量不足

（51～52 题共用题干）

病人，男，58 岁，70kg，左侧股疝，在硬膜外麻醉下行股疝修补术。糖尿病 3 年，饮食疗法控制血糖不佳，一直服用帕吉林（优降灵）。术前一天停药，手术当天血糖 8.8mmol/L，尿糖（–），术中复查血糖为 7.0mmol/L，未做处理。术中病人生命体征平稳，手术顺利，术毕送回病房。术后 4 小时，病人大汗淋漓、面色苍白、躁动，遂即昏迷不醒。

51. 该病人昏迷的可能原因为
A. 高血糖酮性昏迷
B. 高渗性非酮症高血糖昏迷
C. 低血糖昏迷
D. 低钠血症
E. 糖尿病自主神经系统病变

52. 应立即采取的治疗方案是
A. 立即静脉滴注 5%葡萄糖盐水 500ml
B. 立即静脉滴注 5%葡萄糖 1000ml
C. 立即静脉滴注胰岛素 10U
D. 立即缓慢注射 3%氯化钠液 150ml
E. 应即静脉推注 50%葡萄糖液 40ml

【B/型/题】

A. 甲吡酮试验
B. ACTH 兴奋试验
C. TRH 兴奋试验
D. 地塞米松抑制实验
E. C. 肽释放试验

53. 可以反映垂体分泌 ACTH 储备功能的试验是
54. 有助于了解垂体 TSH 储备能力的试验为
55. 能鉴别肾上腺皮质功能减退症性质的试验是

【X/型/题】

56. 以下哪些因素可使醛固酮分泌增多
A. 血容量不足　　B. 酸中毒
C. 血清钠升高　　D. 低温
E. 血浆

57. 对于甲状腺功能减退症的病人，下列说法正确的是
A. 术前应进行甲状腺激素治疗，改善全身情况
B. 对麻醉和手耐受差，术前药仅给阿托品即可
C. 麻醉后因体位变化易发生血压下降
D. 对升压药反应较弱
E. 如果术中发生昏迷，应静脉注射甲状腺素

58. 对甲状旁腺功能减退的病人，应进行哪些治疗
A. 甲状腺激素　　B. 甲状旁腺素
C. 钙剂　　D. 磷剂
E. 维生素 D

59. 醛固酮分泌增加可使血清电解质发生下面哪些改变
A. 高 Na^+　　B. 高 K^+
C. 低 K^+　　D. 低 Na^+
E. 低 Cl^-

60. 关于甲亢危象，下列说法正确的是
A. 常被创伤、感染或酸中毒促发
B. 通常用大量碘剂治疗
C. 用皮质醇治疗是有益的
D. 必须用β受体拮抗剂以控制心率
E. 围手术期发生常系手术前准备不足所致

61. 糖尿病病人最常并发以下哪些组织器官的病变

A. 动脉粥样硬化　　B. 白内障
C. 肾脏病变　　D. 冠心病
E. 慢性支气管炎

62. 引起醛固酮分泌增多的因素有
A. 细胞外液渗透压升高
B. 急性大量失血后
C. 垂体功能低下
D. 肾血流降低
E. 血浆钾升高

63. 甲状腺手术中误切了甲状旁腺时，可造成
A. 血磷降低　　B. 血钙升高
C. 血钙降低　　D. 血磷升高
E. 以上都不是

64. 由腺垂体分泌的激素包括
A. 促甲状腺激素（TSH）
B. 生长激素（GH）
C. 抗利尿激素（ADH）
D. 黄体生成激素（LH）
E. 皮质醇

65. 可引起负反馈的激素有
A. ACTH　　B. 甲状腺激素
C. 生长激素　　D. 皮质醇
E. 促甲状腺激素释放激素（CRH）

二、名词解释

1. 高血压危象
2. 甲状腺危象
3. GIK 方案

三、填空题

1. 甲状腺功能亢进的病人手术前需要控制甲状腺功能尽量接近正常水平，其手术时机可参考________；________；________；________。
2. 肾上腺分为髓质和皮质两部分，肾上腺髓质主要含______，约占 80%，其余 18%为________，2%为________。
3. 肾上腺分为髓质和皮质两部分，皮质最外层叫________，分泌的激素主要是________，最内层为网状区，分泌________，中间层为________，分泌________。
4. 根据 WHO 糖尿病分为__________、__________、________和________。
5. 术前空腹血糖应维持在__________mmol/L，最好在________mmol/L，最高不超过________mmol/L。

四、简答题

1. 甲状腺功能亢进的病人围术期意外及并发症的防治要点是什么？
2. 嗜铬细胞瘤病人术中发生低血糖的处理要点是什么？
3. 嗜铬细胞瘤病人术中发生低血压的处理要点是什么？

五、病例分析题

病人，女，35 岁，原发性甲状腺功能亢进，拟在全麻麻醉下行甲状腺大部切除。甲状腺功能亢进病史 1 年，半月前经系统治疗和术前准备，目前各生理指标和化验检查正常。麻醉诱导和插管均顺利，过程平稳，当手术进行 40 分钟后（正在处理一侧甲状腺上极），病人突然体温升高达 40℃，心率增快至 150 次/分，血压升至 160/100mmHg，心电显示频发室性期前收缩，遂即急救措施，病情趋于稳定、缓解。

1. 该病人最安全的麻醉方法是
A. 气管内插管全身麻醉
B. 颈丛神经阻滞
C. 颈部硬膜外阻滞
D. 局部浸润麻醉
E. 静脉复合全麻

2. 为尽早发现甲状腺危象，应实施的监测是
A. 心电图
B. 血气
C. 体温
D. 脉搏血氧饱和度
E. 呼吸末二氧化碳

病人，男，58 岁，70kg，左侧股疝，在硬膜外麻醉下行股疝修补术。糖尿病 3 年，饮食疗法控制血糖不佳，一直服用帕吉林（优降灵）。术前一天停药，手术当天血糖 8.8mmol/L，尿糖（–），术中复查血糖为 7.0mmol/L，未做处理。术中病人生命体征平稳，手术顺利，术毕送回病房。术后 4 小时，病人大汗淋漓、面色苍白、躁动，遂即昏迷不醒。

3. 经处理后病人清醒，但检测血糖为 15.3mmol/L，应采取的治疗方案为
A. 应静脉滴注普通胰岛素 5～10U，30～40 分钟后复查
B. 应静脉滴注普通胰岛素 2～3U，30～40 分钟后复查
C. 立即皮下注射胰岛素 8U
D. 立即口服优降灵
E. 不做处理，继续观察

4. 发生低血糖的主要原因是
A. 术中输液不足
B. 术前停药过晚
C. 术中输注糖水过少
D. 手术麻醉刺激
E. 术中血糖监测不及时

【参考答案及解析】

一、选择题

【A/型/题】

1. A

[解析] 垂体分泌生长激素和促性腺激素，可以增加细胞的体积和数量，促进人体的生长以及调节其他内分泌腺的活动。

2. C

[解析] 甲状腺分泌到循环血中具有生物活性的甲状腺激素有 T_4 和 T_3，分别占分泌总量的 93%和 7%，但 T_3 生物活性却高于 T_4，前者约后者 5 倍。

3. C

[解析] 糖皮质激素能抑制肝外组织细胞内的蛋白质合成，加速其分解，减少氨基酸转运入肌肉等肝外组织，为肝糖异生提供原料。

4. B

[解析] 内分泌系统由经典的内分泌腺与能产生激素的功能器官及组织共同构成，是发布信息整合机体功能的调节系统。

5. B

[解析] 乙醚吸入全麻会使 T_3 和 T_4 增加，常用的吸入麻醉药和静脉麻醉药，如氟烷、恩氟醚、异氟醚、氧化亚氮和硫喷妥钠、氯胺酮、巴比妥类、苯二氮草类、氟哌利多对甲状腺功能影响不大，阿片类镇痛药如吗啡、哌替啶、芬太尼也对甲状腺功能没有影响。

6. C

[解析] 硫喷妥钠可抑制延髓血管活动中枢和降低中枢交感神经活性。

7. C

[解析] 乙醚及氧化亚氮使皮质醇浓度增高，卤素类吸入麻醉药抑制皮质醇分泌。静脉麻醉药中，氯胺酮与羟丁酸钠使皮质醇浓度增高，依托咪酯对肾上腺皮质有抑制作用，巴比妥类、苯二氮草类以及阿片类镇痛药均抑制皮质醇分泌，氟哌利多则影响不大。

8. E

[解析] 椎管内麻醉时阻滞胸腰段交感神经血管收缩纤维后，使血管扩张，血管紧张素反射性升高。

9. D

[解析] 乙醚使交感神经兴奋，氧化亚氮和卤素类吸入麻醉药麻醉时对血糖无变化。静脉麻醉药中，硫喷妥钠对胰岛素无影响。阿片类镇痛药、镇静药及其合剂可使血糖升高。

10. A

[解析] 抗利尿激素是由下丘脑的视上核和室旁核的神经细胞分泌的 9 肽激素，经下丘脑–垂体束到达神经垂体后叶后释放出来。其主要作用是提高远曲小管和集合管对水的通透性，促进水的吸收，是尿液浓缩和稀释的关键性调节激素。

11. A

[解析] 血中葡萄糖水平是调节胰岛素分泌最重要的因素。

12. C

[解析] 糖皮质激素对下丘脑及垂体前叶起着长负反馈作用，抑制 CRH 及 ACTH 的分泌。

13. D

[解析] 激素是高效能的生物活性物质。在生理状态下，激素的血浓度很低，但信号转导环节具有生物放大效应。

14. B

[解析] 除下丘脑外，其他部位如大脑皮层、纹状体、杏仁核、海马，以及脊髓、交感神经、胃肠、胰岛、肾、甲状腺与甲状旁腺等组织广泛存在生长抑素。

15. B

[解析] 生长激素可抑制外周组织摄取和利用葡萄糖，减少葡萄糖消耗，升高血糖水平。

16. A

[解析] 胰高血糖素是胰岛 A 细胞分泌的含 29 个氨基酸残基的直链多肽。

17. D

[解析] 糖皮质激素能降低入球小动脉的血流阻力，增加肾血流量和肾小球滤过率，还能抑制血管升压素的分泌，有利于肾排水。

18. D

[解析] 乙醚及氧化亚氮使皮质醇浓度增高，卤素类吸入麻醉药抑制皮质醇分泌。静脉麻醉药中，氯胺酮与

羟丁酸钠使皮质醇浓度增高，依托咪酯对肾上腺皮质有抑制作用，巴比妥类、苯二氮䓬类以及阿片类镇痛药均抑制皮质醇分泌，氟哌利多则影响不大。

19. D

[解析] 记忆题。

20. A

[解析] 全身麻醉对内分泌系统的影响较椎管内麻醉显著，但比起手术创伤所造成的影响则轻微得多。

21. C

[解析] 乙醚吸入全麻会使 T_3 和 T_4 增加，常用的吸入麻醉药和静脉麻醉药如氟烷、恩氟醚、异氟醚、氧化亚氮和硫喷妥钠、氯胺酮、巴比妥类、苯二氮䓬类、氟哌利多对甲状腺功能影响不大，阿片类镇痛药如吗啡、哌替啶、芬太尼也对甲状腺功能没有影响。

22. D

[解析] 肌松药对内分泌系统无影响。

23. E

[解析] 降钙素主要靶器官是骨和肾。

24. B

[解析] 醛固酮主要作用是“保钠排钾”，分泌过多可致机体钠、水潴留，引起高血钠、低血钾、碱中毒及顽固性高血压。

25. D

[解析] 嗜铬细胞分泌的激素主要为肾上腺素和去甲肾上腺素，嗜铬细胞瘤患者儿茶酚胺分泌过量，导致高血压、高血糖、高代谢。

26. A

[解析] CRH 的分泌量于清晨觉醒前为最高，白天维持低水平，入睡后逐渐降低，然后逐渐升高。故 ACTH 的分泌量也发生相应的日周期波动。

27. E

[解析] 胰岛素可促进钾、镁及磷酸盐进入细胞。

28. C

[解析] 甲状腺素能使全身绝大多数组织的基础氧消耗量增加，产热增加。

29. E

[解析] 醛固酮的主要作用是“保钠排钾”。

30. C

[解析] 肾素–血管紧张素系统活动时，醛固酮的合成和分泌增加，肾脏排钠减少。

31. B

[解析] 血中葡萄糖水平是调节胰岛素分泌最重要的因素。

32. C

[解析] 普萘洛尔为β受体拮抗剂，使心率减慢，心肌收缩力减弱，改善心肌氧供，抑制窦房结的自律性，减慢心房及房室结的传导速度。

33. D

[解析] 在肝脏中，脂肪酸氧化分解的中间产物乙酰乙酸、β–羟基丁酸及丙酮，三者统称为酮体。

34. C

[解析] 酚苄明是长效α受体拮抗剂，作用时间较长，主要用于术前准备以解除末梢血管床的张力、控制高血压；普萘洛尔常在使用α受体拮抗剂后，β受体处于相对兴奋，表现为心动过速或心律失常时使用。

35. B

[解析] 肾上腺皮质功能不全，醛固酮分泌过低，使钠、水排除过多，血钾增高。

36. D

[解析] 记忆题，地塞米松没有保钠、排钾的作用。

37. B

[解析] 起效最快。

38. C

[解析] 螺内酯与醛固酮有类似的化学结构，在远曲小管和集合管的皮质段上皮细胞内与醛固酮竞争结合醛固酮受体，从而抑制醛固酮促进 K^+-Na^+交换的作用，使 Na^+和 Cl^-排出增多，起到利尿作用，而 K^+则被保留。

39. E

[解析] 容易出现心衰继而出现心脏骤停。

40. B

[解析] 甲状腺危象主要特点为突然高热、体温迅速达到 40℃以上、心动过速、血压增高，严重者可出现心律失常。

41. C

[解析] DKA 病人常有不同程度失钾，治疗过程中补充血容量、尿钾排出增加，以及纠正酸中毒及应用胰岛素使钾转入细胞内，可出现严重低钾血症，导致肌无力。

42. C

[解析] 甲状腺危象主要特点为突然高热、体温迅速达到 40℃以上、心动过速、血压增高，严重者可出现心律失常。

43. D

[解析] 甲状腺危象时表现为心动过速，阿托品为 M 胆碱受体拮抗剂，随剂量增加可引起心率增快。

44. D

[解析] DKA 酸中毒主要由酮体中酸性代谢产物引起，经输液和胰岛素治疗后，酮体水平下降，酸中毒可自

行纠正，一般不必补碱。

45. D

[解析] 记忆题。

46. E

[解析] 一般来说高渗高血糖综合征病人对胰岛素较敏感，因而胰岛素用量较 DKA 小。

47. D

[解析] 低温抑制肾素–血管紧张素–醛固酮系统，使血中儿茶酚胺浓度降低。

48. C

[解析] 甲亢病人术前基础代谢率应控制在±20%。

49. E

[解析] 对糖尿病病人术前常规行胰岛素替代治疗。

50. D

[解析] 精神紧张、疼痛、低血糖、低血压、寒冷等刺激，通过传入纤维将有关信息传到延髓、下丘脑及大脑皮层，进而使支配肾上腺髓质嗜铬细胞的交感神经兴奋，儿茶酚胺分泌增多。

51. C；52. E

[解析] 出汗、面色苍白、躁动，随即昏迷不醒为低血糖的临床表现；每毫升 50%GS 可使 70kg 的成人血糖水平上升约 0.1mmol/L。

【B/型/题】

53. A；54. C；55. B

[解析] 记忆题。

【X/型/题】

56. ABE

[解析] 血容量不足时，醛固酮分泌增多，减少水排出；酸中毒时，由于血钾水平升高引起醛固酮分泌增多。

57. ABCDE

[解析] 甲减病人交感神经兴奋性下降。

58. BCE

[解析] 甲状旁腺功能减退症病人以对症治疗为主，激素替代治疗，补充钙剂以维持机体正常钙离子浓度，补充维生素 D 可转化成钙以补充。

59. ACE

[解析] 记忆题。

60. ABCDE

[解析] 记忆题。

61. ABCE

[解析] 记忆题。

62. BDE

[解析] 记忆题。

63. CD

[解析] PTH 主要升高血钙和降低血磷。

64. ABD

[解析] 记忆题。

65. BDE

[解析] 记忆题。

二、名词解释

1. 是指收缩压高于 250mmHg，并持续 1 分钟以上的高血压状况。
2. 是甲状腺毒症急性加重的一个综合征，它是指循环血中功能性甲状腺激素的量骤然增加，或机体对甲状腺激素的敏感性增强而导致的病情急剧加重，甚至危及生命的严重并发症。主要临床表现为高热、大汗淋漓、心动过速、频繁的呕吐及腹泻、谵妄，甚至昏迷，最后多因休克、呼吸及循环衰竭以及电解质失衡而死亡。
3. 所谓 GIK 即葡萄糖、正规胰岛素（RI）、氯化钾，一般 GIK 配方为 5%葡萄糖 500ml+正规胰岛素+KCl 10mmol（0.75g），每小时输入 100ml。胰岛素用量按每 2～4g 葡萄糖给正规胰岛素 1U 的比例。

三、填空题

1. 临床症状消失；体重增加，恢复正常；心律维持正常；血中甲状腺激素水平降至正常水平
2. 肾上腺素；去甲肾上腺素；多巴胺
3. 小球区；醛固酮；性激素；束状带；糖皮质激素
4. 1 型糖尿病；2 型糖尿病；其他特殊类型糖尿病；妊娠期糖尿病
5. 8.3；6.1～7.2；11.1

四、简答题

1. ①甲状腺危象：做好充足的术前准备是防治甲状腺危象最基本的要求，其次静脉滴注碘化钠液仍是常用的治疗甲状腺危象的措施之一，另外治疗甲亢危象仍应以对症处理为主，包括吸氧、物理降温、镇静冬眠疗法、使用降压药物、阻滞药等。如有心衰，可用强心药，还可使用肾上腺皮质激素。为尽早发现危象的发生，不容忽视对甲状腺功能亢进症手术病人实施体温监测。②出血：甲亢的甲状腺组织血运丰富，是术中出血的根本原因。除备足血源外，更重要的是加强手术操作的要求，预防意外出血。手术后伤口早期出血是围术期严重并发症，如不及时发现处理，伤口内张力巨大的血肿常导致病人窒息死亡。如术后早期病人伤口突然肿胀、渗血、呼吸困难进行性加剧应考虑出血，需及时松解伤口，清除血肿止血，必要时行气管内插管，维持呼吸道通畅，这部分病人术后的监护常规中应准备气管内

插管及气管切开装置。③呼吸道梗阻：气管软化，凡怀疑气管软化者应给予充分准备，最好选择气管内插管全麻，手术中应处理软化的管壁，术后拔管应观察直至排除气管梗阻的可能，并准备好插管及气管切开器具应急。另外还需注意喉返神经麻痹与损伤及喉水肿引起的呼吸道梗阻。

2. 嗜铬细胞瘤由于分泌大量儿茶酚胺可引起糖原分解，并抑制胰岛 B 细胞分泌胰岛素导致血糖升高。因此，嗜铬细胞瘤病人通常合并有高血糖表现、不应就此诊断为糖尿病。有明确糖尿病病史的病人在术前或术中使用胰岛素也应慎重，以免使嗜铬细胞瘤切防低血糖情况复杂化。一方面，由于肿瘤切除后儿茶酚胺分泌量急剧减少，糖原和脂肪随之下降，另一方面，胰岛素分泌升高常可导致严重的低血糖性休克，多发生在术后数小时内。如病人清醒，临床上可见到病人大汗心慌、低血压等，如病人仍处于全麻恢复期，则主观症状较少，多表现为循环抑制，且对一般处理反应迟钝，一经输入含糖溶液，症状立即改善。对这类病人围术期管理中，凡疑有低血糖发生时应立即行快速血糖测定。对已并有糖尿病的嗜铬细胞瘤病人必须使用胰岛素时，在围术期的用量应减半，并同时糖监测。许多病人需要专门为此制定治疗方案，以维持体内糖代谢的相对稳定。

3. 肿瘤切除后的低血压，主要原因是儿茶酚胺的分泌随肿瘤的切除迅速降低，引起外周血管扩张，再加上血容量不足，导致低血压甚至休克。另外，麻醉药及硬膜外阻滞的影响，心脏代偿功能不全、肾上腺素能阻滞药的作用等均可诱发及加重低血压，通常在肿瘤血管被阻断时即开始，是肿瘤切除后的严重并发症，可致死。使用α、β受体拮抗剂可改善病人血管床的条件，增加对儿茶酚胺分泌降低后的耐受性。术中有意识地预防性扩容同样可以降低血管扩张后的低血压发生率与降压程度。对嗜铬细胞瘤手术的病人不应“循规蹈矩”地去遵守“量出而入”的原则，在监测心功能的情况下尽量在肿瘤切除前均匀“逾量”补充，一般多于丢失量的500～1000ml，整个过程需对心功能进行严密观察，以避免输液过量的负效应，如肺水肿等。对合并有儿茶酚胺性心肌病表现出顽固性低血压，通常需便有去甲肾上腺素 0.1～0.2mg 静脉注射或将 1mg 去甲肾上腺素溶于5%的葡萄糖溶液 250ml 中，经静脉持续滴注，根据血压水平调整滴速，可延续到术后的一段时期，帮助心肌对儿茶酚胺依赖的戒断，直至心功能完全恢复正常。

五、病例分析题

1. D
2. C

[解析] 甲状腺危象的早期表现是体温急剧升高、心动过速。

3. A

[解析] 应给予正规胰岛素控制血糖，首次剂量为静脉注射 5～10 U，然后复查血糖。

4. B

[解析] 对于成年病人，1U 普通胰岛素可使血糖降低1.39～1.67mmol/L。

（李粮辉　吴晓丹）

第二十七章　小儿麻醉

【同步习题】

一、选择题

【A/型/题】

1. 下列哪项不是小儿呼吸系统的特点
   A. 胸肺顺应性相对较高
   B. 气管支气管软骨软弱，插管后容易致软骨软化症
   C. 气管分叉角度两侧基本相同
   D. 婴儿无效腔小
2. 下列小儿的哪种情况可以考虑施行手术
   A. 有上呼吸道感染的症状，无热度，流较多清亮分泌物
   B. 有上感症状，流脓涕，咳嗽有痰
   C. 有上感症状体温大于38℃，嗜睡，精神软
   D. 有上感症状，无脓痰，但有明显喘息，两肺哮鸣音
3. 有关小儿喉痉挛处理错误的是
   A. 面罩通气，高频，保持呼气末正压
   B. 丙泊酚1～2mg/kg，静脉给药处理
   C. 立即气管插管
   D. 气管插管拔管后的通气困难，一时难找原因，一般可以先按喉痉挛的顺序处理，切忌气管切开
4. 小儿可在术前2小时进食清饮料，下列哪种不属于清饮料
   A. 苹果汁　　B. 清咖啡
   C. 茶水　　D. 果粒橙
5. 下列关于婴儿体温调节的描述，正确的是
   A. 皮下脂肪薄，热导率高，热量散发快
   B. 主要产热方式包括非寒战和寒战产热
   C. 体温易下降，也易上升
   D. 测核心体温时将探头置于食道上端
6. 8岁小儿气管插管选择
   A. ID 6.0，深度16cm　B. ID 5.0，深度16cm
   C. ID 6.0，深度18cm　D. ID 6.5，深度17cm
7. 一苍白、反应迟钝的3岁小儿，原有腹泻病史，一期评估示呼吸频率45次/分，伴双侧呼吸音良好，心率150次/分，血压90/64mmHg，未吸氧时饱和度为92%，毛细血管充盈时间5秒，外周脉搏微弱。在经无重复吸入面罩按10L/min给100%氧吸入和建立血管通道后，以下哪项是对该病例最为恰当的紧急治疗措施
   A. 进行胸部摄片
   B. 开始维持量晶体液的输入
   C. 按20ml/kg给一剂等张晶体液
   D. 按2～5μg/（kg·min）给多巴胺滴注
8. 下列关于氯胺酮应用于儿童的叙述中，错误的是
   A. 应用氯胺酮会增加分泌物
   B. 氯胺酮的副作用之一为精神异常，可同时给予苯二氮䓬类减少其发生
   C. 氯胺酮可以使用于脑压升高的患儿
   D. 氯胺酮无法保持呕吐反射，故于禁食时间不够的患儿不宜使用
9. 一位25kg的患儿，其每小时的生理维持需要量应为
   A. 45ml　　B. 55ml
   C. 60ml　　D. 65ml
10. 关于小儿麻醉中输液，下列叙述不当的是
    A. 输液包括禁食丢失量、代谢需要量及术中丢失量
    B. 禁食丢失量宜在手术头3小时补完
    C. 新生儿及婴儿细胞外液占体重比例比成人大，故对禁食液体限制耐受性好
    D. 高热时输液量应适当增加
11. 关于新生儿麻醉，下列描述正确的是
    A. 中枢神经系统发育不完善，手术时没有必要采取完善的镇痛措施
    B. 体温调节机制已发育完善
    C. 新生儿麻醉中易发生低体温
    D. 肾小球滤过率与成人相仿，不影响药物代谢
12. 关于小儿麻醉的监测，下列描述错误的是
    A. 通气不足造成缺氧是围手术期死亡的主要原因
    B. 脉搏氧饱和度监测对掌握小儿呼吸循环情况非常有帮助
    C. 体温监测除心脏手术需要外，其它大多数手术并不需要
    D. 尿量是评估体液量的简单而重要的方法
13. 小儿呼吸道易梗阻的原因，除外

A. 舌体大　　B. 颈短
C. 腺样体小　　D. 呼吸道窄

14. 婴儿气管支气管分叉位置相当于
A. T_3　　B. T_2
C. T_{3-4}　　D. T_{4-5}

15. 下列关于术前阿托品的使用，错误的是
A. 预防诱导时心动过缓
B. 降低新生儿和小于 3 个月婴儿诱导时低血压的发生率
C. 减少口腔和呼吸道的分泌物
D. 阿托品和东莨菪碱在抑制迷走神经作用方面相似

16. 围术期液体治疗的主要目的是
A. 供应机体不显性失水
B. 保证组织灌注和代谢对氧的需求
C. 补充丢失或转移的细胞外液
D. 纠正电解质和酸碱平衡

17. 新生儿产热方式主要是通过
A. 寒战　　B. 分解棕色脂肪
C. 白色脂肪分解　　D. 产热中枢

18. 下列对婴儿生理变化的叙述，不正确的是
A. 心输出量主要依靠心跳次数
B. 主要使用经口呼吸，非经鼻呼吸
C. 肾功能比正常成年人低
D. 新陈代谢率高

19. 对新生儿和婴儿肺部解剖和生理的描述，错误的是
A. 肺泡数量少，潮气量少
B. 肋骨中软骨成分多，增加了胸壁的顺应性
C. 婴儿的功能余气量较小，故麻醉插管时发生低氧血症
D. 无效腔与潮气量之比明显大于成人

20. 体重为 7kg 的 6 个月婴儿，术前红细胞压积是 32%，如果临床估计的允许最低红细胞压积是 25%，那么最大的可允许失血量为
A. 114ml　　B. 122ml
C. 130ml　　D. 107ml

21. 男性患儿，8 岁，拟行包皮环切术，经骶管穿刺，回吸无血无脑脊液，注入 1%利多卡因 10ml 后，患儿立即出现抽搐、发绀，此时最可能出现的并发症是
A. 药物过量
B. 药物误入蛛网膜下隙
C. 局麻药毒性反应
D. 全脊麻

22. 术中病人发生呕吐和反流时，下列处理正确的是
A. 立即压迫环状软骨以闭塞食管，防止胃内容物进一步进入咽部
B. 立即将病人置于头低足高位，并将头转向一侧，同时将反流物吸出
C. 立即将病人置于头高足低位，并将头转向一侧，同时将反流物吸出
D. 立即进行辅助呼吸

23. 小儿每分钟 CO_2 产量与成人相比的特点为
A. 产量更大，主要通过增加呼吸频率从而增加每分通气量来维持血 CO_2 的正常
B. 产量更大，主要通过增加单位潮气量从而增加每分通气量来维持血 CO_2 的正常
C. 产量更小，主要通过减少单位潮气量从而减少每分通气量来维持血 CO_2 的正常
D. 产量更大，主要通过增加呼吸频率和减少潮气量从而增加每分通气量来维持血 CO_2 的正常

24. 法洛四联症属于下列哪种分流
A. 左向右分流　　B. 右向左分流
C. 肺内分流　　D. 无分流

25. 下列对误吸的处理，不必要的是
A. PEEP 通气　　B. 支气管冲洗
C. 激素治疗　　D. 呼吸兴奋剂

26. 通过 Hoffman 降解的肌松药是
A. 阿曲库铵　　B. 罗库溴铵
C. 泮库溴铵　　D. 维库溴铵

27. 控制性降压的适应证除外
A. 颅内血管瘤　　B. 中耳手术
C. PDA 结扎手术　　D. 低血容量

28. 下列关于小儿药理学特点的叙述中，不正确的是
A. 新生儿肾小球滤过率低，通过肾排泄的药物半衰期可能延长
B. 新生儿按体重给药常需较大剂量
C. 2～3 个月婴儿吸入麻醉药 MAC 较成人高
D. 新生儿肝酶系统发育已完全，药物半衰期并不延长

29. 小儿喉痉挛易发生于
A. 气管拔管时　　B. 清除口咽分泌物时
C. 麻醉诱导过程中　　D. 气管插管时

30. 病人，男，7 个月，额顶部肿块，诊断为脑脊膜膨出。在全麻气管内插管（导管选择 ID 4.5 带套囊）下行肿块切除术。拔管后 3 小时逐渐发生呼吸困难、躁动，心率 160 次/分。经面罩吸氧、应用激素、雾化吸入和镇痛治疗 1 小时后，情况逐渐好转。

术后逐渐发生呼吸困难和躁动，最可能的原因是
A. 咽炎、喉炎
B. 声带麻痹
C. 喉水肿或声门下水肿
D. 杓状软骨脱臼

【B/型/题】

A. HCO_3^-↓，pH↓，PCO_2正常
B. HCO_3^-↑，pH↑，PCO_2正常
C. HCO_3^-正常，pH↓，PCO_2↑
D. HCO_3^-正常，pH↓，PCO_2↓
E. HCO_3^-↓，pH↑，PCO_2↓

31. 代谢性酸中毒的特点为
32. 呼吸性碱中毒的特点为
33. 代谢性碱中毒的特点为

A. 2～4J/kg　　B. 1～2J/kg
C. 4～8J/kg　　D. 8J/kg
E. 10J/kg

34. 儿童胸外电除颤的能量一般选择
35. 儿童胸外电除颤的能量一般不要超过
36. 儿童心内电除颤的能量一般选择

【X/型/题】

37. 小儿苏醒期躁动的原因包括
A. 缺乏足够的镇痛，吸入麻醉后的快速苏醒导致躁动
B. 麻醉药物本身有关，溶解度越高，躁动发生率越高
C. 与年龄有关
D. 与患儿和家长术前严重焦虑有关
E. 与手术种类有关

38. 为预防术后低氧血症，下列处理恰当的是
A. 面罩给氧
B. 及时清除呼吸道分泌物
C. 继续进行呼吸功能支持
D. 给予大剂量镇静剂镇静
E. 纠正贫血

39. 对于小儿麻醉前评估，下列描述正确的是
A. 特别注意近期有无上呼吸道感染史
B. 先天性疾病往往合并其他系统的异常
C. 了解学龄儿童牙齿松动情况
D. 了解儿童和家长的心理状态，建立彼此信赖关系
E. 新生儿注意了解出生史，是否足月、Apgar 评分、有无抢救等情况

40. 病人，男，10 岁，拟在全身麻醉下行包皮环切术，置入喉罩维持通气。下列关于喉罩的说法哪项是正确的
A. 充气过于饱满反而容易漏气
B. 放置正确后的位置是会厌位于喉罩的勺状凹陷内，罩内的通气口正对声门
C. 发现轻度漏气立即应考虑行气管内插管
D. 轻轻压迫病人的甲状软骨可方便调整位置
E. 胃内容物反流误吸是最严重的并发症

二、名词解释

1. 早产儿视网膜病变（ROP）
2. 大量输血

三、填空题

1. 根据小儿术中维持输液量的计算原则，对其第一个 10kg 的输液量为________ml，第二个 10kg 的输液量为________ml，第三个 10kg 的输液量为________ml。
2. 婴儿的喉部呈漏斗状，最狭窄处在________，六岁以后儿童，喉头最狭窄处在________。
3. 足月新生儿血容量约为________ml/kg，小于 1 岁的婴儿血容量约为________ml/kg，一岁以上儿童血容量约为________ml/kg。

四、简答题

1. 简述小儿术前禁食的原则。
2. 简述小儿术前困难气道的评估要点。

五、病例分析题

病人，男，10 岁，自 3 楼跌下，左腹部跌伤，左第 6～8 肋骨骨折，2 小时后入院。诊断为脾破裂、肠破裂。入院时意识模糊，体温 38.5℃，皮肤青紫，肢端冰冷，脉搏细弱，血压 70/50mmHg。全腹压痛、反跳痛，无尿。

1. 该病人不宜首先考虑的是
A. 急性肾衰竭
B. 中度感染性休克
C. 重度感染性休克
D. 重度低血容量休克
E. 中度低血容量休克

2. 为确诊，最有价值的检查是
A. 腹腔穿刺　　B. 心电图
C. 胸片　　D. 测定肌酐、尿素氮
E. 静脉肾盂造影

3. 首先考虑的治疗措施是
A. 胸腔穿刺减压

B. 静脉输注血管收缩药
C. 大剂量应用抗生素
D. 迅速补充血容量
E. 滴注利尿剂、改善肾功能

病人，男，2天，术前诊断：先天性小肠闭锁，腹腔压力大，术前血常规显示轻度贫血，肝肾功能正常，心脏彩超提示室缺，拟行小肠闭锁切除术。

4. 该病人拟行什么麻醉
A. 静脉全麻　B. 气管内插管全身麻醉
C. 局部麻醉　D. 硬膜外麻醉

5. 如果该病人在麻醉诱导加压给氧期间出现胃内容物反流，正确的处理方法是
A. 不管有没有胃内容物反流，继续面罩加压给氧
B. 迅速吸出口腔内胃内容物，再继续给氧
C. 先插入气管内导管，再用吸引器吸出口腔内胃内容物
D. 插入气管导管后不必要再吸口腔内容物
E. 在插管前，不用上胃管进行胃肠减压

患儿，5岁，因腹部多发包块在全麻下行腹腔镜探查取活检。

6. 患儿在术中出现体温升高（38.5℃），可能原因不包括
A. 加温毯温度过高
B. 无菌布料覆盖影响散热
C. 开放式麻醉环路
D. 电刀持续工作

7. 针对该患儿术中体温升高，可以采取以下哪些措施
A. 减浅麻醉深度　B. 酒精擦洗
C. 降低温毯温度　D. 减少覆盖物
E. 维持合适的麻醉深度

【参考答案及解析】

一、选择题

【A/型/题】

1. D

［解析］婴儿无效腔大，生理无效腔约占潮气量的30%。

2. A

［解析］发热大于38℃、脓涕、咳嗽有痰、肺部啰音、哮鸣音均择期手术麻醉禁忌。

3. C

［解析］轻、中度喉痉挛可经面罩加压给氧、加深麻醉后缓解。

4. D

［解析］清饮料包括清水、糖水、清茶、碳酸饮料、清咖啡、无渣果汁。

5. A

［解析］婴儿散热快，体温下降快，上升慢；产热发生主要为非寒战产热；测核心温度时将探头置于食管的下1/3（相当于心房水平）。

6. A

［解析］气管导管ID为4+年龄/4；至门齿深度为12+年龄/2

7. C

［解析］患儿腹泻史，呼吸急，心率快，脉搏弱，考虑休克，立即予20ml/kg晶体液扩容。

8. C

［解析］氯胺酮可引起颅内压升高，故颅内高压患儿禁用。

9. D

［解析］421原则，4×10+2×10+5×1=65。

10. C

［解析］新生儿及婴儿对禁食、液体耐受性差。

11. C

［解析］新生儿对疼痛刺激存在生理及生化反应，故手术时要采取完善的镇痛措施；体温调节机制未完善；肾小球滤过率低，药物半衰期延长。

12. C

［解析］小儿体温调节功能差，长时间手术均应监测体温。

13. C

［解析］腺样体肥大常见于儿童，是呼吸道易梗阻的原因之一。

14. C

［解析］婴儿气管支气管分叉位置相当于T_{3-4}。

15. D

［解析］在扩瞳、抑制腺体分泌和中枢性镇静方面，东莨菪碱强于阿托品；在抑制迷走神经作用方面，阿托品强于东莨菪碱。

16. B

［解析］围术期液体治疗的主要目的是保证重要脏器组织的灌注。

17. B

［解析］新生儿主要通过分解棕色脂肪产热。

18. B

［解析］婴儿通常经鼻呼吸。

19. D

［解析］新生儿的无效腔与潮气量之比与成人相似。

20. B

［解析］根据公式：80×7×（32－25）/32=122ml。

21. C

［解析］局麻药毒性反应时才出现抽搐。

22. B

［解析］头低足高位，使头转向一侧，可尽量避免误吸。

23. A

［解析］小儿每分钟 CO_2 产量比成人大，主要通过增加呼吸频率来增加通气量而维持正常的血 CO_2。

24. B

［解析］法洛四联症是青紫型先心病，右向左分流。

25. D

［解析］误吸处理没必要使用呼吸兴奋剂。

26. A

［解析］阿曲库铵和顺阿曲库铵通过 Hoffman 消除。

27. D

［解析］低血容量病人不宜控制性降压，会加重灌注不足。

28. D

［解析］新生儿肝酶系统未成熟，药物半衰期延长。

29. A

［解析］小儿喉痉挛易发生于气管拔管时。

30. C

［解析］婴幼儿气道最狭窄部位是声门下，气管插管后黏膜水肿易造成气道梗阻。

【B/型/题】

31. A；32. E；33. B

［解析］代谢性酸中毒，HCO_3^-↓，pH↓，PCO_2 正常；呼吸性碱中毒，HCO_3^-↓或正常，pH↑，PCO_2↓，代谢性碱中度，HCO_3^-↑，pH↑，PCO_2 正常。

34. A；35. E；36. B

［解析］儿童体外除颤时，能量选择是 2～4J/kg，不超过 10J/kg 或成人最大能量，心内除颤 1～2J/kg。

【X/型/题】

37. ABCDE

［解析］以上均为小儿苏醒期躁动的原因。

38. ABCE

［解析］大剂量镇静剂可抑制呼吸功能加重低氧血症。

39. ABCDE

［解析］以上均需关注，小儿的特殊性需要我们在麻醉前评估时更加详尽。

40. ABDE

［解析］轻度漏气可适当调整喉罩位置。

二、名词解释

1. 是指在孕 36 周以下、低出生体重、长时间吸氧的早产儿，其未血管化的视网膜发生纤维血管瘤增生、收缩，并进一步引起牵拉性视网膜脱离和失明。
2. 是指一次输血量超过病人自身血容量的 1～1.5 倍，或 1 小时内输血大于 1/2 的自身血容量，或输血速度大于 1.5ml/（kg・min）。可导致机体供氧能力下降、出血倾向、枸橼酸中毒、高钾血症、低体温、酸碱平衡失调、微小血栓的输入等并发症。

三、填空题

1. 4；2；1
2. 环状软骨水平；声门
3. 90；80；70

四、简答题

1.

摄入种类	禁食时间（小时）
清饮料	2
母乳	4
配方奶	6
牛奶	6
固体食物	8

注：清水、糖水及各种无渣的果汁饮料

小儿禁食注意事项：①对于择期手术及接台手术的婴儿及新生儿，因糖原储备少，禁食 2 小时后可在病房静脉补充含糖液体，以防发生低血糖、脱水和低血容量。急诊手术在禁食时也应补液。②对下列误吸风险高的小儿应严格控制禁食时间，对于禁食时间不够，必要时可延长禁食时间，需急诊手术的患儿，按饱胃患儿麻醉处理。③对误吸高风险患儿，麻醉前可考虑给予 H_2 受体阻滞剂（如雷米替丁 1.5～2mg/kg 或西米替丁 7.5mg/kg）。④对于术前需口服用药的患儿，允许术前 1～2 小时，药片研碎服下后饮入 0.25～0.5ml/kg 清水。

2. （1）病史：①有无插管困难的经历、气道手术史；②有无睡眠异常表现，如睡眠不安宁、出现颈伸长头后仰的睡姿；有无梦游或与气道阻塞相关的遗尿症状；有无打鼾或睡眠呼吸暂停综合征；③有无小儿进食时间延长、吞咽时伴呛咳或恶心、呼吸困难或不能耐受运动的病史。

（2）体格检查：①检查有无鼻腔堵塞、鼻中隔偏斜、门齿前突或松动，检查颏、舌骨、甲状软骨、气管位置是否居中；②检查张口程度：尽力张口时，上下切牙的距离小于患儿自己两个手指的宽度可能会伴随困难气道；③检查颈后仰程度：寰枕关节活动度缩小会导致喉镜检查时声门暴露不良；④下颌骨和颚骨的形状大小，有无小下颌；⑤检查口腔和舌，婴幼儿常不合作 Mallampati 评分方法在小儿可能不适用；⑥喉镜检查：间接喉镜有助于评估舌基底大小、会厌移动度和喉部视野以及后鼻孔情况。小儿直接喉镜在术前常难以实施。

五、病例分析题

1. A

［**解析**］患儿外伤史，意识模糊，发热，皮肤青紫，肢端冰冷，脉搏细弱，血压 70/50mmHg，无尿。考虑脾破裂大量失血所致中重度低血量休克可能。同时有肠破裂，全腹压痛、反跳痛，腹膜炎征象，考虑中重度感染性休克可能。休克致有效循环容量不足，肾灌注不足可致急性肾衰竭，为休克的并发症，不是首先考虑的诊断。

2. A

［**解析**］腹腔穿刺，明确腹腔积液的性质，可明确诊断，是失血性休克为主还是感染性休克为主。

3. D

［**解析**］不管是感染性休克还是低血量性休克，休克治疗的共同目标是恢复组织灌注，早期最有效的办法是补充足够的血容量。

4. B

［**解析**］新生儿，伴先天性心脏病，腹腔压力大，需气管插管全身麻醉，以控制气道，维持循环稳定。

5. B

［**解析**］患儿肠梗阻，腹腔压力大，插管前应胃肠减压，尽量排出胃内容物。面罩加压给氧期间要充分开放气道，避免气体进入胃加重反流风险。一旦出现反流，应迅速吸出口腔内胃内容物，再继续给氧。

6. C

［**解析**］加温毯温度过高，无菌布料覆盖影响散热均会引起体温升高，腹腔镜手术，腹腔闭合，电刀持续工作产热也可致体温升高。

7. BCDE

［**解析**］酒精擦洗、降低温毯温度、减少覆盖物、维持合适的麻醉深度，均可适当降低体温。麻醉深度不够，可产生应激和寒战反应，产热增加。

（朱智瑞　胡智勇）

第二十八章　妇产科麻醉

【同步习题】

一、选择题

【A/型/题】

1. 腹腔镜下卵巢囊肿剔除术最适宜的麻醉方法是
A. 气管内插管全麻　B. 连续硬膜外麻
C. 脊麻　D. 局麻与强化
E. 脊麻–硬膜外联合阻滞

2. 妇科手术麻醉的主要要求是
A. 病人必须使用术前用药
B. 镇痛充分，肌松完善，便于暴露盆腔内脏器官
C. 要求肌松完善，故以全麻首选
D. 麻醉平面满足手术切口就行
E. 只重视麻醉期间循环管理

3. 巨大卵巢肿瘤的病人术中探查放囊内液及搬动肿瘤过程中，下面描述错误的是
A. 放囊内液速度宜慢
B. 右心回心血量增加
C. 后负荷突然降低应作腹部加压
D. 搬出肿瘤后应做腹部加压
E. 注意有效循环血量的补充

4. 巨大卵巢肿瘤难以平卧的病人，最适麻醉选择是
A. 连续硬膜外麻　B. 脊髓麻醉
C. 气管内插管全麻　D. 针刺麻醉
E. 局麻与强化

5. 宫外孕破裂时哪个时期可用硬膜外麻醉
A. 休克前期及轻度休克
B. 中度休克
C. 重度休克
D. 扩容后血压无改善
E. 以上均可

6. 宫外孕破裂的麻醉选择主要取决于
A. 病人年龄　B. 病人身高
C. 病人体重　D. 病人脊柱形态
E. 病人失血程度

7. 宫腔镜手术椎管内麻醉阻滞范围应达
A. $T_8 \sim L_5$　B. $T_{10} \sim S_5$
C. $T_6 \sim S_1$　D. $T_{12} \sim S_5$
E. $T_8 \sim S_3$

8. 硫喷妥钠通过胎盘屏障是以哪种转运方式进行的
A. 单纯扩散　B. 易化扩散
C. 主动转运　D. 细胞吞饮
E. 渗漏

9. 硫喷妥钠用于孕妇，很少出现新生儿睡眠的原因是
A. 胎盘移行速度快　B. 胎儿脑内浓度低
C. 胎儿血内浓度低　D. 母体血内浓度低
E. 分解代谢快

10. 全麻下行剖宫产手术，会抑制子宫收缩的药物为
A. 硫喷妥钠　B. 氯胺酮
C. 氧化亚氮　D. 异氟醚
E. 琥珀胆碱

11. 下列最易通过胎盘的药物是
A. 琥珀胆碱　B. 硫喷妥钠
C. 维库溴铵　D. 泮库溴铵
E. 罗库溴铵

12. 以下能增强子宫收缩力的吸入麻醉药是
A. 氟烷　B. 恩氟烷
C. 异氟烷　D. 氧化亚氮
E. 七氟烷

13. 剖宫产选择硬膜外阻滞，局麻药用量减少的主要原因是
A. 预防低血压
B. 避免仰卧位低血压综合征
C. 减少全身毒副作用
D. 避免麻药胎儿中毒
E. 硬膜外间隙变小

14. 一子痫病人采用硫酸镁治疗一周，判断病人是否出现高血镁的方法为检查病人是否出现
A. 眼球震颤　B. 共济失调
C. 深部腱反射减弱　D. 精神症状
E. 心律失常

15. 妊娠高血压综合征解痉治疗的首选药物是
A. 地西泮　B. 葡萄糖酸钙
C. 硫酸镁　D. 吗啡
E. 苯巴比妥

16. 下列关于妊娠高血压综合征临床表现描述，正确

的是

A. 高血压、蛋白尿、水肿、自觉症状、抽搐和昏迷

B. 高血压、水肿、自觉症状、抽搐和昏迷、不会出现蛋白尿

C. 高血压、蛋白尿、水肿、自觉症状、不会出现抽搐和昏迷

D. 高血压、自觉症状、抽搐和昏迷、不会出现蛋白尿和水肿

E. 低血压、蛋白尿、水肿、自觉症状、抽搐和昏迷

17. 妊娠高血压疾病的基本病理生理改变是

A. 高血压

B. 血液黏稠度增加

C. 全身小动脉痉挛

D. 蛋白尿

E. 肾小球滤过率降低

18. 防止仰卧位低血压综合征，以下措施不恰当的是

A. 产妇取头高足低位

B. 垫高产妇右髋部，使之右侧倾斜 20°～30°

C. 产妇取左侧倾斜 30°体位

D. 常规开放上肢静脉

E. 预防性输液 500ml

19. 关于仰卧位低血压综合征的叙述，错误的是

A. 临床表现为低血压、面色苍白、恶心、呕吐等

B. 由仰卧位改为侧卧位时，症状即消除

C. 可见于妊娠末期的孕妇

D. 妊娠中期也可能出现

E. 对胎儿的生长发育没有影响

20. 仰卧位低血压综合征是因为增大的子宫压迫了

A. 子宫静脉　　B. 髂总静脉

C. 髂外静脉　　D. 髂内静脉

E. 下腔静脉

21. 婴儿出生后应在多少时间进行第一次 Apgar 评分

A. 1 分钟　　B. 2 分钟

C. 3 分钟　　D. 4 分钟

E. 5 分钟

22. 新生儿复苏首选药物为

A. 阿托品　　B. 氯化钙

C. 肾上腺素　　D. 纳洛酮

E. 多巴胺

23. 新生儿复苏有低血容量时可先静注 25%葡萄糖

A. 0.5ml/kg　　B. 1.0ml/kg

C. 2.0ml/kg　　D. 3.0ml/kg

E. 4.0ml/kg

24. 新生儿复苏时最佳的给药途径是

A. 气管给药　　B. 头皮静脉穿刺注射

C. 心脏穿刺注射　　D. 脐静脉注射

E. 颈内静脉注射

25. 一新生儿出生后 1 分钟检查：心率 120 次/分，有自主呼吸，频率 30 次/分，哭声弱，四肢自主活动，手脚紫绀，刺激足底皱眉，Apgar 评分为

A. 6 分　　B. 7 分

C. 8 分　　D. 9 分

E. 10 分

26. 抢救新生儿窒息的首要措施是

A. 清理呼吸道　　B. 加压给氧

C. 人工呼吸　　D. 给碳酸氢钠

E. 给予呼吸兴奋剂

27. 正常胎儿心率是

A. 100～120 次/分　　B. 120～160 次/分

C. 160～180 次/分　　D. 80～100 次/分

E. 180～200 次/分

（28～30 题共用题干）

病人，女性，28 岁，停经 56 天，下腹痛 1 天入院，诊断宫外孕。现面色苍白，手足湿冷，血压 80/50mmHg，心率 140 次/分。既往病史无殊。拟行剖腹探查术。

28. 该病人 ASA 级别是

A. Ⅰ级　　B. Ⅱ级

C. Ⅲ级　　D. Ⅳ级

E. Ⅴ级

29. 对该病人，最佳的麻醉选择是

A. 硬膜外麻醉　　B. 硬膜外麻醉+全麻

C. 腰麻　　D. 硬–腰联合麻醉

E. 全麻

30. 下列关于该病人的术前准备，不正确的是

A. 吸氧　　B. 开放静脉快速补液

C. 静脉滴注多巴胺　　D. 导尿

E. 静脉注射β受体拮抗剂

（31～33 题共用题干）

病人，32 岁，孕 32 周，因“出现分娩先兆，破水”急诊行剖宫产术。术前实验室检查 Hb 103g/L，PLT 6.5×10^9/L，凝血功能检查正常。ECG 正常。

31. 最合适的麻醉方法是

A. 硬膜外麻醉

B. 脊髓－硬膜外联合阻滞麻醉
C. 局部麻醉
D. 全身麻醉
E. 脊髓麻醉

32. 胎儿娩出后，无呼吸，四肢青紫，略屈曲，对刺激有轻微反应，心率90～100次/分。该新生儿Apgar评分为
A. 0分　　B. 1分
C. 2分　　D. 3分
E. 4分

33. 最合适的处理方案是
A. 立即心肺复苏
B. 应先尽快吸引口鼻咽部分泌物，后给予刺激，同时行面罩间隙正压呼吸
C. 应先尽快吸引口鼻咽部分泌物，后给予刺激，同时行面罩吸氧
D. 立即行气管内插管
E. 立即行面罩正压通气

（34～36题共用题干）

女性，29岁，孕39周。硬膜外阻滞下拟行剖宫产术、平卧位给予初量13ml 2%利多卡因后13分钟出现低血压、心动过速、自述头晕等表现。

34. 该病人最可能的原因是
A. 全脊髓麻醉
B. 仰卧位低血压综合征
C. 异常广泛硬外间隙阻滞
D. 硬膜下间隙阻滞
E. 局麻药中毒反应

35. 最首先应采取的措施应为
A. 立即向左倾斜30°卧位并将子宫推向左侧
B. 立即向右倾斜卧位并将子宫推向右侧
C. 立即半卧位
D. 立即头低脚高位
E. 立即改为坐位

36. 经上述处理后血压仍低宜进一步采取
A. 立即开始手术
B. 加快输液同时静注麻黄碱10mg
C. 立即注射多巴胺20mg
D. 立即注射肾上腺素0.5mg
E. 立即注射阿托品0.5mg

【X/型/题】

37. 巨大卵巢肿瘤摘除后应注意
A. 诱发急性肺水肿　　B. 血压骤降
C. 心率增快　　D. 左心衰
E. 血压上升

38. 根据物质的性质和胎儿的需要，胎盘物质交换的方式有
A. 渗漏　　B. 细胞吞饮
C. 主动转运　　D. 易化扩散
E. 单纯弥扩散

39. 重症先兆子痫或子痫产妇，在麻醉前、中或后都容易发生的是下列哪些情况
A. 妊娠高血压性心脏病
B. 左心衰竭肺水肿
C. 肾功功能不全
D. 脑出血
E. DIC

40. 有关Apgar评分，正确的叙述包括
A. 出生后1分钟评分与酸中毒及存活率有关
B. 90%以上新生儿1分钟评分常是9分
C. 3～4分为中度抑制，应立即心脏按压
D. 出生后5分钟评分与神经系统预后有关
E. 出生时新生儿如严重窒息应立即复苏，不应等待Apgar评分

二、名词解释

1. 仰卧位低血压综合征
2. HELLP综合征
3. Apgar评分
4. 单纯扩散

三、填空题

1. 妇科手术病人因长时间慢性出血而有贫血，应重视麻醉前处理和准备工作，血红蛋白低于________者，应认真纠正。
2. 产科哌替啶使用应在胎儿娩出前________小时内或________小时以上使用为宜。
3. 新生儿复苏术方案通常包括A____________、B________、C________、D________、E________。
4. 剖宫产目前最常用的麻醉方法有________、________、________、________。
5. Apgar评分中________、________、________是决定新生儿复苏的重要指标，1分钟评分通常表示________，5分钟评分为________的指标。

四、简答题

1. 产妇呕吐一旦发生误吸将对母胎造成致命后果，临床如何预防产妇的反流误吸？
2. 请简述重度妊娠期高血压疾病的麻醉选择和术中管

理要点。

3. 简述巨大卵巢囊肿病人的病理生理。

4. 简述新生儿低血容量的治疗要点。

五、病例分析题

产妇 38 岁，妊 36 周，血压 195/125mmHg，尿蛋白++++。

1. 为防止子痫的发生首选药物治疗，如需剖宫产麻醉首选什么药物？

2. 麻醉后 15 分钟，输液 600ml，病人突然出现血压下降，心率增快，测试麻醉平面大约在 T_8，最常见的原因是什么？怎样处理？

3. 如麻醉前病人突然出现剧烈腹痛，腹部变硬，宫缩间隙不放松，考虑发生什么情况？如何处理？

4. 胎儿剖出后皮肤青紫，心率小于 100 次/分，呼吸不规律，肌肉松弛，吸痰时有皱眉，四肢微动，其 Apgar 评分为多少？应如何处理？

病人，女性，30 岁，体重 50kg，诊断异位妊娠急诊行剖腹探查术，既往无特殊病史。病房已输注红细胞 4U，术前查 Hb 70g/L（输血后），PLT 90×10^9/L，凝血功能正常。入室 BP 90/60mmHg，R 150 次/分，SPO_2 99%。

5. 麻醉选择，术中液体复苏原则是什么？

6. 该病人术中吸出不凝血 3000ml，从血液保护的角度考虑，该病人可采用的节约用血措施是什么？

7. 病人手术前 3 小时进晚餐，术中需要注意什么问题？

【参考答案及解析】

一、选择题

【A/型/题】

1. A

[解析] 妇科腹腔镜手术常首选全身麻醉。较短小、低反流误吸风险的病人实施腔镜手术可以选择喉罩控制通气完成手术。

2. B

[解析] 为了便于盆腔深部和阴道手术的操作，妇科手术要求有充分的镇痛和肌肉松弛。

3. B

[解析] 巨大卵巢肿瘤的病人术中探查放囊内液及搬动肿瘤腹内压骤降导致内脏血管扩张，大量血液淤积引起回心血量下降。

4. C

[解析] 巨大肿瘤使病人难以平卧者，麻醉前可试行囊肿穿刺缓慢放液，同时静脉补充代血浆，选用全身麻醉容易控制呼吸和保障循环稳定。

5. A

[解析] 宫外孕破裂的麻醉选择主要取决于病人失血程度，休克前期和轻度休克可以选用椎管内麻醉，中重度以上的病人以选择全身麻醉为宜。

6. E

[解析] 宫外孕破裂的麻醉选择主要取决于病人失血程度，休克前期和轻度休克可以选用椎管内麻醉，中重度以上的病人以选择全身麻醉为宜。

7. B

[解析] 在宫腔镜下进行手术时，依病人情况可分别选用硬膜外阻滞、蛛网膜下隙阻滞、腰麻－硬膜外联合阻滞或全身麻醉，椎管内阻滞范围应达 $T_{10}\sim S_5$。

8. A

[解析] 胎盘屏障是脂质屏障，硫喷妥钠易溶于脂肪可以按浓度差直接通过胎盘屏障。

9. B

[解析] 硫喷妥钠用于剖宫产麻醉诱导时. 很少出现新生儿睡眠，因为硫喷妥钠静脉注射后，移行到新生儿脑内的浓度低，故不引起新生儿睡眠。

10. D

[解析] 异氟醚可引起剂量相关的子宫收缩抑制。

11. B

[解析] 胎盘屏障为脂质屏障，主要成分由磷脂构成。凡脂溶性高、 电离度小的物质均易通过胎盘，易溶于脂肪的硫喷妥钠能很快透过胎盘。

12. D

[解析] 氧化亚氮对母体的呼吸、循环、子宫收缩力有增强作用，使宫缩力与频率增加。

13. E

[解析] 剖宫产硬膜外麻醉由于硬膜外间隙变小，所以局麻药用量减少。

14. C

[解析] 硫酸镁过量会引起呼吸肌和心肌的抑制，危及生命，中毒反应首先表现为膝反射的减弱和消失。随着血镁浓度的升高可出现全身肌张力减退和呼吸抑制，严重者可心跳停止。

15. C

［解析］硫酸镁是对症治疗重度妊娠期高血压疾病的首选药。

16. A

［解析］妊娠高血压综合征主要临床表现为高血压、蛋白尿、水肿、自觉症状、抽搐和昏迷。

17. C

［解析］妊娠高血压疾病的基本的病理生理改变为全身小动脉痉挛。

18. A

［解析］预防的方法首先是要加强血压监测，产妇进入手术室后尽量采用左侧倾斜 30° 体位，或垫高产妇右髋部使之向左倾斜 30°，也可在产妇平卧时将产妇增大的子宫推向身体左侧，以减轻子宫对腹腔后大血管的压迫。常规开放上肢静脉进行预防性输液扩容，输注 10～20ml/kg 乳酸林格液、必要时可给予血管活性药。

19. E

［解析］孕、产妇发生仰卧位低血压综合征，不仅对其本身不利，而且可产生胎儿宫内缺氧，严重危害胎儿的安全。

20. E

［解析］仰卧位低血压综合征发生的病理生理机制是仰卧时增大的子宫压迫下腔静脉，使盆腔和下肢静脉的血液回流受阻，到达心脏的血液骤减，导致心输出量迅速下降，血压随之降低。

21. A

［解析］Apgar 评分应在出生后 1 分钟及 5 分钟各进行一次。

22. C

［解析］重度窒息、心脏停搏或加压给氧人工呼吸、胸外心脏按压 30 秒后，仍无恢复者，应立即给药。首选药物为肾上腺素。

23. C

［解析］新生儿复苏有低血容量时可先静注 25%葡萄糖液 2ml/kg。

24. D

［解析］用药方法首选脐静脉导管（或脐静脉）注入，有条件的医院可经脐静脉导管给药。如在进行脐静脉插管操作过程尚未完成时，可首先气管内注入肾上腺素 1:10000 0.5～1ml/kg 一次，若需重复给药则应选择静脉途径；无条件开展脐静脉导管的单位根据指征仍可采用气管内注入。

25. C

［解析］评分标准①皮肤颜色：全身皮肤呈粉红色为 2 分，手脚末梢呈青紫色为 1 分，全身呈青紫色为 0 分；②心搏速率：心搏有力大于 100 次/分为 2 分，心搏微弱小于 100 次/分为 1 分，听不到心音为 0 分；③呼吸：呼吸规律为 2 分，呼吸节律不齐（如浅而不规则或急促费力）为 1 分，没有呼吸为 0 分；④肌张力及运动：肌张力正常为 2 分，肌张力异常亢进或低下为 1 分，肌张力松弛为 0 分；⑤反射：对弹足底或其他刺激大声啼哭为 2 分，低声抽泣或皱眉为 1 分，毫无反应为 0 分。

26. A

［解析］抢救新生儿窒息的首要措施是清理呼吸道。

27. B

［解析］胎心正常值是 120～160 次/分。

【B/型/题】

28. D；29. E；30. E

［解析］ASA 分级标准Ⅰ级：体格健康，发育营养良好，各器官功能正常；Ⅱ级：除外科疾病外，有轻度并存病，功能代偿健全；Ⅲ级：并存病情严重，体力活动受限，但尚能应付日常活动；Ⅳ级：并存病严重，丧失日常活动能力，经常面临生命威胁；Ⅴ级：无论手术与否，生命难以维持 24 小时的濒死病人；Ⅵ级：确证为脑死亡，其器官拟用于器官移植手术。该病人已处失血性休克失代偿期，应评为Ⅳ级。宫外孕破裂的麻醉选择主要取决于病人失血程度，休克前期和轻度休克可以选用椎管内麻醉，中重度以上的病人以选择全身麻醉为宜。心率增快是病人的代偿机制，静脉注射 β 受体拮抗剂是不合理的。

31. D；32. E；33. B

［解析］病人血小板计数下降，小于 $8×10^9/L$，麻醉以全身麻醉更为合适，对照 Apgar 评为 4 分，抢救新生儿窒息的首要措施是清理呼吸道。呼吸是用气囊复苏器加压给氧。

34. B；35. A；36. B

［解析］仰卧位低血压综合征主要发生于妊娠晚期妇女，产妇在仰卧位时出现血压急骤下降，伴随头晕、恶心、胸闷、出冷汗等症状，当转为侧卧位后，上述症状即减轻或消失的一组综合征。预防的方法首先是要加强血压监测，产妇进入手术室后尽量采用左侧倾斜 30°体位，或垫高产妇右髋部使之向左倾斜 30°，也可在产妇平卧时将产妇增大的子宫推向身体左侧，以减轻子宫对腹腔后大血管的压迫。常规开放上肢静脉进行预防性输液扩容，输注 10～20ml/kg 乳酸林格液、必要时可给予血管活性药。血管活性药可以选用麻黄素或苯肾上腺素。

【X/型/题】

37. ABCD

[解析] 术中检查、放囊液及搬动肿瘤等操作时，应严密监测血流动力学变化，搬出肿瘤后应立即行腹部加压，以防因腹内压骤降引起内脏血管扩张，大量血液淤积而引起回心血量突然减少，导致有效循环血容量相对不足而出现严重低血压。预防的方法是在肿瘤搬出前进行适当扩容，必要时可使用麻黄碱、多巴胺等缩血管药物。当然也要避免过度扩容引起容量负荷过重，导致急性肺水肿的发生。

38. ABCDE

[解析] 根据物质的性质与胎儿的需要，有不同的运输方式，可概括为以下四种：单纯扩散、易化扩散、主动转运及特殊方式主要为免疫物质的运输，包括细胞吞饮和渗漏。

39. ABCDE

[解析] 重症先兆子痫或子痫产妇，在麻醉前、中或后都容易发生妊娠高血压性心脏病、左心衰竭肺水肿、肾功功能不全、脑出血、DIC、脑血管意外和肝脏坏死等。

40. ABDE

[解析] 1 分钟评分表示窒息程度，5 分钟评分为判断预后的指标，出生时严重窒息应立即进行复苏，不应等 1 分钟评分结果。抢救新生儿窒息的首要措施是清理呼吸道而不是心外按压。

二、名词解释

1. 是指妊娠晚期孕妇取仰卧位时，出现头晕、恶心、呕吐、胸闷、面色苍白、出冷汗、心跳加快及不同程度血压下降，当转为侧卧位后，上述症状即减轻或消失的一组综合征。其病理生理主要机制是增大的妊娠子宫可压迫下腔静脉，使下腔及盆腔内静脉回流受影响，回心血量减少，心搏出量随之减少，从而引起血压下降出现休克的一系列表现。
2. HELLP 综合征以溶血（hemolysis，H）、肝酶升高（elevated liver enzymes，EL）和血小板减少（low platelets，LP）为特点，是妊娠期高血压疾病的严重并发症，多数发生在产前。其临床表现多样，典型的临床表现为乏力、右上腹疼痛及恶心、呕吐，体重骤增，脉压增宽。
3. 在孩子出生后，根据肌张力（activity）、脉搏（pulse）、皱眉动作即对刺激的反应（grimace）、外貌（肤色）（appearance）、呼吸（respiration），五项体征进行评分。满 10 分者为正常新生儿，评分 7 分以下的新生儿考虑有轻度窒息，评分在 4 分以下考虑有重度窒息。
4. 胎盘物质交换中最重要的交换方式之一。物质分子从高浓度区域移向低浓度区域，直至平衡。

三、填空题

1. 70g/L
2. 1；4
3. 建立通畅的呼吸道；建立呼吸；建立正常循环；药物治疗；评价与监护
4. 脊髓麻醉；脊麻－硬膜外联合阻滞；硬膜外麻醉；全身麻醉
5. 心率；呼吸；肌张力；窒息程度；判断预后

四、简答题

1. 产妇呕吐一旦发生误吸，将给母胎造成致命后果，必须重视预防。麻醉前 6 小时严格禁食禁饮；产妇住院后，估计有手术可能者应尽早禁食禁饮；术前给予胃酸中和药；对饱胃者（原则上对产妇均应按饱胃者对待）应避免应用全麻，如无法避免时，应首选清醒气管插管以防呕吐误吸。
2. （1）对无凝血异常、无 DIC、无休克和昏迷的产妇应首选连续硬膜外阻滞。硬膜外阻滞禁忌者，考虑选择全身麻醉，有利于受损脏器功能保护，积极治疗原发病，尽快去除病因，使病人转危为安。

   （2）麻醉管理①麻醉力求平稳：减轻应激反应，对呼吸、循环功能尽力调控在生理安全范围，预防发生仰卧位低血压综合征；②维护心、肾、肺功能：适度补容，以血红蛋白、血细胞比容、中心静脉压、尿量、血气分析、电解质检查为依据，调整血容量，维持电解质和酸碱平衡；③积极处理并发症：凡并发心力衰竭、肺水肿、脑出血、DIC、肾功能衰竭、HELLP 综合征时，应按相关疾病的治疗原则积极处理；④麻醉的基本监测措施：包括 ECG、SpO_2、NIBP、CVP、尿量、血气分析；⑤做好新生儿窒息的抢救准备；⑥麻醉手术后送入 ICU 病房，继续予以监测、治疗，直至病人脱离危险期；⑦病情允许条件下应给予术后镇痛。
3. 巨大肿瘤可引起膈肌上升，胸廓容积明显缩小，呼吸运动和肺通气功能受限，病人可能长时间处于低氧和二氧化碳蓄积状态；又因肺舒缩受限，易并发呼吸道感染。麻醉前应常规检查肺功能及动脉血气分析，必要时行抗炎治疗。巨大肿瘤可能压迫下腔静脉，导致下肢静脉回流障碍，回心血量减少，发生下肢浮肿和血压下降。巨大肿瘤也可压迫腹主动脉，使心脏后负荷增加，对心功能不良的病人不利。腔静脉长时间受压，逐步形成侧支循环，可使硬膜外间隙血管丛扩张淤血。麻醉前应常规检查心电图、超声心动图，了解心功能代偿程度。硬膜外阻滞穿刺置管应注意避免血管损伤和硬膜外腔出血。用药量应相对减少，防止阻滞平面过高。巨大肿瘤压迫胃肠道，可使病人营养不良、消瘦虚弱，或继发贫血、低蛋白血症和水电解质紊乱，麻醉前应予以调整纠正。

4. 低血容量的治疗：窒息、早产儿、脐带钳夹过早（可损失血液 30ml/kg 以上）、胎盘早剥、产前及产时出血过多，应注意有无低血容量。诊断依据为病儿皮肤黏膜苍白、四肢末梢冷、毛细血管充盈时间延长、脉细弱、动脉压及中心静脉压低。血压可用超声血流仪测定，必要时脐动脉及脐静脉插管测压、输液，行血气分析。处理：先静脉注射 25%葡萄糖液 2ml/kg，后用 10%葡萄糖液 4ml/kg。亦可用 5%白蛋白（1～2g）、平衡盐液（10～15ml/kg）、全血或血浆（10ml/kg）输注。容量治疗时应加强监测，以防扩容过度。因为窒息的新生儿血脑屏障通透性增强，脑血管调节功能失调，血容量过多可造成颅内压升高，脑水肿及脑出血。

五、病例分析题

1. 硫酸镁是对症治疗重度妊娠期高血压疾病的首选药。应常规观察用药后的尿量，有无呼吸抑制，检查膝反射、心率和心电图，有无房室传导阻滞，如有异常应查血镁离子浓度。一旦有中毒表现应给予钙剂拮抗治疗；对无凝血异常、无 DIC、无休克和昏迷的产妇应首选连续硬膜外阻滞。
2. 首先考虑仰卧位低血压综合征，预防的方法首先是要加强血压监测，产妇进入手术室后尽量采用左侧倾斜 30°体位，或垫高产妇右髋部使之向左倾斜 30°，也可在产妇平卧时将产妇增大的子宫推向身体左侧，以减轻子宫对腹腔后大血管的压迫。常规开放上肢静脉进行预防性输液扩容，输注 10～20ml/kg 乳酸林格液、必要时可给予血管活性药。
3. 考虑胎盘早剥，应立即剖宫产治疗。
4. Apgar 为 4 分，快速评估与初步复苏（保暖，新生儿体位，保持气道通畅，擦干与刺激新生儿）：正压通气，必要时气管插管和胸外按压，药物和/或扩容。
5. 选择全身麻醉，术中依据失血量补充成分血、代血浆和平衡液，及时纠正代谢性酸中毒，维护肾功能。
6. 可以采用自体血回收技术，节约用血。
7. 为防止反流误吸，麻醉前要备妥吸引器，必要时鼻胃管充分吸引减压，条件允许的话可以行清醒插管：术前应给予 H_2 受体拮抗剂，以降低胃液酸度，一旦发生反流物误吸，应立即将病人置于头低位，并将头转向一侧，同时将口腔及气管内呕吐物和反流物吸出，此外给一定量支气管解痉药及抗生素，并给予必要的呼吸支持。对严重病例可在气管内插管后用 0.9%NaCl 液行气管冲洗，直至吸出液 pH 值接近 0.9%NaCl 液时为止。

（徐丽丽 陈新忠）

第二十九章　老年病人手术的麻醉

【同步习题】

一、选择题

【A/型/题】

1. 下列对老年人特点的描述，正确的是
   A. 血红蛋白不变
   B. 红细胞压积不变
   C. 压力反射活动不变
   D. 痛阈增高
   E. 对肌松药的敏感性不变
2. 评估老年人心血管功能时，最重要的是
   A. 了解心脏的储备功能
   B. 高血压的程度
   C. 心肌缺血
   D. 脑血管硬化
   E. 心律失常
3. 老年病人对于硫喷妥钠、麻醉性镇痛药、地西泮三种药物的反应，下列哪项最正确
   A. 硫喷妥钠敏感性增加
   B. 麻醉性镇痛药敏感性增加
   C. 地西泮敏感性增加
   D. A 和 B
   E. A 和 B 和 C
4. 丙泊酚静脉麻醉应慎用于
   A. 颅高压病人　　B. 非住院病人
   C. 癫痫史病人　　D. 长期卧床的老年病人
   E. 哮喘史病人
5. 关于老年人肝脏改变，说法不正确的是
   A. 肝脏体积缩小　　B. 肝血流量减少
   C. 肝酶活性降低　　D. 肝功能正常
   E. 对多种麻醉药物的消除率降低
6. 蛛网膜下腔阻滞用于老年人，下列说法不正确的是
   A. 效果确切完善　　B. 易发生低血压
   C. 作用时间延长　　D. 起效慢
   E. 范围广
7. 老年人麻醉前用药，下面哪项不正确
   A. 麻醉性镇痛药尽量避免使用
   B. 镇静催眠药剂量应减少
   C. 镇静药与镇痛药合用易出现呼吸循环抑制
   D. 全麻病人给阿托品，以避免心动过缓
   E. 有明显心肌缺血者不宜使用东莨菪碱
8. 老年人术前准备，哪项处理不恰当的是
   A. 因进食不足引起的脱水可不必处理
   B. 血浆蛋白低者补给血浆或白蛋白
   C. 纠正水电解质紊乱
   D. 贫血者给予输血
   E. 临床常见低钾血症，应注意纠正
9. 病人，女性，68 岁。因右侧髌骨骨折行开放复位术。入院后血压 130/80mmHg，无呼吸、循环系统异常。麻醉选择腰麻，手术开始后血压降至 80/50mmHg。以下处理不恰当的是
   A. 加快输液速度　　B. 头高脚低位
   C. 头低脚高位　　D. 面罩给氧
   E. 静注升压药
10. 硬膜外麻醉用于老年人时，下面叙述错误的是
    A. 局麻药需要量减少
    B. 穿刺操作可能出现困难
    C. 应用镇静、镇痛药应小心
    D. 胸段以上麻醉对病人影响不大
    E. 易发生血压下降
11. 吸入全麻药用于老年人时，下列哪种情况不可能出现
    A. 敏感性增加
    B. 血压下降
    C. 循环抑制
    D. 心输出量降低时麻药的肺泡浓度上升更迅速，麻醉加深速度更快
    E. 肺泡气最低有效浓度（MAC）升高
12. 静脉麻醉药用于老年人时，下列叙述不正确的是
    A. 对其耐受性降低
    B. 对其引起的呼吸抑制更敏感
    C. 氯胺酮使交感反应增强
    D. 用量应减少 50%
    E. 硫喷妥钠 3～4mg/kg 可使心排血量降低
13. 下列肌松剂的代谢均受年龄因素的影响，哪项受其影响最小

A. 琥珀胆碱　B. 阿曲库铵
C. 泮库溴铵　D. 维库溴铵
E. 杜什溴铵

14. 下列有关老年人麻醉选择的叙述，哪项是错误的
A. 尽可能避免全身麻醉
B. 神经阻滞效果满意率较年轻人高
C. 麻醉性镇痛药应减量
D. 禁忌鞍麻
E. 硬膜外局麻药扩散较广

15. 老年病人有心肌缺血心电图表现，术前用药以下哪种不宜
A. 地西泮　B. 东莨菪碱
C. 阿托品　D. 苯巴比妥
E. 咪达唑仑

16. 老年病人硬膜外阻滞的特点是
A. 起效慢，扩散广
B. 起效快，扩散广
C. 起效和扩散与年轻人相似
D. 起效快，扩散范围小
E. 起效慢，扩散范围狭小

17. 关于老年人神经系统生理改变的描述，错误的是
A. 皮肤痛觉小体大量减少
B. 对肌松剂的敏感性明显增加
C. 自主神经功能减弱
D. 单位脑组织的血流量无明显改变
E. 脑内阿片受体随年龄的增长而减少

18. 关于老年人呼吸系统改变中，下列说法错误的是
A. 肺活量减少　B. 呼吸储备功能降低
C. 残气量减少　D. 气道阻力增加
E. 解剖和肺泡死腔增加

19. 老年人用麻醉药应适当减量的原因除外
A. 药物与血浆蛋白的结合下降
B. 机体脂肪百分比降低
C. 血容量相对减少
D. 血浆蛋白浓度减少
E. 脑血流量降低

20. 防止老年人术中心衰的重要环节除外
A. 避免过剧的血压波动
B. 避免咳嗽、屏气
C. 应用硝酸甘油
D. 吸氧
E. 防止液体输入过多

21. 老年人下述情况术前可应用洋地黄，除外
A. 充血性心力衰竭
B. 左心舒张末前后径 68mm
C. 房颤伴心室率快
D. 阵发性室上性心动过速
E. 房室传导阻滞

22. 关于老年人全身麻醉，下列叙述错误的是
A. 诱导要平稳
B. 保持呼吸道通畅
C. 维持较深的麻醉
D. 选择毒性小的药物
E. 手术后麻醉的恢复要尽量迅速

23. 老年人术后肺并发症不包括
A. 精心护理可减少肺并发症
B. 非全麻可完全避免肺并发症
C. 加强抗炎
D. 注意排痰
E. 可适当的吸氧

24. 病人，65 岁。在硬膜外麻醉下行胃大部切除术，麻醉效果满意。手术开始 1 小时后，血压渐降，经加快补液，血压下降更明显，并出现颈外静脉怒张，此时应采取的措施除外
A. 经硬膜外追加局麻药
B. 停止输液
C. 静推呋塞米
D. 给予毛花苷丙
E. 快速输入胶体液

【B/型/题】

A. 平均动脉压下降
B. 心排血量下降
C. 两者均有
D. 两者均无

25. 老年病人静脉注射咪达唑仑 0.3mg/kg 可引起
26. 老年病人静脉注射硫喷妥钠 5mg/kg 可引起

A. 血钾升高　B. 血钾降低
C. 心动过缓　D. 突然停药后高血压危象
E. 心动过速

27. 卡托普利可使
28. 氢氯噻嗪可致
29. 可乐定可发生
30. 普萘洛尔可致
31. 肼肽嗪可致

【X/型/题】

32. 下述哪些是老年人脊麻的特点
   A. 起效快　B. 起效慢
   C. 扩散范围窄　D. 扩散范围广
   E. 阻滞作用延长
33. 老年人硬膜外阻滞应注意的问题包括
   A. 局麻药的需要量减少
   B. 易发生低血压
   C. 穿刺操作的困难程度增加
   D. 易发生呼吸抑制
   E. 强调术中给辅助药
34. 老年人用下述哪类药物时剂量应增加
   A. 巴比妥类　B. 阿托品
   C. 吸入麻醉剂　D. 麻醉性镇痛药
   E. β肾上腺素能兴奋药
35. 以下哪些说法是正确的
   A. 老年人或久病衰弱者常有肾上腺皮质功能不全
   B. 病程长的嗜铬细胞瘤病人可有儿茶酚胺性心肌炎
   C. 对糖尿病病人行择期手术时术前必须限制饮食
   D. 肾上腺皮质醇增多症病人对麻醉和手术的耐受能力均较差
   E. 嗜铬细胞瘤均有低血容量
36. 老年人的术前评估包括
   A. 全身状况及重要脏器的功能
   B. 认真的体检
   C. 心电图及X线片
   D. 肺功能检查
   E. 血常规及血生化检查
37. 老年人某些手术选择局麻的优点有
   A. 保持循环稳定　B. 减少麻醉并发症
   C. 减少应激反应　D. 减少术后血栓形成
   E. 减少术后中枢神经功能障碍

二、名词解释

1. 术后谵妄（postoperative delirium，POD）
2. 术后认知功能障碍（postoperative cognitive dysfunction，POCD）

三、填空题

1. 老年人术前心率低于 60 次/分，其处理应首选________。
2. 目前我国引起心房颤动最常见的病因是________。

四、简答题

简述老年人麻醉的处理原则。

五、病例分析题

男，73 岁，四月前心室前间壁心肌梗死，现病情稳定。一月前诊断为降结肠恶性肿瘤。心电图示II、III、aVF 病理性 Q 波。

1. 如果该病人需要进行手术治疗，最好选用什么麻醉方法？
2. 如果选用硬膜外腔注药，最好选用什么局麻药？
3. 如果选用全身麻醉，麻醉诱导时最好选用什么药物？
4. 麻醉期间管理应特别注意哪几点？
5. 术后镇痛最好选用什么方法？

【参考答案及解析】

一、选择题

【A/型/题】

1. E

[解析] 用于老年人的肌松药其药动学和药效学并无明显不同，对于不经肝、肾代谢的药物，其药动学和药效学应当不受年龄影响，如阿曲库铵、顺式阿曲库铵，肌松作用时间不受增龄的影响。值得注意的是，高龄需用肌松药拮抗药时不应减少剂量，但要防治其副作用。

2. A

[解析] 衰老是器官功能储备低下、机体活力降低及易损性增加。几乎所有衰老发生的器官系统改变都与麻醉相关，但是循环系统、呼吸系统和中枢神经系统显得尤为重要。心脏储备减少在麻醉期间极易出现血压的剧烈波动，加之血浆生化成分的变化使老年病人围术期发生心脑血管意外的可能性增加。

3. E

[解析] 老年病人对镇痛性药物的敏感性增加，消除半衰期延长，清除率也降低，故维持用量宜减少。

4. D

[解析] 丙泊酚对心血管系统和呼吸系统有一定程度抑制作用，对老年人的心血管抑制更明显。

5. D

[解析] 老年人肝功能减退的主要表现为肝脏合成蛋白质的能力下降，血浆蛋白减少，白蛋白与球蛋白的比值降低。老年人脂肪肝、肝硬化的发生率较高，血浆

胆碱酯酶活性常常明显降低，加上肝血流量减少和血浆白蛋白含量低，对于经肝脏代谢的药物可能出现药效增强或作用时间延长。

6. D

[解析] 老年人椎管内麻醉时血流动力学改变比全麻明显，尤其是患有高血压老年病人施行中胸段硬膜外阻滞时更易出现低血压，加用辅助药后易导致呼吸抑制。老年人行脊麻时有如下特点：起效快、扩散广、作用时间延长，因此用药剂量应酌情减少。

7. E

[解析] 一般情况下，老年人麻醉前用药避免使用麻醉性镇痛药，镇静催眠药的剂量应减少，镇静药与镇痛药合用易出现呼吸循环抑制。全麻病人若诱导时心率减慢可给予阿托品，阿托品同时还可抑制呼吸道分泌物的分泌。东莨菪碱对心率影响小，对于有明显心肌缺血者可酌情使用东莨菪碱。

8. A

[解析] 麻醉前应尽量充分治疗并存疾病，改善各系统功能，力求使病人的身体状况能在预定麻醉和手术时达到他所能达到的最佳水平，从而预防麻醉和手术的并发症，缩小风险，提高成功率和安全性。

9. B

[解析] 病人如果采取头高脚低位会使得回心血量进一步减少，加重低血压，甚至引起心肌缺血。

10. D

[解析] 老年人硬膜外麻醉时血流动力学改变比全麻明显，尤其是患有高血压老年病人施行中胸段硬膜外阻滞时更易出现低血压，加用辅助药后易导致呼吸抑制。

11. E

[解析] 老年人功能残气量增加，使吸入麻醉加深较慢，苏醒过程也延长。吸入麻醉药最低肺泡有效浓度(MAC)随年龄增长逐渐降低，40 岁以后大约每 10 年减低 4%，使作用于中枢神经系统的麻醉抑制效应增强。

12. C

[解析] 老年人由于交感神经张力下降，氯胺酮的交感兴奋活性减弱，其心肌抑制作用可能表现出来。

13. B

[解析] 高龄对肌松药的影响主要决定于各自的药动学和药效学，对于不经肝、肾代谢的药物，其药动学和药效学应当不受年龄影响。如阿曲库铵、顺式阿曲库铵为 Hofmann 消除，肌松作用时间不受增龄的影响。

14. A

[解析] 老年病人一般反应迟钝、应激能力较差，对中枢性抑制药如全麻药、镇静药、催眠药及阿片类镇痛药均很敏感，所以麻醉剂量均较年轻人为少。尽量使用生理干扰少、停止麻醉后能迅速恢复生理功能的麻醉方法。如果选择全身麻醉，有证据表明全静脉麻醉对于老年病人的术后认知功能保护有优势。

15. C

[解析] 阿托品会增快老年人的心率，若心率增快大于 100 次/分，不利于心肌灌注。

16. B

[解析] 老年人硬膜外麻醉起效快，主要由于老年人硬膜外间隙变窄，药液易向头侧扩散，阻滞每一节段所需的药液容量在中年以后随增龄而减少。此外，老年病人的蛛网膜绒毛显著增大，使硬脊膜通透性增高，硬膜外间隙局麻药有可能弥散到蛛网膜下隙，以致 5ml 的试验剂量有可能出现硬膜外阻滞所需效应。

17. B

[解析] 老年人自主神经的兴奋性下降，对循环系统的调节减弱。老年人周围神经纤维也有退化和萎缩。单位脑组织血流减少，已发生脑梗塞。脑内阿片受体随年龄的增长而减少，皮肤痛觉小体大量减少。老年人效应器官对药物的敏感性也可能随增龄而改变，这可能与中枢及外周受体数量减少和性能改变有关。但是高龄对肌松药的影响主要决定于各自的药动学和药效学，对于不经肝、肾代谢的药物，其药动学和药效学应当不受年龄影响，故肌松作用时间不受增龄的影响。

18. C

[解析] 高龄通常引起呼吸系统功能明显的改变，表现为残气量和功能残气量增加、最大通气量减少、呼吸功能储备减少、肺活量减少、气体交换受限。任何增加呼吸肌负担或降低其能量供应的因素均可使老年人受到呼吸衰竭的威胁。

19. B

[解析] 老年人血浆蛋白质与药物的结合率减低，使静脉麻醉药及麻醉性镇痛药的非结合（游离）分子增加 1 倍以上，同时脑血流量减少，导致大脑中药物浓度与血浆浓度更为接近，即显著增加药效，延长消除半衰期。老年人血浆蛋白降低，静脉麻醉药和麻醉性镇痛药非结合分子增加 1 倍以上，使血浆内游离型药物浓度增加。另外老年人血液系统处于高凝状态，血容量相对减少，麻醉用药应适当减量。

20. C

[解析] 围术期应尽量维持老年人身体机能在代偿范围内，提高手术耐受能力，不应在没有症状的情况下首选使用血管活性药物来预防心衰。

21. E

[解析] 洋地黄中毒反应包括房室传导阻滞。

22. C

[解析] 老年人对静脉麻醉药、苯二氮䓬类、麻醉性镇痛药的敏感性均增加，且药物清除率也降低，故麻醉药物用量宜减少。

23. B

[解析] 如老年人椎管内麻醉加用辅助药后易导致呼吸抑制。若椎管内麻醉平面过高，会对循环和呼吸系统造成严重影响，导致血流动力学的剧烈波动和（或）呼吸抑制。

24. E

[解析] 病人经加快补液后血压下降更明显，并出现颈外静脉怒张，表明容量增加导致右心衰竭，此时应停止输液，利尿以减少血管容量，从而降低心脏前负荷，加之强心药帮助右心功能恢复。

【B/型/题】

25. C；26 C

[解析] 老年人运用麻醉性镇静药物会抑制心脏和循环功能，出现心排血量下降和平均动脉压下降。硫喷妥钠属巴比妥类镇静药物，也会引起心脏和循环功能的抑制，出现心排血量下降和平均动脉压下降。

27. A；28. B；29. D；30. C；31. E

[解析] 卡托普利会导致血钾升高、尿酸升高。氢氯噻嗪可导致血钾降低、胰岛素抵抗和尿酸增高。突然停用可乐定后可导致血压迅速上升，血浆中儿茶酚胺浓度提高，发生高血压危象。普萘洛尔是β受体拮抗剂，可阻断心脏β受体出现心率减慢。肼肽嗪常见的副作用有药物性系统性红斑狼疮、末梢神经炎、心率增快、心动过速。

【X/型/题】

32. ADE

[解析] 老年人行脊麻时有如下特点：起效快、扩散广、作用时间延长，因此用药剂量应酌情减少。

33. ABCD

[解析] 老年病人多有韧带纤维化或钙化还合并椎体肥大和骨质增生，椎管穿刺可能比年轻人困难。老年人硬膜外麻醉时血流动力学改变比全麻明显，尤其是患有高血压老年病人施行中胸段硬膜外阻滞时更易出现低血压，加用辅助药后易导致呼吸抑制。主要由于老年人硬膜外间隙变窄，药液易向头侧扩散，阻滞每一节段所需的药液容量在中年以后随增龄而减少。

34. BE

[解析] 老年人功能残气量增加，使吸入麻醉加深较慢。老年人β肾上腺素能受体减少，故用β肾上腺素能兴奋药时可适当加量。

35. ABCDE

[解析] 老年人和久病衰弱者伴有各器官功能减退，常有肾上腺皮质功能不全。内源性儿茶酚胺分泌过多是嗜铬细胞瘤的基本病理生理变化，病程长的嗜铬细胞瘤病人可有儿茶酚胺性心肌炎。糖尿病病人术前准备的基本原则是积极治疗糖尿病，控制糖尿病并发症，改善全身情况，提高病人对麻醉手术的耐受力。因此，必须限制饮食，控制血糖，有些病人还需用药物来控制血糖。肾上腺皮质醇增多症病人由于代谢及电解质紊乱，对手术和麻醉耐受性差。嗜铬细胞瘤病人由于长期血压升高导致外周血管收缩，血管床缩小，循环血容量一般比正常减少 20%～30%。

36. ABCDE

[解析] 老年人麻醉前病情评估的目的在于全面了解病人的身体情况，关键是判断器官系统功能储备情况和鉴别器官系统并存的疾病情况，故一般体格检查、心电图检查、实验室检查及影像学检查应完善。老年人最常见和对病人术中安全威胁最大的情况是心血管系统、呼吸系统及内分泌系统疾病。术前评估和准备应着重于这几个方面，如完善肺功能检查。

37. ABCDE

[解析] 采用局部麻醉包括肢体神经丛阻滞对行短时间小手术的老年病人有较大优势。完善的麻醉效果同样可以减少应激反应，且全身生理功能干扰极少，术中不易影响循环和呼吸功能，术后不致有中枢神经系统功能障碍，早期离床还有助于防止深静脉血栓形成及肺部并发症。

二、名词解释

1. 是一种急性精神错乱状态，由神经元活动调节障碍引起，以意识水平改变、注意力不集中、思维混乱以及情绪和睡眠－觉醒周期功能紊乱为典型特征，是谵妄的一种亚型，是手术后常见的中枢神经系统并发症，多见于术后 1～3 天。
2. 多发生于 65 岁以上老年人，表现为麻醉手术后记忆力、抽象思维、定向力障碍，同时伴有社会活动能力的减退，即人格、社交能力及认知能力和技巧的改变。轻度仅表现为认知异常；中度为较严重的记忆缺损或健忘综合征；重度则出现严重记忆损害的痴呆，丧失判断和语言概括能力以及人格改变等。

三、填空题

1. 阿托品实验

[解析] 阿托品实验可以排除病窦综合征。

2. 风湿性心脏病二尖瓣狭窄

四、简答题

1. ①做好术前评估，正确了解其重要器官的功能状态。②积极术前准备，最大限度改善疾病造成的生理改变。③在保证病人安全和满足手术需要的基础上选择对其生理功能扰乱最小的麻醉方法。④选择对呼吸循环影响小的麻醉药物，用药剂量应酌减，给药间隔应延长。⑤诱导期注意维持血流动力学稳定，避免缺氧时间过长。⑥维持期注意维持呼吸循环功能稳定，保持呼吸道通畅，控制输液量。⑦苏醒期注意防止呼吸功能恢复不全引起的一系列并发症。

五、病例分析题

1. 选用硬膜外阻滞加气管插管全身麻醉。
2. 局麻药选用罗哌卡因。
3. 麻醉诱导选用咪达唑仑、芬太尼、维库溴铵。
4. 麻醉期间管理应特别注意：麻醉诱导力求平稳、术中保持循环稳定、控制好心率和血压以维持心肌氧供-氧耗平衡，避免心肌缺血，充分保证气道通畅和氧供，维持足够麻醉深度与肌松。
5. 术后镇痛最好选用镇痛泵经高位硬膜外腔镇痛。

[解析]

1. 硬膜外麻醉与全身麻醉联合应用可以实现二者的优势互补，减轻心脏负荷，改善冠脉血流，减少全麻用药量，减轻全身麻醉药对机体的不良影响，手术结束后保留硬膜外导管可做术后镇痛。
2. 罗哌卡因处于长效局麻药物，适用于椎管内麻醉，同时可以避免使用布比卡因而对心脏产生毒性作用。
3. 麻醉诱导宜选用对循环影响小的药物，但是仍然需要完善麻醉、镇痛和肌松效果。
4. 麻醉期间管理应特别注意：麻醉诱导平稳以防止心血管意外的发生。术中保护重要器官功能，病人因本身有发生心肌缺血甚至急性冠脉综合征的风险，所以术中保持心脏功能稳定以避免心肌缺血显得尤为重要。同时要保证气道通畅，维持足够的麻醉深度与肌松作用。
5. 因为病人使用硬膜外阻滞复合气管插管全身麻醉，所以术后镇痛首选高位硬膜外镇痛泵。

（丁妮娜　邵建林）

第三十章　血液病病人的麻醉

【同步习题】

一、选择题

【A/型/题】

1. 下列选项中哪项不属于遗传性凝血异常
   A. 血友病甲
   B. 血友病乙
   C. 血管性血友病
   D. 蛋白C缺乏
   E. 维生素K缺乏
2. 巨幼细胞贫血的病人在全身麻醉时不应选择下列哪种药物
   A. N_2O　B. 七氟烷
   C. 异氟烷　D. 咪达唑仑
   E. 罗库溴胺
3. 下列关于肝脏疾病凝血异常的说法，错误的是
   A. 肝脏几乎能造出所有凝血因子及纤溶酶原和纤溶酶
   B. 肝脏可以清除循环中被激活的凝血因子以及纤溶酶原的活化物
   C. 严重肝脏疾病时，使凝血因子的合成减少首先是因子Ⅶ，其次是X
   D. 严重肝脏疾病时，多种止血机制异常，出血严重
   E. 严重肝脏疾病时，凝血因子消耗增加，血小板减少
4. 关于血液病病人的麻醉前用药，下列说法错误的是
   A. 对于全身情况较好的病人，可按常规使用麻醉前用药
   B. 用药可采用口服或静脉注射，也可采用皮下或肌内注射
   C. 伴有脑出血、全身情况差或严重出血的病人，应避免用吗啡类镇痛药
   D. 术前十分紧张、焦虑的病人，麻醉前可用镇静催眠药
   E. 一般病人均不必麻醉前用药，而是入手术室开放静脉后，在生命体征实时监测的情况下，根据需要静脉用药
5. 下列哪一项是术中监测血友病病人凝血功能较敏感的指标
   A. APTT　B. PT
   C. 血小板　D. ACT
   E. FⅧ
6. 输一袋单采血小板可升高血小板数
   A. $5\times10^9/L$　B. $10\times10^9/L$
   C. $15\times10^9/L$　D. $20\times10^9/L$
   E. $30\times10^9/L$
7. 对于血液病病人的术中管理，下列说法错误的是
   A. 术前充分准备，良好术中管理，全面的监测均是预防麻醉并发症的重要方面
   B. 预防麻醉并发症应从可能引起并发症的原因入手，并贯穿于整个围术期
   C. 病人苏醒期及术后的管理也预防麻醉并发症的重要环节
   D. 为避免术后反流误吸，对于出凝血功能异常的病人，术后也要积极气管内及鼻腔吸引
   E. 术后吸氧可采用面罩、硅胶或软质塑料导管
8. 下列哪一项不是PT延长的因素
   A. 肝病　B. 维生素K缺乏
   C. 纤溶亢进　D. 口服避孕药
   E. Ⅴ因子缺乏

【B/型/题】

A. ACT　B. PT
C. APTT　D. Fg
E. FDP

9. 能反映外源性凝血因子是否缺乏的是
10. 能反映内源性凝血因子是否缺乏的是
11. 能增高见于原发性或继发性纤溶亢进或溶栓治疗的是
12. 能反映体内肝素和类肝素物质的是
13. 能在纤溶亢进、DIC、重症肝病时减低，糖尿病、急性感染、休克时增高的是

A. 新鲜冰冻血浆
B. 普通冰冻血浆
C. 冻干凝血酶原复合物
D. 冷沉淀

E. 冻干人纤维蛋白原

14. 主要含血浆蛋白和性质稳定的凝血因子的是

15. 在4℃经离心分出血浆，余下的沉淀物为

16. 可用于先天性纤维蛋白原减少和缺乏的是

17. 含有所有凝血因子的是

18. 含有维生素K依赖的4种凝血因子的是

【X/型/题】

19. 下列哪项符合继发性血小板减少的症状

A. 血小板数明显减少 B. 出血时间延长

C. 血块收缩不佳 D. 凝血时间延长

E. 有神经系统症状

20. 关于血液病病人的麻醉术前准备，下列说法正确的是

A. 贫血病人进行择期性手术时，术前应除去引起贫血的原因，同时尽可能纠正贫血

B. 缺铁性贫血病人口服硫酸亚铁或静脉补充铁剂，巨幼细胞贫血需补充叶酸、维生素 B_{12}

C. 急性再生障碍性贫血病人也应积极准备，尽早手术

D. 对于长期使用糖皮质激素病人，术前应减少用量

E. 术前经充分准备后，必须使 Hb＞80g/L，才具备手术条件

21. 肝病伴发DIC时，关键是

A. 控制诱发病因

B. 输新鲜冰冻血浆或全血

C. 改善肝功能

D. 慎用肝素

E. 使用抗纤溶药物治疗

22. 下列属于血浆制品的是

A. 新鲜冰冻血浆

B. 冷沉淀

C. 冻干凝血酶原复合物

D. 普通冰冻血浆

E. 重组Ⅷ因子

二、名词解释

1. 贫血
2. vWD
3. 肝素抵抗
4. APTT
5. 稀释性凝血障碍
6. 冷沉淀

三、填空题

1. 巨幼细胞性贫血系________或（和）________缺乏引起________异常合成所致。

2. 原发性血小板减少急性发作期血小板可低至________。

3. 中枢神经系统的白血病可发生在疾病的任何阶段，但一般多发生在________。

4. 淋巴瘤分为________和________，首发症状常为________。

5. 维生素K促进凝血因子________、________、________、________在肝脏的合成。

6. 由于反复输注血小板可产生血小板抗体，如需反复输注血小板，尽可能输注________及________配型一致的血小板。

7. 一般手术要求血小板大于________，脑部、眼科手术大于________。

8. 血友病病人术后凝血功能管理的要点是________。

四、简答题

1. 简述贫血病人的麻醉术中管理。
2. 简述血液病病人的麻醉特点及处理原则。

五、病例分析

病人，男性，28岁，体重60kg，因“发热，右上腹痛伴恶心、呕吐”入院，诊断为急性胆囊炎。病人既往自幼有皮肤易出现瘀斑的病史，刷牙时常有出血。于外院诊断为血友病甲。半年前曾测定Ⅷ因子活性，结果仅为正常的1%，此次拟于全身麻醉下行腹腔镜胆囊切除术。病人术前血常规提示白细胞 23×10^9/L，中性百分比 89%，肝肾功能及电解质正常，凝血功能检查：APTT 70秒，PT 13秒。

1. 病人术前应输注什么，具体如何实施？
2. 围术期哪项检测可指导治疗？
3. 术后就凝血方面的治疗，还需注意什么？

【参考答案及解析】

一、选择题

【A/型/题】

1. E

［解析］维生素K缺乏属于获得性凝血异常。

2. A

［解析］由于氧化亚氮（N_2O）可氧化维生素 B_{12} 分子

中的钴原子，从而抑制蛋氨酸合成酶的活性。故对于已存在维生素 B_{12} 缺乏的巨幼细胞贫血病人，吸入 N_2O 可导致术后巨幼细胞贫血加重和严重神经功能缺陷，全身麻醉时需禁用 N_2O。

3. D

［解析］严重肝脏疾病时，虽有多种止血机制异常，但并无严重出血。

4. B

［解析］用药应避免采用皮下或肌内注射，以免引起皮下出及肌肉内血肿。

5. A

［解析］术中反复检测凝血因子Ⅷ有困难，可监测 APTT 指导补充凝血因子，要求 APTT 维持在 40～60 秒。

6. E

［解析］记忆题。

7. D

［解析］对于出凝血功能异常的病人苏醒拔管时，尽可能避免气管内及鼻腔吸引，确实需要时应降低吸引负压，以免损伤气管或鼻黏膜。

8. D

［解析］口服避孕药是 PT 缩短的因素。

【B/型/题】

9. B；10. C；11. E；12. A；13. D；14. B；15. D；16. E；17. A；18. C

［解析］记忆题。

【X/型/题】

19. ABC

［解析］继发性血小板减少时凝血时间是正常的，也不会引起神经系统症状。

20. AB

［解析］急性再生障碍性贫血病人一般禁忌手术。对于长期用糖皮质激素病人，术前应增加用量。术前经充分准备后应使 Hb＞80g/L，但慢性贫血病人体内有一定的适应性改变，即使 Hb 为 60g/L，也能满意接受一般手术。

21. ACD

［解析］肝病伴发 DIC 时，关键是控制诱发病因、改善肝功能、慎用肝素。

22. ABCD

［解析］除此还有冻干人纤维蛋白原、冻干人纤维蛋白微球。

二、名词解释

1. 贫血不是一种疾病，而是各种红细胞疾病最常见的临床症状，是指循环血液的血红蛋白量、红细胞数和血细胞比容低于正常的病理状态。
2. 即血管性血友病，又称 von Willebrand 病，是一种因遗传性 vW 因子（vWF）基因缺陷，使血浆中 vWF 数量减少或质异常所引起的出血性疾病。
3. 表现在输注肝素的过程中对肝素产生快速的减敏，从而需要更大剂量的肝素才能使 APTT 达到所需要的范围，或在肝素抗凝进行体外循环时，降低激活凝血时间（ACT）对肝素的反应。
4. 活化部分凝血活酶时间，正常值为 32～43 秒，较正常对照值延长 10 秒以上为异常。反应内源性凝血系统及凝血共同通路中凝血因子是否缺乏。
5. 输入大量晶体液或人工胶体液，使血液稀释的同时也使血液中的血小板及凝血因子稀释，加之人工胶体可不同程度地影响凝血功能，从而可引起术中出血增加。
6. 将新鲜冰冻血浆（FFP）置于 1～5℃冰箱中融化后，在 4℃离心分出血浆，余下的沉淀物即为冷沉淀。在 –20℃保存有效期 1 年。它含有丰富的血管性血友病因子（vWF）、纤维蛋白原、因子Ⅷ、因子ⅩⅢ和纤维结合蛋白（Fn）。

三、填空题

1. 维生素 B_{12}；叶酸；DNA
2. $10×10^9$/L
3. 缓解期
4. 霍奇金病；非霍奇金淋巴瘤；浅表淋巴结肿大
5. Ⅱ；Ⅶ；Ⅸ；Ⅹ
6. 去除白细胞的 ABO；HLA
7. $50×10^9$/L；$100×10^9$/L
8. 继续替代治疗

四、简答题

1. ①贫血病人对于麻醉的耐受性低，易引起循环抑制，对麻醉药需要量减少。椎管内阻滞要避免阻滞平面过高、过广，并常规吸氧。全麻应避免麻醉过深，巨幼细胞贫血病人禁用 N_2O。再生障碍性贫血如术前长期用糖皮质激素病人，术中如出现不可解释的血压下降，要及时补充糖皮质激素。②避免术中氧离曲线左移而减少组织氧释放，如避免过度通气导致呼吸性碱中毒、体温降低。③严重贫血病人常可引起贫血性心脏病，血浆蛋白降低，毛细血管通透性增加，易造成组织水肿。术中应避免输液速度过快而加重心脏负担，避免晶体液过量而引起或加重组织水肿。④由于巨幼细胞贫血病人的神经系统病变本身存在肌张力减退和腱反射减弱等，肌肉松弛药用量明显减少。再生障碍性贫血病人常全血减少，免疫力下降，易发生感染，需严格无菌操作并预防性应用抗生素。⑤术中及时输入全血或红细胞，以补充失血。⑥术后应防止寒战或体温升高，避免机体对氧的需要量增加。

2.（1）①贫血使血液携氧能力下降，对缺氧耐受性降低，术前应尽可能纠正贫血。慢性贫血可引起心脏代偿性扩大，管理不当易并发心衰。②血液病人常继发心、脑、肺、肾等主要器官的病理生理改变，从而对麻醉的耐受性降低，应选择对机体影响小的麻醉药，并降低药物浓度、酌情减少用量。③恶性血液病及部分出凝血异常的病人需长期使用糖皮质激素、抗肿瘤药或接受放射治疗等，病人的免疫功能下降，容易并发各种感染。

（2）①目前常用的各种全身麻醉药对血液病人均可使用，但应注意部分病人对麻醉药的需要量减少。椎管内阻滞应避免高平面阻滞，宜少量多次用药，同时保证充分的氧供。对于深静脉穿刺等创伤性操作，尽可能在超声引导下完成，避免不必要的损伤。②术中除了循环和呼吸功能等监测外，应加强凝血功能监测，并及时处理。③对于血液系统疾病病人手术，麻醉管理方面需要完善监测，脑电图麻醉镇静深度监测能够避免药物过量或不足，脑氧饱和度监测可以反映重要脏器的灌注和血供，微创连续心排量监测有利于容量管理。体温监测可以避免手术麻醉的不良反应，促进病人术后快速康复。

五、病例分析

1. 该病人为血友病甲病人，根据其出血症状和凝血因子活性的结果，其属于中度的血友病。术前可行试验性应用 DDAVP 治疗，如对 DDAVP 无反应，则需要补充浓缩或重组Ⅷ因子，使其活性至少达到正常的 60%，因子至少应补充 1680U[（60%－4%）×60kg×1U/2%=1680U]。
2. 活化的凝血酶原时间（APTT）可用于指导输注Ⅷ因子的量是否能满足止血的需要，围术期需维持在 40～60 秒。
3. 由于Ⅷ因子的半衰期为 8～12 小时，术后应每 12 小时输注一次Ⅷ因子浓缩物，直至术后 2 周。

（车薛华　王英伟）

第三十一章　严重创伤病人的麻醉

【同步习题】

一、选择题

【A/型/题】

1. 严重创伤时，全身代谢改变不包括
   A. 能量消耗增加
   B. 蛋白质大量分解
   C. 糖异生加速
   D. 脂肪分解加速，血中游离脂肪酸增多
   E. 血糖降低
2. 感染或多发创伤引起并发症错误的是
   A. 休克脓毒症　B. 甲亢
   C. SIRS　D. MODS
   E. 休克
3. 下列不属于创伤早期引起尿量减少的原因的是
   A. 肾血流量减少　B. 低温
   C. 血容量不足　D. 醛固酮含量增多
   E. 肾血管收缩
4. 临床创伤性血流动力学监测方面的基本内容不包括
   A. 周围动脉压　B. CVP
   C. 心排血量　D. 射血分数
   E. 肺毛细血管楔压
5. 对伴有剧烈疼痛的创伤性休克病人，较其他休克病人麻醉前用药特别要给予
   A. 阿托品　B. 地西泮
   C. 哌替啶　D. 苯巴比妥
   E. 东莨菪碱
6. 创伤后高血糖的原因除外
   A. 葡萄糖吸收增加
   B. 胰高血糖素分泌增加
   C. 儿茶酚胺抑制胰岛素分泌，降低机体对糖的利用率
   D. 血浆儿茶酚胺浓度升高致糖原分解增加
   E. 糖异生作用加速
7. 创伤、手术后代谢变化不可能存在
   A. 渐进性坏死期
   B. 合成代谢期或恢复期
   C. 代谢平稳期
   D. 代谢高涨期
   E. 代谢衰退期
8. 创伤后体液代谢改变的调节主要是通过
   A. 增加 Mg^{2+}的排出量
   B. 增加 Ca^{2+}的排出量
   C. 增加 Na^{+}的排出量
   D. 增加 K^{+}的排出量
   E. 增加水的排出量
9. 创伤或手术后早期，血液系统常处于
   A. 无变化　B. DIC
   C. 血管内溶血　D. 高凝状态
   E. 低凝状态
10. 严重创伤后持续饥饿时，脑的能量来源是
    A. 葡萄糖　B. 氨基酸
    C. 脂肪　D. 酮体
    E. 甘油
11. 创伤、手术和麻醉时的应激原是
    A. 物理性因素（如寒冷等）
    B. 精神性因素（如恐惧等）
    C. 生物性因素（如感染等）
    D. 化学性因素（如缺氧等）
    E. 以上都是
12. 脊髓损伤性截瘫多长时间后用琥珀胆碱易发生高钾血症
    A. 创伤后即刻　B. 创伤后 3 天
    C. 创伤后 1 周　D. 创伤后 2 周
    E. 创伤后 3 周
13. MODS 最常见的病因是
    A. 营养不良　B. 严重创伤和感染
    C. 输液过多　D. 免疫力低下
    E. 吸氧浓度过高
14. 创伤性休克采取扩容措施，宜首选
    A. 全血　B. 平衡盐溶液
    C. 血浆　D. 葡萄糖溶液
    E. 右旋糖酐
15. 休克时，组织细胞缺血、缺氧必然导致的结果是
    A. 高碳酸血症　B. 乳酸堆积
    C. 酮体堆积　D. 呼吸性碱中毒

E. 代谢性碱中毒

16. 脓毒性休克的最常见病原体是

A. 革兰阳性菌　　B. 革兰阴性菌

C. 病毒　　D. 螺旋体

E. 真菌

17. 下列哪项不是目前认为的 MODS 发病机制

A. 缺血再灌注　　B. 炎性反应

C. 肠道动力　　D. 遗传

E. SIRS 和 CARS 失衡

18. 关于休克的一般紧急治疗，下列说法不正确的是

A. 创伤制动、大出血止血、保证呼吸道通畅

B. 及早建立静脉通路

C. 采取平卧体位

D. 及早予以鼻导管或面罩吸氧

E. 注意保温

19. 休克监测中，下列哪一项不正确

A. CVP 的正常值为 5～12cm H_2O

B. PCWP 的正常值为 6～15cm H_2O

C. CO 的正常值为 5～8L/min

D. 动脉血乳酸正常值为 1～1.5mmol/L

E. 血 pH 的正常范围为 7.35～7.45

20. 下列关于休克的说法，哪项不正确

A. 休克的共同病理生理改变是组织血液灌注不足，细胞代谢异常和器官功能障碍

B. 休克代偿期，病人一般血压正常

C. 休克早期，血气分析 pH 7.28，不必立即使用碳酸氢钠纠正

D. pHi 是衡量全身血液灌注状态和供氧情况的良好指标

E. 休克治疗中，多巴胺是常用的血管活性药

21. 下列哪种药物属于以兴奋 α 受体为主的血管收缩剂

A. 多巴胺　　B. 多巴酚丁胺

C. 去甲肾上腺素　　D. 肾上腺素

E. 异丙肾上腺素

22. 以下对血压和中心静脉压的叙述，不正确的是

A. BP↓，CVP↓，指有严重血容量不足

B. BP↓，CVP 进行性↑，有心脏压塞或严重心功能不全

C. BP↓，CVP↑，指血容量不足

D. BP↑，CVP↑，外周阻力大或循环负荷过重

E. BP↓，CVP↓，可能有过敏性休克

23. 关于 DIC 下列哪项不正确

A. 临床将 DIC 分为急性、亚急性、慢性

B. 出血发生率高达 84%～100%

C. 休克发生率在 30%～80%之间

D. 微血管病性溶血发生率约 25%

E. 凝血因子Ⅶ减少

24. 关于 DIC，下列哪项叙述是不正确的

A. DIC 是一种在多种疾病基础上发生的临床综合征

B. 临床上表现为出血、休克、脏器功能不全等症状与体征

C. 所有 DIC，均表现为血小板、纤维蛋白原、因子Ⅴ和Ⅷ减少

D. 感染、恶性肿瘤、手术与创伤、病理产科是四大常见病因

E. 麻醉手术及创伤所致的 DIC，如原发病能及时控制。预后良好

（25～27 题共用题干）

男，36 岁，自 3 楼跌下，左腹部跌伤，左第 6～8 肋骨骨折，2 小时后入院。诊断为脾破裂、肠破裂。入院时意识模糊，体温 38.5℃，皮肤青紫，肢端冰冷，脉搏细弱，血压 70/50mmHg。全腹压痛、反跳痛，无尿。

25. 该病人不宜首先考虑的是

A. 急性肾衰竭　　B. 中度感染性休克

C. 重度感染性休克　　D. 重度低血容量休克

E. 中度低血容量休克

26. 为确诊，最有价值的检查是

A. 腹腔穿刺　　B. 心电图

C. 胸片　　D. 测定肌酐、尿素氮

E. 静脉肾盂造影

27. 首先考虑的治疗措施是

A. 胸腔穿刺减压

B. 静脉输注血管收缩药

C. 大剂量应用抗生素

D. 迅速补充血容量

E. 滴注利尿剂、改善肾功能

【B/型/题】

A. 10%左右　　B. 25kcal/（kg · d）

C. 20%～40 不等　　D. 高分解代谢

E. 50%～100%

28. 正常成人静息能量消耗（REE）约为

29. 创伤感染视其严重程度静息能量消耗（REE）可增加

30. 大面积烧伤的静息能量消耗（REE）会增加

31. 通常择期手术静息能量消耗（REE）增加的幅度为
32. 创伤感染后其代谢状况为

【X/型/题】

33. 严重创伤病人生命器官功能不全的评估主要包括
A. 心脏功能评估 B. 肺脏功能评估
C. 肝脏功能评估 D. 肾脏功能评估
E. 脑功能的评估
34. 严重创伤病人病情特点是
A. 病情紧急 B. 病情复杂
C. 疼痛剧烈 D. 饱胃
E. 病人思想复杂
35. 手术、创伤与麻醉的应激反应，伴有一系列神经和体液变化，包括
A. 交感神经兴奋
B. 肾上腺髓质与肾上腺皮质激素减少
C. 胰岛素分泌减少
D. 胰高血糖素分泌增高
E. 生长素分泌降低
36. 手术或创伤早期血液暂时呈高凝状态的机制是
A. 大量组织凝血活酶释放
B. 内源性凝血系统被激活
C. 血小板增加
D. 纤维蛋白原增加
E. 凝血因子增加
37. 手术、创伤后出现水、钠潴留，是由于下列哪些激素的作用
A. 垂体后叶激素 B. 醛固酮
C. 糖皮质激素 D. 生长激素
E. 肾上腺素
38. 关于创伤、手术和麻醉后营养状态的评估，以下说法正确的是
A. 三头肌皮褶测量（脂肪贮存）
B. 肌酐指数测量（肌肉贮存）
C. 免疫功能测定
D. 血清蛋白质测定
E. 体重测量
39. 创伤和手术引起机体全身性反应，包括
A. 血流动力学反应 B. 内分泌反应
C. 代谢反应 D. 免疫反应
E. 体温反应
40. 创伤后一般可发生
A. 血钾升高 B. 水钠潴留
C. 血钙增加 D. 钾排出增加
E. 血镁升高
41. 创伤后，下列哪些物质分泌能促使脂肪分解
A. 儿茶酚胺 B. 肾上腺皮质激素
C. 胰高血糖素 D. 胰岛素
E. 前列腺素
42. 严重创伤病人病情严重程度评估包括
A. ASA 病情评估分级
B. 格拉斯哥昏迷记分法
C. 创伤评分
D. CRAMS 评分
E. 失血量评估

二、名词解释

1. 多器官功能障碍综合征（MODS）
2. 全身炎症反应综合征（SIRS）

三、简答题

1. 简述严重创伤病人的麻醉特点。
2. 简述腹部创伤病人行连续硬膜外阻滞的前提和注意事项。

四、案例分析题

病人，男，38 岁，“车祸致多发伤术后半月余”入院。诊断：车祸致多发伤，行脾切除，回肠部分切除，胸外伤，左大腿创伤性截肢感染大出血。拟行“左大腿创伤性截肢感染大出血探查术”。

入室：意识不清，血压在去甲肾上腺素维持下 120/70mmHg 左右、P 135 次/分、体温低。

1. 病人受伤时伤情严重程度评估有哪些方法？
2. 简述该手术麻醉处理原则和注意事项。

【参考答案及解析】

一、选择题

【A/型/题】

1. E

[解析] 严重创伤时，能量消耗增加，蛋白质大量分解，糖异生加速，脂肪分解加速，血中游离脂肪酸增多。

2. B

[解析] 甲亢主要因为多种原因的血甲状腺激素水平上升，造成机体代谢亢进和交感神经兴奋，引起心悸、

出汗、进食和便次增多和体重减少的病症，一般不会由感染或多发创伤引起。

3. B

[解析] 创伤早期肾血流量减少的原因包括血容量不足、肾素–血管紧张素–醛固酮系统激活、交感兴奋等。

4. D

[解析] 射血分数是容积比率指标，一般监测不包括此内容。

5. A

[解析] 阿托品可解除小血管痉挛，改善微循环。

6. A

[解析] 创伤后高血糖的原因包括胰高血糖素分泌增加、儿茶酚胺的高血糖作用、糖异生加快等。

7. C

[解析] 在创伤、手术后或感染时机体代谢的主要特点是代谢增高、蛋白质丢失增加、糖代谢紊乱、脂肪分解利用增加。一般没有平稳期。

8. E

[解析] 创伤后代谢增高，各种营养成分分解增加，水生成增加，故增加水的排出量。

9. D

[解析] 创伤早期，机体应激反应导致了血小板大量淤积、局部组织收缩和组织分泌血凝激素，导致血液呈现高凝状态。

10. D

[解析] 脑只能通过葡萄糖和酮体供能，创伤后血糖大量消耗，脑只能通过酮体供能，导致脑营养不足。

11. E

[解析] 创伤手术麻醉的应激原广泛，涉及生理、心理外界各种刺激。

12. C

[解析] 脊柱损伤可导致呼吸功能减弱，引起呼吸性酸中毒和高钾血症。大约在 7 天后明显。

13. B

[解析] MODS 原因多种，常见严重创伤和感染。

14. B

[解析] 创伤性休克扩容首选平衡盐晶体。

15. B

[解析] 组织缺血、缺氧，造成无氧代谢增加，乳酸产生增加，代谢性酸血症不断加重。

16. B

[解析] 临床上许多病原体都可以引起全身性感染，如细菌、病毒、真菌、立克次体等。在外科最常见的病原体是能释放内毒素的革兰阴性杆菌，如大肠埃希菌、铜绿假单胞菌等。可通过胆道感染、胰腺炎及胃肠道穿孔等引起的急性腹膜炎等途径或者呼吸系统、泌尿生殖系统及其他途径，引起全身性炎性反应。

17. D

[解析] MODS 目前的主要机制有：缺血–再灌注学说、炎性反应学说、肠道动力学说。

18. C

[解析]应采取头和躯干抬高 20°～30°，下肢抬高 15°～20°体位，以增加回心血量。

19. B

[解析] 肺毛细血管楔压（PCWP）的正常值应为 6～15mmHg。

20. D

[解析] pH 是衡量内脏血液灌注状态和供氧情况的良好指标。

21. C

[解析] 去甲肾上腺素主要作用于血管 α 肾上腺素能受体，具有强烈的血管收缩作用。

22. C

[解析] BP↓，CVP↑，可能发生心功能不全。

23. E

[解析] DIC 导致凝血因子大量消耗，但是Ⅶ因子有稳定的外源，不一定减少。

24. C

[解析] DIC 导致凝血物质大量消耗，但各种凝血因子不是都降低。

25. A

[解析] 结合题干，该病人血容量不足导致的尿少，暂时与肾功能关系不大。

26. A

[解析] 腹腔出血的确诊指标是腹腔穿刺得到鲜红血液。

27. D

[解析] 休克的首要治疗措施是补足血容量。

【B/型/题】

28. B；29. C；30. E；31. A；32. D

[解析] 正常人静息状态耗能 25kcal/（kg·d），创伤感染后其代谢状况为高分解代谢。创伤感染时可增加静息能量消耗 20%～40%不等，大面积烧伤时，可升高 100%。通常择期手术静息能量消耗增加的幅度约为 10%左右。

【X/型/题】

33. ABCD

[解析] 严重创伤病人生命器官功能不全的评估主要器官是心、肺、肝、肾、脑。

34. ABCD

[解析] 严重创伤病人病情特点是病人情况紧急，伤情复杂，伴有剧烈疼痛以及饱胃带来的误吸风险。

35. ACD

[解析] 应激反应发生时，交感神经兴奋，肾上腺髓质与肾上腺皮质激素分泌增加，胰岛素分泌减少，生长激素、胰高血糖素分泌增高。

36. ABCDE

[解析] 创伤早期，机体应激反应导致血小板大量淤积、局部组织收缩和组织分泌血凝激素，导致血液呈现高凝状态。

37. ABC

[解析] 垂体后叶激素有抗利尿和升高血压的作用，醛固酮、糖皮质激素作用于肾脏，都有保钠排钾的功能。

38. ABCDE

[解析] 营养状态评估包括脂肪、肌肉贮存的测定，免疫功能（淋巴细胞计数）、机体蛋白测定和体重相关指数测定。

39. ABCDE

[解析] 创伤和手术引起的全身反应广泛，涉及各个方面。

40. BD

[解析] 创伤可引起各种激素分泌，垂体后叶激素有抗利尿和升高血压的作用，醛固酮、糖皮质激素作用于肾脏，都有保钠排钾的功能。

41. ABC

[解析] 儿茶酚胺、胰高血糖素、皮质激素都可以通过各种途径增加血糖，包括脂肪分解、糖异生。

42. ABCDE

[解析] 严重创伤病人评估包括全身状态评估、神经系统评估、创伤评估、循环的评估等。

二、名词解释

1. 指病人在各种急性危重疾病（如严重创伤、感染、休克）时，短时间内同时或相继出现 2 个或 2 个以上系统、器官功能障碍。
2. 指感染或非感染病因作用于机体引起的一种全身性炎症反应临床综合征。此时，机体的病理生理变化为高代谢状态和多种炎症介质的失控性释放。临床诊断 SIRS 需要以下各项中的至少两项成立：①体温>38℃或小于 36℃；②心率>90 次/分；③呼吸>20 次/分或 $PaCO_2$<32mmHg；④白细胞计数>12×10^9/L，或<4.0×10^9/L，或幼稚粒细胞>10%

三、简答题

1. （1）对麻醉药物耐受性差：严重创伤病人多存在失血性休克和重要脏器功能不全，对血流动力学紊乱的耐受性较小，应掌握合理的用量，并且维持呼吸血流动力学平稳。此外，椎管内麻醉引起相对明显的血流动力学波动，安全性低于全麻。

   （2）难以配合麻醉：严重创伤病人多疼痛难忍，由于严重的循环障碍，病人多烦躁不安，难以保证安静的手术野，尽管局麻、神经组织和椎管内麻醉效果较好，但在该类病人身上难以使用。

   （3）难以避免的呕吐、误吸：严重创伤病人多处于饱胃状态，镇痛药及手术刺激均可引起呕吐、误吸，严重威胁生命安全。

   （4）麻醉药作用时间延长：由于循环系统严重障碍，肝、肾功能受损，因此麻药的分布和代谢与健康人不同。少量的麻药使用就可以延长复苏时间，麻醉师应慎用不利于术后复苏的麻醉剂。

   （5）常伴有不同程度的脱水、酸中毒：严重创伤带来的等张性脱水或全血丢失，严重影响机体通过有氧代谢获得能量，同时肾脏灌流不足引起的急性肾功能损伤可导致肾小管泌 H^+受损，出现代谢性酸中毒。这些状况加重了其他器官功能的异常，机体代偿能力降低，易发生麻醉意外。

   （6）常需要支持循环功能：严重创伤病人，因体液大量丢失及严重的创伤后生成的有毒物质的影响，除液体复苏外，常需及时应用血管活性药物及正性肌力药物以维持灌注压。这些药物的应用可使麻醉医师对麻醉药物对于循环的影响做出错误的估计，也许会使麻醉医师加大麻醉药用量，并对循环的恢复做出错误的判断。

2. 如单纯的胃肠道损伤，失血症状不明显，情况较好，可选用；存在低血容量休克前期症状的病人，经输血、输液血压回升且趋于稳定者可考虑。

   注意事项：①正确判断循环功能；②根据手术要求选择最低穿刺点，如 T_{11}～T_{12} 或 T_{12}～L_1 椎间隙穿刺，头侧置管；③置管后改平卧位，测血压、脉搏无明显变化时再注射试验量，一般给予 2～3ml；④由于病人对麻药耐量小，有时仅试验剂量就可手术切皮，故严格掌握分次、小量用药，如仍有痛感，可适当配合局麻，控制出血后，可经导管酌情注入局麻药；⑤阻滞平面尽量不超过 T_6，警惕血压骤降。

四、案例分析题

1. （1）ASA 病情评估分级：该病人为 ASAⅢ级病人，麻醉有一定危险，麻醉前准备要充分，对麻醉期间可能发生的并发症要采取有效措施，积极预防。

   （2）闭合性颅脑损伤的伤情评分与分型：目前国内

外根据格拉斯哥昏迷记分法（GCS）进行伤情分型。

（3）创伤评分（TS）：TS 从生理学角度评价损伤严重程度的数字分级方法。包括 GCS、呼吸频率、呼吸困难、收缩压、毛细血管充盈试验。

（4）CRAMS 评分：CRAMS 评估了 5 个方面的损伤情况，即 C（circulation）循环、R（respiration）呼吸、A（abdomen）腹部、M（motor）运动、S（speech）语言。分值≥7 的伤员属于轻伤，死亡率为 0.15%；分值≤6 为重伤，死亡率为 62%。

（5）严重创伤病人失血量评估：严重创伤病人的失血量、失液量根据损伤的部位、程度、严重程度相关，需结合实际以及病人的相关表现和检查结果做出全面的分析和估计。重要的根据包括呼吸抑制、血气分析、血压、中心静脉压、脉搏、尿量、意识状况。

2. 对于严重创伤如多发骨折，头颈躯干损伤的病人，应选用全麻下手术，但应该避免过深麻醉。该病人可选用快速静脉诱导全身麻醉。原则上减少影响血流动力学药物的使用，控制推注速度和剂量。避免使用氯胺酮。芬太尼对循环影响低，可用于麻醉维持。

注意事项：

（1）麻醉诱导时注意控制呼吸道，避免反流误吸，方法有：①放置胃管；②使用 H_2 受体阻断剂，减少吸入肺炎的严重程度；③表面麻醉下清醒气管插管，通常由技术熟练者操作。

（2）麻醉维持时，无论吸入、静脉或复合麻醉，仅需小剂量即可维持麻醉。对于长时间麻醉得情况，多采用复合麻醉，不宜单一使用吸入麻醉药；另外，可采用全麻辅助局麻或神经局部阻滞等方法，达到麻醉效果，减少全麻药用量。

（3）肌松药应避免使用琥珀胆碱，选用非去极化肌松药。常用的有泮库溴铵、维库溴铵与阿曲库铵，用量酌情减少。

（4）麻醉过程监测：①脉率与动脉压；②尿量；③中心静脉压与肺毛细血管契压；④体温；⑤血细胞比容；⑥动脉血乳酸；⑦动脉血气，维持呼吸循环稳定。

（王　妍　方向明）

第三十二章　常见器官移植手术的麻醉

【同步习题】

一、选择题

【A/型/题】

1. 肾移植手术前需经充分透析，使血钾不超过
A. 3.5mmol/L　　B. 4.5mmol/L
C. 5.5mmol/L　　D. 6.5mmol/L
E. 7.0mmol/L

2. 肾移植手术吸入麻醉禁用
A. 地氟烷　　B. 异氟烷
C. 七氟烷　　D. 氧化亚氮
E. 甲氧氟烷

3. 慢性肾衰竭病人进行肾脏移植首选的肌松药是
A. 顺式阿曲库铵　　B. 泮库溴铵
C. 维库溴铵　　D. 琥珀胆碱
E. 筒箭毒碱

4. 肾移植手术中常用于维持血压并能增加肾血流量的药物是
A. 阿托品　　B. 多巴胺
C. 麻黄碱　　D. 去甲肾上腺素
E. 间羟胺

5. 下列关于肾移植病人的麻醉管理，错误的是
A. 全身麻醉是最常用的麻醉方式
B. 选用连续硬膜外麻醉多采用两点穿刺
C. 连续硬膜外麻醉平面应超过 T_8
D. 术中一般宜维持血压在相对较高水平
E. 注意监测血钾，防止高钾血症

6. 下列不属于肝移植病人病理生理特点的是
A. 凝血功能障碍　　B. 低动力循环状态
C. 体循环阻力降低　　D. 低氧血症
E. 肾功能不全

7. 肝移植新肝期开始的标志为
A. 下腔静脉开放　　B. 上腔静脉开放
C. 肝门静脉开放　　D. 肝静脉开放
E. 肝动脉开放

8. 肝移植新肝期门静脉开放易出现
A. 高钾血症和代谢性酸中毒
B. 高钾血症和代谢性碱中毒
C. 低钾血症和代谢性酸中毒
D. 低钾血症和代谢性碱中毒
E. 以上均不正确

9. 下列关于肝移植无肝期的叙述，错误的是
A. 易发生凝血功能障碍
B. 易发生高血糖
C. 易发生低钙血症
D. 易发生体温降低
E. 易发生少尿

10. 关于肝移植病人的麻醉前准备，下列说法错误的是
A. 肝移植后的排斥反应较肾移植严重
B. 心脏瓣膜病已引起肺动脉高压者不宜进行肝移植手术
C. 有脑病并发症者禁用咪达唑仑
D. 身高、体重、肝脏大小对选择合适供体有重要意义
E. 常规检查甲胎蛋白、癌胚抗原

11. 肝移植病人的再灌注综合征即移植肝血流再通 5 分钟以内，平均动脉压急剧下降多少以上，持续超过 1 分钟
A. 10%　　B. 20%
C. 30%　　D. 40%
E. 50%

12. 移植心脏由于失去神经支配，故复跳后应开始应用
A. 麻黄碱　　B. 阿托品
C. 氨力农　　D. 异丙肾上腺素
E. 氨苯蝶啶

13. 移植心脏经电除颤或自动复跳后，下列说法错误的是
A. 易发生心动过缓
B. 易发生心动过速
C. 易发生心肌收缩无力
D. 易发生结性心律
E. 以上均错误

14. 心脏移植手术麻醉过程中，下列说法错误的是
A. 以麻醉性镇痛药为主
B. 常采用静吸复合麻醉
C. 常使用多巴胺、多巴酚丁胺等治疗低血压

D. 心脏复跳后不应立即着手降低肺动脉压
E. 舒芬太尼可有效降低术中强烈刺激所致应激反应

15. 下列关于心脏移植发生低血压的描述，错误的是
A. 为预防低血压的发生，选择以麻醉性镇痛药为主的麻醉方式
B. 低血压的发生与受体的心脏功能、全身状况有关
C. 低血压的发生与选择的麻醉药物及给药速度有关
D. 需要药物支持的病人可选用正性肌力药物
E. 需要药物支持的病人可选用单纯增加血管阻力的药物

16. 心脏移植后发生房颤常与下列哪项有关
A. 急性免疫排斥反应
B. 机体应激
C. 术后感染
D. 冠状动脉粥样硬化
E. 冠状动脉痉挛

17. 肺移植手术中机械通气方式以下列哪种为佳
A. 小潮气量、快频率
B. 小潮气量、慢频率
C. 大潮气量、快频率
D. 大潮气量、慢频率
E. 以上均错误

18. 肺移植手术的禁忌证不包括
A. 长时间机械通气依赖者
B. 恶性肿瘤病人
C. 存在肺外感染者
D. 终末期肺纤维化
E. 严重的左心功能损害

19. 下列关于肺移植手术麻醉过程中说法，错误的是
A. 缓慢诱导，密切注意心率、血压变化
B. 采用小潮气量、快频率的通气方式
C. 双肺移植常采用序贯式移植术
D. 围术期应控制液体入量，以晶体液为主
E. 使用正性肌力药和肺血管扩张药维护心肺功能

20. 下列关于肺移植手术麻醉前用药说法，正确的是
A. 支气管扩张药不应持续用至手术时
B. 预防性抗生素在切皮前 30 分钟用药
C. 常规使用镇静药
D. 对原发性肺动脉高压病人不应使用镇静药物
E. 以上均错误

21. 下列哪种器官移植术出血量最大
A. 肝移植　　B. 肾移植
C. 心脏移植　　D. 肺移植
E. 以上均错

【B/型/题】

A. 体温升高
B. 脉搏增快+血压下降
C. 脉搏增快+血压升高
D. 呼吸频率增快、困难
E. 尿量增加

肾移植术后发生以下情况的检测指标

22. 术后早期提示出血可能
23. 观察排斥反应的敏感指标是
24. 左心衰竭发生可能
25. 观察感染的敏感指标是
26. 术后肺萎陷和肺炎可引起

A. 无肝前期
B. 无肝期
C. 新肝期

27. 肝移植各阶段容易体温下降的时期是
28. 肝移植各阶段容易出血、渗血的时期是
29. 肝移植各阶段容易出现高血钾性酸中毒的时期是

【X/型/题】

30. 肺移植手术麻醉诱导过程中可引起明显低血压的原因包括
A. 麻醉药的血管扩张作用
B. 胸腔从负压变为正压
C. 麻醉药的心肌抑制作用
D. 气道阻塞病人内源性 PEEP 致肺泡过度充气
E. 以上均错误

31. 肾移植病人的病理生理特点包括
A. 高钾血症　　B. 低钾血症
C. 高血压　　D. 贫血
E. 胃排空时间缩短

32. 肾移植麻醉药选择的原则是
A. 药物代谢/排泄不在肾脏
B. 无肾毒性
C. 效价强度低
D. 效能低
E. 药物作用时间短

33. 肾移植血管吻合完毕后准备开放血管，下列说法正确的有
A. 术中进行控制性降压以减少出血
B. 密切监测血钾浓度
C. 血管开放前给予甲泼尼龙静脉推注

D. 血管开放后尿量减少可使用呋塞米

E. 血管开放后给予环磷酰胺静注

34. 肾移植术后常规使用的“免疫三联疗法”药物包括

A. 环孢素　　B. 硫唑嘌呤

C. 甲泼尼龙　　D. 地塞米松

E. 甲氨蝶呤

35. 关于肝移植病人的麻醉处理说法，下列正确的是

A. 主要采用静吸复合全身麻醉

B. 无肝期及新肝期麻醉药用量应增加

C. 门静脉开放后可发生再灌注综合征

D. 门静脉开放后使用免疫抑制剂

E. 术中尽量保持体温在35～37℃

36. 以下哪些情况可引起肝移植术中出血量增加

A. 凝血功能障碍　　B. 体温降低

C. 大量输库存血　　D. 血管吻合口漏

E. 病肝侧支循环丰富

37. 关于心脏移植的描述正确的是

A. 术前心功能维护以强心、利尿、营养心肌为主

B. 应严格卧床休息，限制钠盐摄入

C. 标准的麻醉监护应包括外周动脉、中心静脉和肺动脉压力连续监测

D. 应在麻醉诱导后进行动脉穿刺监测有创动脉血压

E. 为提高供体的心肌质量，应尽量缩短供体心脏缺血时间，一般在取供体前1～2小时开始麻醉

38. 心脏移植术中常规检测包括

A. 有创动脉血压　　B. ECG

C. CVP　　D. 血气分析

E. 体温

39. 关于肺移植，下列说法错误的是

A. 常用静脉麻醉药为依托咪酯、咪达唑仑、舒芬太尼、顺式阿曲库铵等

B. 摆好体位后无需再用纤支镜对位

C. 术中要经常吸引，避免分泌物积聚

D. 限制性肺疾病通常需要更长的吸呼比、更低的潮气量和更高的呼吸频率

E. 阻塞性肺疾病要求更低的吸呼比、更低的潮气量和更高的呼吸频率

40. 心肺联合移植完毕后停止体外转流的条件包括

A. 窦性心律　　B. 血流动力学稳定

C. 体温恢复正常　　D. 酸碱平衡

E. 血气正常

二、名词解释

1. 器官移植
2. 活体供体移植
3. 原位移植
4. 异位移植
5. 再灌注综合征

三、填空题

1. 肾移植患者麻醉前使用抗胆碱药以________为佳。
2. 肾移植进行连续硬膜外麻醉的穿刺点选择，上点选择________，下点选择________。
3. 肝移植患者发生肾衰竭的原因多是因为________，另一部分是因为________。
4. 肝移植分为三个间期，分别是________、________、________。
5. 心脏移植术后需维持输注________药物持续数天至2周。
6. 肺移植术后早期易发生________，术后3～5天应严格控制液体平衡。

四、简答题

1. 简述肾移植手术麻醉前评估重点考虑方面。
2. 简述肾移植手术选用硬膜外麻醉的优缺点。
3. 简述肝移植病人的病理生理特点。
4. 简述肺移植病人如何改善呼吸功能。

五、病例分析题

女性，40岁，因“慢性肾小球肾炎尿毒症期”入院，现拟行同种异体肾移植术。T 37.3℃，BP 160/100mmHg，Hb 62g/L，Hct 0.30，PLT 300×10^9。

1. 下列做法正确的包括

A. 常规透析每周3次

B. 应用叶酸、多种维生素及EPO

C. 术前3周进行抗高血压治疗

D. 肾移植术前应适当延长禁食时间

E. 非动静脉瘘一侧放置血压的袖套及静脉通道

2. 若采用连续硬膜外阻滞，下列说法正确的是

A. 麻醉平面上达T_{10}不超过T_8，下至S_5

B. 麻醉范围应覆盖上下腹部、盆腔

C. 局麻药应常规加用肾上腺素

D. 给予2%利多卡因3ml试验剂量

E. 给病人充分吸氧，防止低氧血症的发生

3. 如选择全身麻醉，药物的最佳选择为

A. 丙泊酚　　B. 依托咪酯

C. 阿曲库铵　　D. 舒芬太尼

E. 硫喷妥钠

【参考答案及解析】

一、选择题

【A/型/题】

1. C

[解析] 肾移植病人术前应充分透析，将血钾降至5.5mmol/L，尿素氮降至7mmol/L，血清肌酐降至133μmol/L。

2. E

[解析] 甲氧氟烷对肾功能有严重影响，禁用于肾病病人。

3. A

[解析] 顺式阿曲库铵主要是通过Hofmann降解和非特异性酶水解而形成单季铵盐乙醇代谢物，不依赖肝肾代谢或排泄，故对于慢性肾衰竭病人所具有的肾功能不全和其常伴的肝功障碍首选顺式阿曲库铵。

4. B

[解析] 多巴胺主要激动α、β和外周的多巴胺受体，低浓度多巴胺主要与肾脏的多巴胺受体（D_1）结合，使肾血管舒张，肾血流量和肾小球滤过率增加，肾功能改善，尿量及钠排泄量增加。

5. C

[解析] 肾移植采用连续硬膜外麻醉，麻醉范围应覆盖下腹部和盆腔，上达T_{10}，不超过T_8，下至S_5。

6. B

[解析] 高动力性循环状态是成人静息状态时心脏指数超过4L/（min·m^2）[正常2.2～3.9L/（min·m^2）]。肝功减退及各种因素导致多种血管活性因子失调，形成心输出量增加，低外周血管阻力的高动力循环状态。

7. C

[解析] 移植肝门静脉开放为肝移植新肝期开始的标志。

8. A

[解析] 门静脉开放后，由于淤血所致胃肠道内大量酸性产物及肠道内毒性物质进入体循环，可能出现酸血症、高钾血症、凝血功能障碍、心律失常、低血压等。

9. B

[解析] 肝移植无肝期可能出现血压下降、低血糖、低钙血症、酸血症、凝血功能障碍、低温、少尿等。

10. A

[解析] 肝移植后的排斥反应较肾移植轻。

11. C

[解析] 肝移植开放门静脉后可发生再灌注综合征，即移植肝血流再通5分钟以内，平均动脉压急剧下降30%以上或下降幅度大于30mmHg，持续超过1分钟。

12. D

[解析] 移植心脏复跳后心率往往缓慢，常需要血管活性药物支持，一般应选用对心脏有直接作用的儿茶酚胺类药物。去神经支配的心脏β肾上腺素受体仍然保存，对异丙肾上腺素、肾上腺素、多巴胺等正性肌力作用仍然有效。

13. B

[解析] 移植心脏经电除颤或自动复跳后心率往往缓慢，常表现为心动过缓、结性心律及心肌收缩无力，常需要血管活性药物支持。

14. D

[解析] 心脏移植后右心室功能容易受损，严重时可致移植心脏右心室急性扩张、衰竭。其原因是病人术前多有长期心力衰竭史，导致慢性肺动脉高压，长期适应于正常肺血管阻力的供心经低温、缺血、再灌注后已有一定损伤，难以适应突然增高的肺阻力，移植后右心室又面对过高的后负荷，易导致右心功能衰竭，因此心脏复跳后应立即着手降低肺动脉压。

15. E

[解析] 心脏移植发生低血压需要药物支持的病人应选用正性肌力药物，谨慎使用单纯增加血管阻力的药物，因该类病人常合并严重的肺动脉高压。

16. A

[解析] 心脏移植术后出现房颤常与急性排斥反应有关。

17. A

[解析] 肺移植手术中采用小潮气量（6～8ml/kg）、快频率（15～20次/分）的通气方式，避免过度膨肺。

18. D

[解析] 肺移植手术的禁忌证包括长时间机械通气依赖者、恶性肿瘤病人、严重的内科疾病（包括慢性肾功能或肝功能不全或严重的左心功能损害）病人、存在肺外感染者、明显肥胖或库欣综合征病人、药物成瘾或严重的精神疾病病人。

19. D

[解析] 肺移植围术期应控制液体入量，以胶体液为主。

20. B

[解析] 支气管扩张药应持续应用至手术时；预防性抗生素在切皮前30分钟用药；镇静药一般不用，以避免入室前的呼吸抑制，对严重焦虑者，必须在麻醉医生

监护、吸氧下滴定选用；对原发性肺动脉高压病人则应使用镇静药物以避免焦虑增加肺血管阻力而增加右心负荷。

21. A

[解析] 病肝有丰富的血供和侧支循环，以及肝功障碍所导致的凝血因子缺乏、血液稀释、纤维蛋白溶解等可加重出血，使术中出血量较大。

【B/型/题】

22. B；23. A；24. C；25. A；26. D

[解析] 体温是观察排斥反应和感染的敏感指标；脉搏增快及血压下降在术后早期提示出血可能；脉搏增快而血压升高提示左心衰竭可能；呼吸频率增快、困难应警惕术后肺萎陷和肺炎。

27. B；28. A；29. C

[解析] 无肝前期分离病肝因肝丰富侧支循环和术前存在的凝血因子缺乏等易造成出血渗血；无肝期常出现体温下降，原因包括大量输冷藏血，长时间手术等；新肝期由于淤血所致胃肠道内大量酸性产物及肠道内毒性物质入体循环，容易出现高血钾性酸中毒。

【X/型/题】

30. ABCD

[解析] 麻醉诱导和自主呼吸向机械通气转换可引起明显的低血压，不仅与麻醉药的血管扩张作用和心肌抑制有关，还与胸腔从负压变为正压也有关，对有气道阻塞病人还可因内源性 PEEP 致肺泡过度充气甚至肺大疱破裂、张力性气胸而使循环功能崩溃。

31. ABCD

[解析] 慢性肾衰竭晚期肾小管泌钾功能障碍可有严重高钾血症；由于厌食和利尿剂的使用也可引起低钾血症；由于肾缺血、水钠潴留、RAAS 活性增强等可引起高血压；由于肾衰竭所致骨髓抑制和 EPO 生成减少，畸形红细胞增多，出血倾向增多等可引起贫血；由于胃肠道功能紊乱，胃排空时间延长，无论术前禁食时间多久，肾移植病人都应以饱胃对待。

32. ABE

[解析] 肾移植术麻醉药的选择有三个原则：药物的代谢/排泄不在肾脏或不主要依赖肾脏；无肾毒性；药物作用时间短。

33. BCD

[解析] 尿毒症病人对低血压的耐受性很差，因此术中一般宜维持血压在相对较高水平。应在移植肾血管吻合开放前给予甲泼尼松龙、环磷酰胺等药物。

34. ABC

[解析] 肾移植术后常规使用的"免疫三联"即环孢素、硫唑嘌呤、甲泼尼龙。

35. ACE

[解析] 无肝期及新肝期肝功能暂时失代偿，麻醉药用量宜减少；门静脉开放前使用免疫抑制剂。

36. ABCDE

[解析] 凝血功能障碍、门脉高压侧支循环丰富、大量输库血反应、血管吻合口漏、低体温都可能导致肝移植过程失血量大。

37. ABCE

[解析] 心脏移植病人的循环变化非常迅速，循环功能的代偿能力极为有限，因此，标准的麻醉监护应包括外周动脉、中心静脉和肺动脉压力连续监测，麻醉诱导前开放静脉通路，动脉置管通常在诱导之前完成。

38. ABCDE

[解析] 心脏移植术中常规检测包括有创动脉血压、ECG、SpO_2、$P_{ET}CO_2$、体温、CVP、血气分析、血电解质等，此外还可行 Swan-Ganz 导管、TEE 等监测。

39. BE

[解析] 摆好体位后需再用纤支镜对位以确保双肺通气良好。限制性肺疾病通常需要更长的吸呼比、更低的潮气量和更高的呼吸频率；阻塞性肺疾病要求更低的吸呼比、更高的潮气量和更低的呼吸频率。

40. ABCDE

[解析] 心肺联合移植完毕需待窦性心律重新出现、血流动力学稳定、体温恢复正常、酸碱平衡、血气值正常时停止体外转流。

二、名词解释

1. 用手术的办法将保持活力的器官全部或一部分移植到自身的另一部位或通常是另一个体体内的某一部位，吻合主要血供通道和其他功能性管道主干，替代原有病变器官的全部或部分功能。器官移植也通常称为移植。
2. 在不明显损害未来生活质量的前提下，由健康生活个体（通常为亲属）作为供体的器官移植，术中应保证供体的绝对安全。
3. 将移植物移植到受体该器官原来的解剖位置。
4. 将移植物移植于该器官解剖部位以外的其他部位。
5. 移植肝血流再通 5 分钟以内，平均动脉压急剧下降 30%以上或下降幅度大于 30mmHg，持续超过 1 分钟。

三、填空题

1. 东莨菪碱
2. $T_{11-12}/T_{12}\sim L_1$ 间隙；L_{2-3}/L_{3-4} 间隙
3. 功能性衰竭；急性肾小管坏死
4. 无肝前期；无肝期；新肝期

5. 正性肌力
6. 肺水肿

四、简答题

1. ①肾衰竭引起的病理生理变化的纠正情况。②重要器官并存疾病：如合并心血管、肺、脑、肝等重要器官疾病，麻醉风险将明显增加。③免疫抑制状态与感染：近期发生的动静脉瘘管局部感染、呼吸道感染、泌尿道感染都将影响肾移植的实施。④活体供肾者术前的生理、心理检查和评估。
2. （1）优点：硬膜外麻醉对全身影响小，避免了肌松药的副作用和气管插管可能引起的肺部感染，同时若阻滞平面低，对呼吸、心血管系统抑制作用也较轻。

   （2）缺点：硬膜外麻醉不能确保麻醉效果，遇病情突变或麻醉效果欠佳时，麻醉处理较为被动。凝血功能障碍、严重贫血、低血容量、肾衰竭未透析治疗以及急症肾移植病人均不宜选用硬膜外麻醉。
3. （1）神经系统：由于肝功受损，降解产物的代谢功能下降，可致肝性脑病，甚至颅内高压，形成脑疝。

   （2）心血管系统：常存在低血容量，体循环阻力降低，高动力循环状态。

   （3）呼吸系统：多由于肺毛细血管前血管床舒张导致弥散灌注障碍而引起低氧血症。

   （4）凝血功能：由于凝血因子合成减少、凝血蛋白合成异常、维生素 K 缺乏、纤溶亢进、DIC 等原因而致凝血功能障碍。

   （5）肾功能：由于功能性肾衰竭或急性肾小管坏死可引起急性肾衰竭。

   （6）代谢：可出现低钠血症、低钾血症、低钙血症、低镁血症、肝源性低血糖。
4. 采用综合方法改善病人的呼吸功能避免支气管、肺血管的进一步收缩减轻 V_A/Q 比例失调等。①保持呼吸道通畅雾化吸入、翻身扣背、理疗、稀释痰液辅助排痰、舒张小气道。②氧疗减轻全身（包括肺泡和肺血管内皮细胞）的缺氧。③抗感染合理选用抗生素防治感染。④呼吸肌力锻炼以利术后恢复。

五、病例分析题

1. ABDE

[解析] 尿毒症病人常规透析每周 3 次，肾移植前 24 小时内需增加一次。该病人血红蛋白较低＜120g/L，术前可应用叶酸、多种维生素、EPO 等药物，必要时间断输新鲜血液，使 Hb 升至 70g/L。慢性肾衰竭并高血压（BP＞140/90mmHg）术前 2 周应进行抗高血压治疗。慢性肾衰竭病人胃排空时间延长，应适当延长禁食时间。为保护动静脉瘘，应在非动静脉瘘一侧的上肢置放血压袖套和建立静脉通道。

2. ADE

[解析] 麻醉范围应覆盖下腹部和盆腔。局麻药均不宜加肾上腺素，以防导致恶性高血压等意外情况。硬膜外麻醉应给予试验剂量 2%利多卡因 3～5ml 排除误入蛛网膜下腔的可能。

3. ABCD

[解析] 肾移植术选择不经肾代谢排泄、无肾毒性、药物作用时间短的麻醉药物，硫喷妥钠对有明显肝肾功能障碍的病人应慎用。

（郑筱卓　魏　珂）

第三十三章　日间手术麻醉与手术室外麻醉

【同步习题】

一、选择题

【A/型/题】

1. 下列哪项与日间手术病人的选择原则不符
   A. 日间手术不受年龄限制
   B. 老年人心肺储备功能及肝肾功能减退，不宜行日间手术
   C. 1～60周小儿行日间手术需慎重
   D. 早产儿禁忌日间手术
   E. ASA Ⅰ～Ⅱ级病人可行日间手术
2. 日间手术的最佳麻醉选择是
   A. 静、吸复合麻醉
   B. 监护性麻醉
   C. 局部浸润和区域阻滞麻醉
   D. 全凭吸入麻醉
   E. 基础麻醉
3. 日间手术全麻的适应证不包含
   A. 老年人
   B. 小儿
   C. 范围广、时间长的手术
   D. 局麻药过敏者
   E. 估计单纯局麻不能满足手术要求者
4. 日间手术麻醉后的离院标准，下列哪项不正确
   A. 轻度或无恶心呕吐
   B. 轻度或无疼痛
   C. 呼吸与循环稳定
   D. 用肌松药后，能主动抬头持续达20秒
   E. 步态平稳而不感头晕，或达术前水平
5. 关于日间手术麻醉后的恶心呕吐，下列描述不恰当的是
   A. 女性多于男性
   B. 术中尽可能采用区域麻醉可减少发生
   C. 术后使用阿片类镇痛药者多发
   D. 与麻醉时间长短无关
   E. 严重的术后恶心呕吐将影响病人进食、伤口愈合，延迟术后出院
6. 不建议行日间手术的病人不包括
   A. 困难气道病人
   B. 预计术中失血较多、手术较大的病人
   C. 离院后24小时无成人陪护的病人
   D. 65岁以上的高龄病人
   E. 估计术后呼吸功能恢复时间长的病理性肥胖或阻塞性睡眠呼吸暂停综合征病人
7. 心导管检查和心血管造影中最常见的并发症是
   A. 血压降低　　B. 穿刺部位出血
   C. 心肌缺血　　D. 心包填塞
   E. 心律失常
8. 关于支气管镜检查，下列说法不正确的是
   A. 大部分病人可在镇静或表面麻醉下行支气管镜检查
   B. 对于气管内插管全身麻醉的病人，应选用尽可能细的气管导管
   C. 心律失常是常见并发症之一
   D. 喉、支气管痉挛多发生于支气管镜插入声门时
   E. 气道内出血、分泌物潴留、气道黏膜损伤水肿均可导致术后气道梗阻发生
9. CT检查时给予病人镇静的主要目的是
   A. 消除病人焦虑不安
   B. 防止心血管反应
   C. 使病人保持不动
   D. 缓解病人的不自主活动
   E. 使病人入睡
10. 下列哪种药物不适于日间手术麻醉
    A. 瑞芬太尼　　B. 氧化亚氮
    C. 依托咪酯　　D. 丙泊酚
    E. 七氟醚
11. 下列关于手术室外麻醉处理中，错误的是
    A. 尽量避免影响检查结果正确性的干扰因素
    B. 麻醉前充分了解病情
    C. 一般需要深麻醉以确保安全性
    D. 麻醉前尽可能解除病人的紧张心理
    E. 麻醉的深浅要与检查步骤密切配合
12. 食管镜检查罕见的并发症是
    A. 压迫气管窒息
    B. 食管黏膜损伤甚或穿孔

C. 纵隔气肿或炎症
D. 喉返神经损伤
E. 高位截瘫

13. 有关日间手术病人术前用药的说法，错误的是
A. 成人一般均需给予术前用药
B. RPP＞12000 者，可给予适量短效镇静药
C. 麻醉前用药均以口服药为妥
D. 常规术前 8 小时禁食固体食物，术前至少 2 小时禁饮清亮液体
E. 阿托品不作为常规用药

14. 关于日间手术全麻的描述，下列哪项是错误的
A. 麻醉前禁食、禁饮、戒烟
B. 选择短效静脉麻醉药物
C. 使用喉罩发生误吸的可能性较气管插管小
D. 应较好地掌握离院标准
E. 静脉、吸入麻醉均可使用

15. 关于手术室外麻醉的描述，下列哪项是错误的
A. 无痛人流手术一般采用 MAC
B. 胃肠镜检查病人术前应禁食 6 小时，如存在胃排空延迟或幽门梗阻，禁食时间应延长
C. 纤维气管支气管镜检查过程中若发生喉、支气管痉挛，应立即使用支气管镜辅助气管内插管行人工通气
D. 心导管检查和心血管造影对于成人大多可在局麻下完成，小儿和不能配合者则必须在镇静/镇痛法联合局麻或全麻下完成
E. 电痉挛治疗的适应证包括严重抑郁症、躁狂症、某些类型的精神分裂症及震颤麻痹综合征

16. 关干麻醉手术后管理的描述，下列哪项是错误的
A. 麻醉恢复可分为早期、中期、后期三个恢复阶段
B. 早期恢复阶段通常在术后恢复室（PACU）中进行，监测病人意识、活动、呼吸、心电图、血压、氧合状态等
C. 术后疼痛是导致病人延迟出院的主要因素，多模式镇痛是日间手术常用镇痛模式
D. 术后镇痛以口服小剂量阿片类药物或者局部镇痛为主，包括切口局部浸润和区域阻滞
E. 椎管内麻醉的病人离院前必须确保感觉、运动和交感神经阻滞已经完全消退，下肢的感觉、运动功能、本体觉和反射以及排便排尿功能恢复正常

17. 冠状动脉介入手术的麻醉关注点不包括下列哪项
A. 经皮腔内冠状动脉成形术（PTCA）中，球囊扩张时会发生短暂的冠状动脉阻塞，需严密监测病人血流动力学变化
B. 急诊手术一般需行气管内插管全麻，主动脉内球囊反搏对病人有利
C. 室性心律失常可发生于缺血期或冠脉扩张后再灌注期，室性早搏和阵发性室性心动过速影响血流动力学，首选利多卡因，更严重的心律失常需在全麻下行心脏电复律
D. 冠状动脉破裂可导致心包内出血和心脏压塞，心脏填塞需紧急行心包穿刺或手术止血
E. 在全身麻醉术中常见低体温，应常规监测体温，必要时应采取保温措施

18. 关于介入球囊瓣膜成形术的描述，下列说法正确的是
A. 球囊扩张时易致严重的高血压，应加强监测
B. 球囊充气时，可能会导致迷走神经过度兴奋，需用阿托品治疗
C. 球囊放气后心功能可立即恢复
D. 最常见的并发症是心包填塞
E. 最严重的并发症是瓣膜功能不全

19. 关于神经介入检查与手术的描述，下列说法不正确的是
A. 一般脑血管造影，清醒病人可选用局部麻醉的方法
B. 颅内造影需确保注入造影剂时病人安静不动，麻醉深度控制需合理，维持良好肌松
C. 如需过度通气以降低脑血流和颅内压，最好采用气管插管行机械通气，一般多用喉罩
D. 肾衰竭是造影剂的一种并发症
E. 脑血管造影后的神经并发症偶有发生，常见于老年病人和有中风、脑缺血病、高血压、糖尿病和肾功能不全的病人

20. 关于快通道麻醉的描述，下列说法错误的是
A. 快通道麻醉的目标是快速、安全地为实施治疗或诊断性操作建立满意的条件，同时确保快速、可预计的恢复，术后后遗症轻
B. 快通道的病人更需要保障安全，因此适合快通道的指征比标准 PACU 出院指征更严格
C. 快通道麻醉需要避免麻醉苏醒期的残余镇静作用（丙泊酚＞七氟烷＞地氟烷），残余肌松作用和手术过失
D. 即使使用特定选择标准、选用短效药物，为确保安全，儿童及老年病人日间手术后一般不接受快通道方案
E. 用基于脑电图（EEG）的脑监测改进麻醉药的

定量可加速全身麻醉后苏醒，通过预测达到快通道恢复所需的时间可缩短实际出院时间

（21～22 题共用题干）

病人，男性，65 岁。高血压、冠心病史 10 年。因肺癌行纵隔镜检查，术中病人突然烦躁，呼吸困难、大汗。

21. 此病人选用哪种麻醉方式最为合适
   A. 局麻
   B. 局麻+镇痛强化
   C. 非气管插管静脉复合麻醉
   D. 非气管插管全麻+局麻
   E. 气管插管全麻

22. 术中突然出现的上述症状最可能是
   A. 病人紧张、疼痛　B. 纵隔大出血
   C. 气胸　D. 喉返神经损伤
   E. 肿瘤脱离或破裂

（23～25 题共用题干）

病人，女性，36 岁。拟在放射科导管治疗室行风湿性心脏病二尖瓣球囊扩张术。

23. 病人精神紧张，心功能Ⅲ级，麻醉前准备下列哪项恰当
   A. 尽可能纠正心肺功能紊乱
   B. 无须按全麻要求准备麻醉器械和药品
   C. 麻醉前禁食 12 小时，禁饮 4 小时
   D. 术前半小时肌内注射阿托品 0.5mg
   E. 术前 5 小时肌内注射哌替啶 100mg

24. 术中最不可能出现的并发症是
   A. 高血压　B. 低血压
   C. 窦性心动过速　D. 窦性心动过缓
   E. 房性或室性早搏

25. 术中若出现低血压，其原因和处理哪项不可取
   A. 导管刺激导致窦性心动过速常引起低血压
   B. 造影剂刺激血管壁，是低血压的原因之一
   C. 窦性心动过缓时可注射阿托品
   D. 可注射麻黄素或苯肾上腺素
   E. 持续室速、多源室早或三度房室传导阻滞，用药物治疗，不必立即中止心内操作

【X 型题】

26. 日间手术麻醉应具备的检查项目有
   A. 血常规　B. 血压、心率
   C. 血氧饱和度　D. 心电图
   E. 体格检查

27. 关于食管镜检查的麻醉，正确的是
   A. 成人、小儿均应使用足量的阿托品
   B. 成人可采用表麻
   C. 全麻应按饱胃处理
   D. 保持呼吸道通畅
   E. 行气管插管控制呼吸较为安全

28. 小儿心导管检查的麻醉原则有
   A. 按全麻准备　B. 给予抗胆碱药
   C. 开放静脉　D. 局部加用局麻
   E. 勿选用氯胺酮肌内注射

29. 诊断性检查麻醉前应做到
   A. 了解病人的全身状况
   B. 无须禁食或给予术前药
   C. 备好急救设施和药物
   D. 做好术前解释工作
   E. 对所做的诊断性检查要有所了解

30. 日间手术的优点包括
   A. 缩短住院时间　B. 降低治疗费用
   C. 加快床位周转　D. 降低院内感染
   E. 提高医疗资源使用效率

二、名词解释

1. 日间手术
2. 监护性麻醉管理（monitored anesthesia care，MAC）

三、填空题

1. 麻醉前评估内容，主要包括________、________、________三个方面。
2. 日间手术患者所需常规监测项目包括__________、________、________。
3. 日间手术麻醉，术前常规禁食、禁饮、戒烟。推荐参照 ASA 术前禁食规定：术前________禁食固体食物，术前至少________禁止摄取清亮液体。
4. 麻醉后离院评分标准包括________、________、________、________、________。
5. 无痛人流手术一般采用 MAC，对于宫颈狭窄或心动过缓者，预备________可以防止扩张宫颈所致的迷走神经紧张综合征。
6. 无痛胃肠镜检查与术中监护包括____________、________、________、________四方面。
7. 纤维气管支气管镜检查并发症主要有__________、________、________、________。

四、简答题

1. 哪些情况不建议行日间手术？
2. 简述喉罩使用的优缺点。

3. 在CT检查时经常使用造影剂以提高图像质量。当造影剂引起血压下降合并呼吸困难、痉挛性咳嗽、支气管（喉头）痉挛、喘鸣、哮喘急性发作，甚至呼吸循环停止时，需要如何急性处理？

五、病例分析题

病人，女性，45岁，一年前体检中发现胆囊结石，期间曾有腹胀、嗳气，休息不好时感到右上腹隐痛，近一月症状加重，腹痛频繁，未有急性发作史。腹部超声示胆囊结石，直径≥3cm。无高血压糖尿病病史。拟于全身麻醉下行腹腔镜下胆囊切除术。

1. 该病人是否符合日间手术及麻醉的条件？并简述理由。
2. 日间手术过程中的常规检测项目包括
   A. 心电图（ECG）
   B. 血压（BP）
   C. 血氧饱和度（SpO_2）
   D. 呼吸末 CO_2 分压（$P_{ET}CO_2$）
   E. 麻醉深度
3. 该病人术前呼吸频率20次/分，脉搏92次/分，术后呼吸频率16次/分，脉搏55次/分，能否离院？

病人，男性，65岁。近4年来无明显诱因出现反酸、烧心、上腹胀，进食后加重，自服药物（具体不详）后好转。1个月前无明显诱因上述症状再发，自服药物（具体不详）后无明显好转，遂来院就诊，要求行无痛胃镜检查。无高血压糖尿病病史。

体格检查：腹平软，上腹及右下腹轻度压痛，无反跳痛及肌紧张，未触及异常肿块，肝区、肾区无触痛、叩痛，腹部移动性浊音（–）。

初步诊断：慢性胃炎。

4. 行无痛胃肠镜检查麻醉方式有哪些？
5. 若该病人在行胃镜检查期间心率降为39次/分，术前心电图正常，可能出现了什么并发症？应如何处理？

【参考答案及解析】

一、选择题

【A/型/题】

1. A

［解析］适合日间手术及麻醉的病人一般建议选择1～65岁的病人。但年龄本身不是日间手术的限定因素，65岁以上的高龄病人能否进行日间手术，应结合手术大小、部位、病人自身情况、麻醉方式、合并症严重程度和控制情况等综合判断。

2. C

［解析］麻醉方式的选择需考虑手术和病人两方面因素，应选择既能满足手术需求，又有利于病人术后快速恢复的麻醉方式。常选用监护性麻醉、局部浸润、区域阻滞和全身麻醉，采用局部浸润和区域阻滞麻醉，除满足手术需要，还可减少全麻术后常见的不良反应，是日间手术的最佳选择。

3. A

［解析］麻醉方式的选择需考虑手术和病人两方面因素，应选择既能满足手术需求，又有利于病人术后快速恢复的麻醉方式。不能配合的小儿、范围广时间长的手术、局麻药过敏者以及估计单纯局麻不能满足手术要求者是全麻的适应证。

4. D

［解析］日间手术病人可按照麻醉后离院评分标准（postanesthesia discharge score，PADS），判定病人能否离院，总分为10分，达到或超过9分者可离院。

麻醉后离院评分标准（PADS）

离院标准			评分（分）
1	生命体征	波动在术前值的20%之内	2
		波动在术前值的20%～40%	1
		波动大于术前值的40%	0
2	活动状态	步态平稳而不感头晕，或达术前水平	2
		需要搀扶才可行走	1
		完全不能行走	0
3	恶心呕吐	轻度：不需治疗	2
		中度：药物治疗有效	1
		重度：治疗无效	0
4	疼痛	VAS 0～3分，离院前疼痛轻微或无疼痛	2
		VAS 4～6分，中度疼痛	1
		VAS 7～10分，重度疼痛	0
5	手术部位出血	轻度：不需换药	2
		中度：最多换2次药，无继续出血	1
		重度：需换药2次以上，持续出血	0

注：总分为10分，评分≥9分可出院

5. D

[解析] 影响术后恶心呕吐（PONV）的因素很多，其中女性、术后使用阿片类镇痛药者、非吸烟者、有PONV 史或晕动症史、年龄（成人<50 岁）是主要的危险因素。预计 PONV 发生率高的病人，术中尽可能采用区域麻醉，减少阿片类药物用量；优先应用丙泊酚诱导及维持麻醉，尽量减少吸入麻醉药的使用；避免应用氧化亚氮；术中和术后镇痛应减少阿片类药物剂量；充分补液。严重的术后恶心呕吐将影响病人进食、伤口愈合，延迟术后出院。

6. D

[解析] 年龄不是日间手术的限定因素，65 岁以上的高龄病人能否进行日间手术，应结合手术大小、部位、病人自身情况、麻醉方式、合并症严重程度和控制情况等综合判断。

7. E

[解析] 心导管检查的并发症包括心律失常、穿刺部位出血、心腔或大血管穿孔、血管断裂或血肿形成、栓塞及心包填塞。心律失常是最常见的并发症。

8. B

[解析] 对于气管内插管全身麻醉的病人，气管导管应选用尽可能粗的气管导管，以降低气道阻力，方便操作。

9. C

[解析] CT 与 MRI 检查虽然无痛，但检查时间较长，为了取得高质量的图像，在扫描时要求病人保持不动。

10. B

[解析] 丙泊酚、依托咪酯、瑞芬太尼、七氟醚和地氟醚等全麻药物，具有起效快、作用时间短、恢复迅速、无蓄积等优点，适用于日间手术。为减轻术后恶心呕吐，应避免应用氧化亚氮。

11. C

[解析] 手术室外麻醉处理的主要目的是解除病人焦虑及恐惧情绪，减轻疼痛和其他伤害性刺激，遗忘痛苦经历，提高手术室外操作的安全性和舒适性，同时病人能保持连续、自主的呼吸和对物理刺激和（或）语言指令做出适当反应的能力以便可以和术者配合。故一般不需要深麻醉。

12. E

[解析] 食管镜检查常见的并发症有压迫气管窒息、食管黏膜损伤甚或穿孔、纵隔气肿或炎症及喉返神经损伤等。

13. A

[解析] 成人术前在原则上一般不需用药。对明显焦虑、迷走张力偏高的病人可酌情用药。

14. C

[解析] 喉罩作为一种声门上的通气装置，是介于气管导管和面罩之间的一种特殊人工气道，可在不使用肌松药的情况下顺利置入，但喉罩不能完全隔离气道和食道，有发生误吸的风险，不宜用于饱胃、呕吐、上消化道出血的病人。

15. C

[解析] 纤维气管支气管镜检查过程中喉、支气管痉挛多发生于支气管镜插入声门时，应立即停止检查，拔出支气管镜，使用支气管扩张剂、激素，必要时行气管内插管及人工通气。

16. D

[解析] 术后镇痛原则上以口服非阿片类药物或者局部镇痛为主，包括切口局部浸润和区域阻滞，联合使用 NSAIDs 药物，必要时辅助小剂量的阿片类药物。

17. E

[解析] 冠状动脉溶栓与扩张术多数为成年人，而小儿在全身麻醉时常见低体温，应监测体温，必要时应采取保温措施。

18. B

[解析] 球囊扩张时，循环被阻断，会导致严重的低血压，要加强监测。由于病人比较虚弱，球囊放气后心功能不能立即恢复，可能需要使用正性肌力药和抗心律失常药，静脉输液可改善前负荷。球囊充气时，可能会导致迷走神经过度兴奋，需用阿托品治疗。并发症与心导管检查类似，还可能发生瓣膜功能不全。

19. C

[解析] 一般脑血管造影如需过度通气以降低脑血流和颅内压，最好采用气管插管行机械通气，一般不使用喉罩。

20. D

[解析] 快通道概念在各年龄段的日间病人中日益普及。若使用特定选择标准，儿童日间手术后快通道也是可行的。同样使用短效药物，老年日间病人在全身麻醉后也可接受快通道方案。

21. E；22. C

[解析] 此病人属 65 岁以上的高龄病人，其麻醉方式的选择应结合手术大小、部位、病人自身情况、合并症严重程度和控制情况等综合判断。此病人有高血压、冠心病史 10 年，故安全起见应选用气管插管全麻。术中突然烦躁，呼吸困难、大汗是气胸的典型表现。

23. A；24. A；25. E

[解析] 术前常规禁食、禁饮、戒烟。推荐参照 ASA 术

前禁食规定：术前 8 小时禁食固体食物，术前至少 2 小时禁止摄取清亮液体。尽可能纠正心肺功能紊乱，并按全麻要求准备麻醉器械和药品。术前无需肌内注射阿托品，可在术前 1 小时肌内注射哌替啶 50mg 即可。球囊扩张时，循环被阻断，会导致严重的低血压，故最不可能出现的并发症是高血压。导管刺激导致窦性心动过速、造影剂刺激血管壁均是低血压的原因。球囊充气时，可能因球囊刺激导致迷走神经过度兴奋，需用阿托品治疗。同时由于病人比较虚弱，可以适当使用正性肌力药以提升血压。若出现持续室速、多源室早或Ⅲ度房室传导阻滞，应立即中止心内操作。

【X/型/题】

26. ABCDE

[解析] 日间手术病人所需的监测项目应与住院手术病人基本一致。常规监测项目包括：心电图（ECG）、血压（BP）、血氧饱和度（SpO_2），全麻时监测呼吸末 CO_2 分压（$P_{ET}CO_2$），必要时还可进行神经–肌肉功能及麻醉深度的监测，其余监测项目可根据病人术中具体情况采用。除此之外还有麻醉前评估，主要包括三个方面：病史、体格检查、辅助检查。

27. ABCDE

[解析] 胃肠镜检查和轻微疾患的胃肠镜治疗均有一定的痛苦，病人会出现恶心、不适、咽部哽咽感、腹胀等，应尽量避免检查中诱发的咳嗽、心率增快、血压升高、心律失常等，术前可给予阿托品，全麻按饱胃处理，并保持呼吸道通畅，行气管插管控制呼吸较为安全。对于能够合作的胃镜检查病人，可采取咽部表面麻醉。

28. ABCD

[解析] 小儿心导管检查以先天性心脏病检查为主，氯胺酮会增加全身氧耗，但不会影响诊断的准确性，婴儿较常使用。由于小儿难以配合，应按全麻准备，给予术前用药。为防止术中呼吸抑制，应控制呼吸。术中镇痛、镇静或全麻的深浅必须恰当，要预防心动过速、高血压和心功能改变。除常规监测外，还应行血气分析，监测酸碱平衡等。

29. ACDE

[解析] 原则上日间手术病人术前需到麻醉门诊进行评估及准备，手术当天麻醉医师还应于手术开始前对病人进行再次评估。评估内容主要包括三个方面：病史、体格检查、辅助检查，具体评估内容可参照住院病人。术前常规禁食、禁饮、戒烟，做好病人的术前宣教以及咨询工作，同时履行告知义务，签署手术、麻醉知情同意书。原则上不需要麻醉前用药，对明显焦虑、迷走张力偏高的病人可酌情用药。同时应对所做的诊断性检查要有所了解，并配备好必不可少的监护设备，麻醉药物、急救药物和器材，保证能随时取用。

30. ABCDE

[解析] 日间手术可以缩短住院时间、加快床位周转、降低院内感染以及提高医疗资源使用效率，已得到病人、医护人员及卫生行政部门的关注和肯定，近年来发展日臻完善。

二、名词解释

1. 是指病人入院、手术和出院在 1 个工作日（24 小时）之内完成的非门诊手术的一种手术模式。
2. 一般指在局麻手术中，由麻醉医师实施镇静或（和）镇痛，并监测病人生命体征，诊断和处理 MAC 中的临床问题。其主要目的是保证病人术中的安全、舒适、满意。

三、填空题

1. 病史；体格检查；辅助检查
2. 心电图（ECG）；血压（BP）；血氧饱和度（SpO_2）
3. 8 小时；2 小时
4. 生命体征；活动状态；恶心呕吐；疼痛；手术部位出血
5. 阿托品
6. 意识状态；肺通气；血氧状态；血流动力学
7. 心律失常；喉痉挛；支气管痉挛；气道梗阻

四、简答题

1. ①全身状况不稳定的 ASA Ⅲ级或Ⅳ级病人。②高危婴儿或早产儿。③估计术中失血多和手术较大的病人。④可能因潜在或已并存的疾病将会导致术中出现严重并发症的病人（如恶性高热家族史、过敏体质者）。⑤近期出现急性上呼吸道感染未愈者、哮喘发作及持续状态。⑥困难气道病人。⑦估计术后呼吸功能恢复时间长的病理性肥胖或阻塞性睡眠呼吸暂停综合征病人。⑧吸毒、滥用药物者。⑨心理障碍、精神疾病及不配合的病人。⑩病人离院后 24 小时无成人陪护。
2. （1）优点：喉罩作为一种声门上的通气装置，是介于气管导管和面罩之间的一种特殊人工气道，术中可保留自主呼吸，也可行机械通气，特别适用于日间手术麻醉。喉罩与气管插管比较，能适当减少麻醉药用量，可在不使用肌松药的情况下顺利置入，有利于加快病人术后肌力恢复和病人苏醒，降低诱导和苏醒期血流动力学的剧烈波动，避免了肌松药和拮抗药的过多使用。

   （2）缺点：喉罩不能完全隔离气道和食道，可能有发生误吸的风险，对于用于饱胃、呕吐、上消化道出血的病人不宜使用。

3. 处理措施包括①喷服1～2次支气管扩张气雾剂，氨茶碱0.24g静脉注射。②糖皮质激素（相当于250～500mg泼尼松龙）静脉注射，5～10分钟后起效。③半坐位面罩给氧。④保持气道通畅，必要时行气管插管。休克者按急救程序处理。⑤若发生心跳骤停，应立即行CPCR。

五、病例分析题

1. 符合。

理由：日间手术及麻醉的条件如下。

①ASA Ⅰ或Ⅱ级病人；ASA Ⅲ级病人并存疾病稳定在3个月以上，经过严格评估及准备，亦也可接受进行日间手术。②年龄：一般建议选择1～65岁的病人。但是，年龄本身不单纯是作为日间手术的限定因素，65岁以上的高龄病人能否进行日间手术，应结合手术大小、部位、病人自身情况、麻醉方式、合并症严重程度和控制情况等综合判断。③预计病人术中及麻醉状态下生理机能变化小。④预计病人术后呼吸道梗阻、剧烈疼痛及严重恶心呕吐等并发症发生率低。

该病人的身体状况按美国麻醉协会（ASA）标准为Ⅰ～Ⅱ级病人，无明显心、肺疾病且年龄在65岁以内，腹腔镜下胆囊切除术手术时间一般不超过3小时，估计术后不会发生大出血及术后疼痛剧烈等严重并发症，对机体生理功能干扰小。所以该病人符合日间手术要求。

2. ABC

[解析] 日间手术病人所需的监测项目应与住院手术病人基本一致。常规监测项目包括：心电图（ECG）、血压（BP）、血氧饱和度（SpO_2），全麻时监测呼吸末CO2分压（$P_{ET}CO_2$），条件允许必要时还可进行神经–肌肉功能及麻醉深度的监测，其余监测项目可根据病人及术中具体情况采用。

3. 不能离院。

[解析]日间手术病人可按照麻醉后离院评分标准判定能否离院，总分为10分，达到或超过9分者达到出院标准，见下表。

麻醉后离院评分标准
（postanesthesia discharge score，PADS）

离院标准			评分（分）
1	生命体征	波动在术前值的20%之内	2
		波动在术前值的20%～40%	1
		波动大于术前值的40%	0
2	活动状态	步态平稳而不感头晕，或达术前水平	2
		需要搀扶才可行走	1
		完全不能行走	0
3	恶心呕吐	轻度：不需治疗	2
		中度：药物治疗有效	1
		重度：治疗无效	0
4	疼痛	VAS 0～3分，离院前疼痛轻微或无疼痛	2
		VAS 4～6分，中度疼痛	1
		VAS 7～10分，重度疼痛	0
5	手术部位出血	轻度：不需换药	2
		中度：最多换2次药，无继续出血	1
		重度：需换药2次以上，持续出血	0

该病人脉搏波动大于40%，生命体征评分为0分，未达到离院标准。

4. 咽部表面麻醉和监护性麻醉。

[解析] 对于能够合作的胃镜检查病人，采取咽部表面麻醉；对于不能良好配合的病人，或为使病人舒适，避免操作所带来的各种痛苦和精神创伤，可采用监护性麻醉，有助于胃镜医生详细诊断和彻底治疗，并有助于减少心、脑血管等并发症的发生。

5. （1）出现了围术期心动过缓。

（2）应给予阿托品0.5mg静脉推注，无效时可追加，必要时给予异丙肾上腺素。

[解析] 围术期心率＜40次/分，心排血量减少可诊断为心动过缓。处理方法为：阿托品0.5～1mg静脉推注，若心率不升，再给予1mg，伴血压下降同时用麻黄素10～15mg，必要时应用异丙肾上腺素。

（林春萌　曹学照）

第三十四章　疼痛诊疗

【同步习题】

一、选择题

【A/型/题】

1. 关于疼痛主诉的问诊，下列哪项是不必要的
   A. 疼痛的部位、性质和程度
   B. 疼痛发作的时间特点
   C. 疼痛的影响因素和伴随症状
   D. 疼痛的诱因和缓解因素
   E. 病人的经济状况
2. 神经阻滞疗法的禁忌证不包括
   A. 局部有感染现象
   B. 有出血倾向者
   C. 对阻滞药物过敏者
   D. 精神失常病人和拒绝接受治疗病人
   E. 恶性肿瘤病人
3. 三叉神经痛的药物治疗首选下列哪种
   A. 卡马西平
   B. 苯妥英钠
   C. 对乙酰氨基酚
   D. 美施康定
   E. 维生素 B_{12}
4. 关于颈椎病的治疗原则，下列哪项是不正确的
   A. 药物治疗，一般选用神经营养药、扩张血管药、活血化瘀的药物
   B. 理疗、牵引、推拿、针灸
   C. 反复使用大剂量糖皮质激素和局麻药压痛点注射
   D. 规范系统的局部注射、神经阻滞治疗
   E. 手术治疗
5. 下列哪项不是带状疱疹的临床表现
   A. 前驱症状表现为发热、倦怠或胃肠道症状
   B. 神经支配区域不适合异感
   C. 神经痛，一般在出疹前 1 日或数日即可出现针刺样沿神经分布疼痛
   D. 常伴有支配区域运动神经受损
   E. 主要体征是皮疹
6. 癌痛的三阶梯用药原则治疗重度疼痛的病人主要选用
   A. 强阿片类药物
   B. 弱阿片类药物
   C. 解热镇痛类的止痛药
   D. 强痛定
   E. 神经阻滞疗法及神经外科治疗
7. 某人长期使用阿片类镇痛药物，剂量逐渐加大，目前接近口服吗啡 120mg/d。最近开始有偷窃行为，赃款用于购买阿片类药物。下面哪一项描述他的行为最准确
   A. 阿片类药物耐受
   B. 阿片类药物依赖
   C. 阿片类药物成瘾
   D. 阿片类药物引起的痛觉过敏
   E. 阿片类药物中毒
8. 病人，男，64 岁，食管癌晚期，吞咽困难，使用芬太尼透皮贴剂（多瑞吉）控制疼痛，下列有关使用过程中的说法不正确的是
   A. 贴前用温清水洁净局部皮肤，待干
   B. 不需要固定贴于疼痛部位
   C. 贴剂使用后 4 小时开始发挥药物作用，8 小时发挥全效
   D. 处理爆发痛时，应用即释阿片药物
   E. 贴片部位不可直接靠近热源，如电热毯、热水袋
9. 某疼痛病人长期服用阿片类药物治疗，复诊诉排便困难，次数减少 5～6 天/次，作为复诊医师，以下处理不正确的是
   A. 嘱病人坚持锻炼
   B. 嘱病人尽量多食蔬菜、多喝水、汤、果汁和米饭等富含纤维食物，以增加液体摄入量
   C. 减少用药，加强观察
   D. 必要时灌肠
   E. 加用缓泻剂配合治疗
10. 通过行为治疗能使疼痛缓解，其方法有
   A. 按摩、冷热敷
   B. 经皮神经电刺激
   C. 分散注意力和放松训练
   D. 针灸或指压按摩
   E. 脊髓电刺激

11. 关于偏头痛的发生机制，下列说法不正确的是
A. 血管病变、脑膜刺激和肌肉异常收缩
B. 神经病变
C. 胃肠道功能紊乱
D. 血中致痛物质
E. 自主神经功能紊乱

12. 肩周炎的病因不包括
A. 肩部慢性劳损
B. 肩部急性损伤
C. 肩部受凉
D. 冠状动脉供血不足
E. 感染或活动减少

13. 腰椎间盘突出症的治疗方法不包括
A. 保守疗法，如药物、卧床、牵引等
B. 神经阻滞疗法
C. 经皮电刺激和鞘内吗啡注射
D. 脊柱介入治疗
E. 传统外科手术

14. 术后疼痛对机体的影响不包括
A. 增加心血管系统负担
B. 术后疼痛是正常反应，对机体不良反应小，无需处理
C. 造成肺通气血流比值失调，肺顺应性下降
D. 导致体内多种激素释放
E. 反射性抑制胃肠道功能

15. 理想的分娩镇痛必须具备的特征不包括
A. 对母婴影响小，产妇清醒，可参与生产
B. 易于给药，起效快，作用可靠
C. 避免运动神经阻滞，不影响宫缩和产妇运动
D. 充分镇静、催眠、遗忘，使产妇进入深睡眠状态
E. 必要时可满足手术要求

（16～20 题共用题干）

病人，男，79 岁，因“反复右下肢疼痛一月余”来诊，诉疼痛自右臀部沿大腿后侧下行放射至小腿后外侧，行走疼痛加重，夜间著，无麻木感。病人半年前曾查体发现前列腺癌，并已手术治疗。查体腰椎无明显压痛，双侧直腿抬高阴性，右臀部坐骨神经出口处压痛。门诊行坐骨神经阻滞后，痛疼立刻缓解，2 天后疼痛渐出现，一周后复诊诉仍有疼痛，但较前有所减轻，要求进一步处理。

16. 为查明疼痛原因，明确诊断，下列哪项检查是必要的
A. 腹部 MRI　　B. 全身骨扫描
C. 下肢肌电图　　C. 下肢血管超声
E. 心电图

17. 癌痛的临床评估是癌痛治疗的第一步，通过首次评估对癌痛病人做出诊断和治疗计划，通过再次评估判断治疗效果和修改治疗计划，下列哪项临床评估是再次评估的重点
A. 详细病史，要相信病人主诉
B. 诊断性检查
C. 疼痛的程度和特性的评估，包括定位、性质及发作方式
D. 疼痛所带来的影响的评估
E. 体格检查

18. 放射治疗是骨肿瘤重要治疗手段之一，对癌痛具有很好的缓解作用，其作用机制不包括
A. 促使中枢神经系统释放内源性镇痛物质如阿片肽等参与镇痛过程
B. 破坏癌性组织，使肿瘤缩小或消失，从而解除局部压迫及堵塞
C. 促进正常骨细胞释放化学性镇痛介质参与止痛过程
D. 使癌瘤体内或癌旁血管微血栓的形成或纤维化，阻断了疼痛的传导通路
E. 杀伤癌细胞，减少或终止了 5－羟色胺、前列腺素等致痛因子的的释放

19. 病人 VAS 评分 7 分，给予口服阿片类药物止痛，下列有关阿片类药物特性的描叙不正确的是
A. 主要作用于中枢神经系统，通过与特异性阿片受体结合产生中枢镇痛作用
B. 长期用药可产生药物耐受性，停药后耐受性可逆
C. 滥用该类药物可致成瘾和戒断综合征
D. 最常见的不良反应为便秘，服药时需同时应用缓泻剂预防
E. 精神错乱及中枢神经毒性反应是最严重的不良反应，应减量或加用神经镇静剂治疗

20. 病人因疼痛难忍，不遵医嘱大量使用吗啡即释片，出现呼吸频率下降，以下说法错误的是
A. 一旦发现呼吸频率下降，应立即使用纳洛酮解救
B. 呼吸抑制临床主要表现为呼吸频率降低（＜8 次/分）和动脉氧饱和度下降
C. 疼痛的病人不会发生呼吸抑制
D. 逐渐增加阿片药剂量可减少呼吸抑制的发生
E. 肾功能不全病人应适当减少阿片药物用量，可

降低呼吸抑制发生

【X/型/题】

21. 关于吗啡的副作用下列说法正确的是
 A. 呼吸抑制 B. 恶心呕吐
 C. 便秘、尿潴留 D. 耐受现象
 E. 成瘾现象
22. 关于神经阻滞的作用机制，下列说法正确的是
 A. 消除病变区域的骨刺和瘢痕增生
 B. 阻断疼痛的传导通路
 C. 阻断疼痛的恶性循环
 D. 改善血液循环
 E. 抗炎症作用
23. 下列哪些为丛集性头痛的临床特征
 A. 青壮年发病
 B. 疼痛为剧烈、爆炸性，偶尔呈波动性
 C. 疼痛部位通常开始于眼内、眼周、眼部上方，常伴有结膜充血
 D. 发病无规律，可每天发作一次或数次，可持续数周或数月，也可常年不发病
 E. 多数继发于鼻腔和副鼻窦疾病
24. 面肌痉挛的原因包括
 A. 神经炎症 B. 神经血管压迫
 C. 神经损伤 D. 神经缺血
 E. 脊髓空洞症
25. 血栓闭塞性血管炎的诊断依据包括
 A. 男性青壮年居多，有吸烟嗜好
 B. 患肢有慢性缺血的表现
 C. 患肢处可出现麻木、疼痛
 D. 多普勒检查可见血管痉挛或狭窄，动脉造影可得直观证据
 E. 肢体抬高试验阳性

二、名词解释

1. 颈源性头痛
2. 肩周炎
3. 复杂性区域疼痛综合征
4. 多模式镇痛
5. 幻肢痛

三、填空题

1. 疼痛的定量诊断方法包括__________、__________、__________、__________、__________
2. 病人自控镇痛（PCA）包括__________、__________、__________、__________。
3. 三阶梯药物治疗原则包括__________、__________、__________、__________、__________。
4. 疼痛为与__________或__________相关的一种不愉悦的__________和__________的感受。
5. 颈椎病按疼痛表现可分为__________、__________、__________、__________。

四、简答题

1. 请阐述疼痛的分类。
2. 请阐述三阶梯癌痛治疗原则与方案。
3. 请阐述带状疱疹后神经痛临床表现与治疗方法。

五、病例分析题

病人，女，35 岁。右侧额颞部阵发性刺痛 3 年。每次发作持续数秒至数分钟不等，无其他伴发症状，口服卡马西平（400～600mg/d）疼痛可减轻。体检：右侧额颞部触痛阳性，浅感觉及右侧角膜反射均较对侧迟钝，无扳机点。颅脑 CT、MRI 扫描未见异常。在局麻下经乙状窦后径路行三叉神经根微血管减压术。病人右侧额颞部疼痛消失，随访 3 年无复发。

1. 根据病史描述，该病人最有可能患有何种疾病？
2. 该病的治疗原则是什么？
3. 该病的鉴别诊断包括哪些？

【参考答案及解析】

一、选择题

【A/型/题】

1. E

[解析] 疼痛的主诉问诊应包括疼痛部位、性质、程度、诱因、加重缓解因素等，与病人经济状况无直接关系。

考点：疼痛的问诊

2. E

[解析] 神经阻滞的禁忌证包括：未明确诊断者；不合作者；局部或全身感染；有出血倾向者；严重心肺功能不全者；局麻药过敏者。

考点：神经阻滞禁忌证

3. A

[解析] 对于早期三叉神经痛病人，卡马西平为最有效的抗外周神经疼痛用药。

考点：三叉神经痛药物治疗

4. C

[解析] 颈椎病的治疗手段包括：非手术疗法和手术疗法。非手术疗法在符合颈椎的生理解剖学基础上，进行不超过颈椎骨关节生理限度的操作，纠正颈椎病的病理解剖状态，停止或减缓病情进展。如颈椎牵引疗法、制动法、家庭疗法等。对于非手术疗法治疗无效，且出现明显的脊髓、神经根压迫症状者，需要行颈椎前路手术或后路手术治疗。反复大剂量糖皮质激素注射压痛点会导致注射点出组织坏死、感染等一系列不良反应。

5. D

[解析] 带状疱疹有前驱症状，轻度发热；局部感觉过敏和神经痛、烧灼感，呈单侧、非对称性，沿皮肤神经分布；病程 2～4 周。新旧疱疹炎肋间神经分布区成群分布。一般不伴有运动功能改变。

考点：带状疱疹

6. A

[解析] 癌痛三阶梯治疗方案是指根据病人疼痛程度，有针对地选用不同强度的镇痛药物。第一级阶梯：轻度疼痛，可选用 NSAIDs，可加用辅助药；第二级阶梯：中度疼痛，可选用弱阿片类药物，并可合用 NSAIDs，可加用辅助药；第三级阶梯：重度疼痛，可选用强阿片类药物，并可合用 NSAIDs，可加用辅助药。强痛定又称布桂嗪属于弱阿片类药物。

考点：WHO 三阶梯用药原则，癌痛药物治疗原则

7. C

[解析] 耐受性是指人体对药物反应性降低的一种状态。药物依赖是一组认知、行为和生理症状群，使用者尽管明白使用成瘾物质会带来问题，但还在继续使用。传统上将依赖分为躯体依赖和心理依赖。躯体依赖也称生理依赖，它是由于反复用药所造成的一种病理性适应状态，主要表现为耐受性增加和戒断症状。心理依赖又称精神依赖，它使吸食者产生一种愉快满足的或欣快的感觉，驱使使用者为寻求这种感觉而反复使用药物，表现所谓的渴求状态。药物成瘾区别于躯体依赖，诊断药物成瘾，除了有耐受性增加和戒断症状以外还应至少包括以下一项：①对于药物的使用要比预先计划的更大量和持续更长时间；②有减少或控制持续用药的愿望或不成功的企图；③为了得到该药物，花费相当多时间的努力；④由于用药减少了重要的社会、职业和娱乐活动；⑤尽管伴随着健康、社会或经济上的问题，仍然继续用药。痛觉过敏是指轻微的触摸皮肤感到疼痛难忍等，多见于丘脑或周围神经病变，精神科见于神经衰弱、癔症、疑病症、更年期综合征等。

考点：常用治疗药物的副作用

8. C

[解析] 多瑞吉是经皮芬太尼控释给药系统，临终前的病人极大一部分已经不能选择口服给药，需要其他给药方式。芬太尼透皮贴剂与口服强阿片类药物同样具有很好镇痛作用；药效稳定，无封顶效应，不易发生药物中毒；副作用比如便秘、恶心、呕吐发生率相对较少；使用方便，提高病人生活质量。一贴作用持续 72 小时，依剂量不同有四种规格贴剂：25μg/h，50μg/h，75μg/h，100μg/h；起始剂量为 25μg/h；使用时应贴于干燥、无破损、无炎症、体毛少的躯干和四肢内侧皮肤。起效一般需要 6～12 小时，在此期间，医师可以采用其他即释镇痛药物治疗，72 小时后更换贴片时应更换贴剂部位；靠近热源或发热的病人使用会使药物的吸收将加快，要注意副反应的发生，必要时要调整剂量。

考点：常用癌痛治疗药物

9. C

[解析] 便秘是阿片类药物最顽固的不良反应，与其他不良反应不同，不会出现耐受，通常发生于阿片类药物止痛的全过程，减少用量不能减轻其发生反而使疼痛得不到有效控制。

考点：常用镇痛药物及其副作用

10. C

[解析] 疼痛非药物治疗包括：环境控制、物理治疗、行为治疗以及情感支持治疗。选项 A、B、D 属于物理治疗，C 属于行为治疗。

考点：疼痛的治疗

11. C

[解析] 偏头痛的发生机制目前尚不十分明确，主要包括血管学说、神经学说、三叉神经血管学说。

考点：偏头痛发病机制

12. D

[解析] 冠状动脉供血不足与肩周炎无关。

考点：肩周炎发病机制

13. C

[解析] 以非手术治疗和手术治疗为主。前者用以缓解疼痛症状，如牵引治疗、手法治疗、理疗等。后者包括微创外科技术或传统手术治疗。

考点：腰椎间盘突出症治疗

14. B

[解析] 术后疼痛是正常创伤反应，但如不加以有效干预治疗容易发展为慢性疼痛，长期影响病人生活质量。

考点：术后疼痛

15. D
［解析］记忆题。
考点：理想分娩镇痛条件
16. B
［解析］病人有肿瘤病史，需行骨扫描检查有无肿瘤转移所致神经受压。
考点：疼痛的诊断
17. C
［解析］癌痛临床评估步骤包括：①详询病史，要相信病人的疼痛主诉；②疼痛程度评估；③疼痛特性评估，包括疼痛定位、性质、发作方式；④评估疼痛所带来的影响，包括功能活动情况、心理状况、社会影响、并发症；⑤体格检查，包括疼痛部位的检查、神经系统检查、其他相关检查；⑥诊断性检查，包括肿瘤学检查、神经生理检查等。再次评估的重点为疼痛程度和特性的评估。
考点：癌痛的评估
18. A
［解析］放射缓解疼痛的机制目前尚不完全清楚，目前多认为与放射破坏癌组织，使肿瘤缩小，解除局部压迫，改善局部血运，杀伤癌细胞，减少或终止了化学性致痛介质释放及促进止痛性介质释放有关；癌瘤体内或癌旁血管微血栓的形成或纤维化阻断了疼痛的传导通路，使致痛因子通透受阻等。促使中枢神经系统释放内源性镇痛物质如阿片肽等参与镇痛过程是阿片类止疼药物的作用机制。
考点：癌痛的治疗
19. E
［解析］阿片类药物主要作用于中枢神经系统，通过与特异性阿片受体结合产生中枢镇痛作用，长期用药可产生药物耐受性和依赖性，停药后耐受性可逐渐消失，即具有可逆性；依赖性主要分为躯体依赖性和精神依赖性，前者表现为停药出现戒断症状，后者表现为成瘾。便秘为最常见副作用，最严重不良反应为呼吸抑制，表现为呼吸频率和动脉血氧饱和度降低。
考点：镇痛药物治疗原则及不良反应
20. A
［解析］呼吸抑制是阿片类药物最严重的不良反应，临床主要表现为呼吸频率及程度降低（<8 次/分）和动脉氧饱和度下降；疼痛本身是阿片的天然拮抗剂，在疼痛消失前不会出现呼吸抑制；逐渐增加阿片药剂量可减少呼吸抑制的发生，肾功能不全病人应适当减少阿片药物用量，应用纳洛酮后病人可能出现撤药综合征及疼痛反复发作，因此只有病人出现症状性呼吸抑制才使用纳洛酮解救。
考点：阿片类药物使用及不良反应

【X/型/题】

21. ABCDE
［解析］吗啡的副作用包括耐受、成瘾、恶心呕吐、呼吸抑制、便秘及尿潴留等。
考点：吗啡的副作用
22. BCDE
［解析］神经阻滞作用机制包括：阻断疼痛的传导通路；阻断疼痛的恶性循环；改善血液循环；抗炎症作用等。
考点：神经阻滞作用机制
23. ABCD
［解析］从集性头痛多为青壮年发病，一般从一侧眼部、前额或颞部不适开始，迅速加重为剧烈刀割样、压榨样或烧灼样疼痛，剧痛持续 10～15 分钟。发作频率隔日 1 次至每日 8 次。常伴有同侧结膜充血、流泪、鼻塞等自主神经功能紊乱的症状和体征。
考点：从集性头痛临床特点
24. ABCD
［解析］面肌痉挛由相应神经处异常有关，局部神经炎症、缺血、损伤均可导致面肌痉挛。脊髓空洞症是脊髓的一种慢性、进行性的病变。特点是脊髓（主要是灰质）内形成管状空腔以及胶质（非神经细胞）增生。多累及四肢感觉及运动功能。
考点：面肌痉挛原因
25. ABCDE
［解析］血栓闭塞性血管炎的临床特点为间歇性跛行，疼痛可转为持续性静息痛，夜间加剧；肢体营养障碍，甚至组织坏死；多发于 20～40 岁男性，有吸烟史；Burger 试验阳性。
考点：血栓闭塞性脉管炎临床特点

二、名词解释

1. 高位颈部脊神经（C_{1-4}）所支配的结果发生器质性或功能病损，导致的以慢性、单侧头部疼痛为主要表现的一组综合征。主要是由于各种机械性、动力性因素，使椎动脉及交感神经受压或刺激，以致血管狭窄而造成的以椎–基底动脉供血不足为主要症状的症候群。
2. 老年退行性变及外伤、劳损等因素引起肩关节周围软组织与关节囊无菌性炎症，以肩周疼痛与功能障碍为主要症状的症候群。
3. 以感觉神经、自主神经、运动神经功能异常的三联征为特征，伴有骨骼和营养改变、血管舒缩功能异常。

4. 在围术期联合应用不同的镇痛药、辅助药和镇痛技术，达到最佳的减轻术后急慢性疼痛的疗效。
5. 主观感觉已被截除的肢体仍然存在，并伴有不同程度、不同性质的疼痛。

三、填空题

1. 疼痛程度简易描述；视觉模拟量表；数字疼痛强度量表；McGill 疼痛问卷；手术后疼痛评分
2. 硬膜外病人自控镇痛；静脉病人自控镇痛；神经丛病人自控镇痛；皮下病人自控镇痛
3. 按阶梯给药；口服给药；按时给药；个体化用药；辅助用药
4. 组织损伤；潜在的组织损伤；躯体感觉；情绪
5. 颈型颈椎病；神经根型颈椎病；脊髓型颈椎病；椎动脉型颈椎病

四、简答题

1. 按病因分：外伤性疼痛；病理性疼痛；代谢性疾病引起的疼痛；神经源性疼痛等。
   按病程分：短暂性疼痛；急性疼痛；慢性疼痛。
   按疼痛程度分：微痛；轻痛；中度痛；剧烈痛。
   按疼痛的临床综合分：外周性疼痛（浅表痛、深部痛、牵涉痛）；中枢性疼痛；心理性疼痛。
2. （1）原则：按阶梯给药；口服给药；按时给药；个体化用药；辅助用药。
   （2）方案如下。
   第一阶梯药物镇痛方案：适用于轻度癌痛病人，应用非甾体类抗炎药如阿司匹林、扑炎痛等。
   第二阶梯药物镇痛方案：适用于中度癌痛病人，应用非甾体类抗炎药+弱阿片类镇痛药+辅助药物。
   第三阶梯药物镇痛方案：适用于重度癌痛病人，应用非甾体类抗炎药+弱阿片类镇痛药+强效阿片类镇痛药。采用联合用药、多模式镇痛。
3. （1）临床表现：带状疱疹治愈 1 个月后患区仍存在持续或发作性剧烈疼痛，以自发性刀割样或闪电样发作痛或持续性烧灼痛为主；患区内明显色素沉着；感觉、触觉异常，痛觉过敏；伴有心理状态的改变。
   （2）治疗方法如下。
   ①药物治疗：弱阿片类麻醉性镇痛药，抗抑郁药，抗惊厥药，NSAIDs 等；②中西医综合治疗；③区域神经阻滞，交感神经阻滞，硬膜外隙注药等；④神经调控治疗；⑤心理治疗。

五、病例分析题

1. 三叉神经痛。
2. 初期发病首选药物治疗，应用抗癫痫药物如卡马西平、苯妥英钠等。
   保守治疗无效时考虑手术治疗，包括封闭治疗、射频热凝治疗、立体定向放射外科治疗、手术治疗等。
3. （1）舌咽神经痛：部位为一侧舌根、软腭、扁桃体、咽、耳道深部。
   （2）蝶腭神经痛：疼痛自鼻根开始，主要分布于下半面部，还可向颈、肩部扩展，无触发点。
   （3）三叉神经炎：可因感冒、邻近组织炎症引起，疼痛为持续性，偶尔伴有运动支功能障碍。
   （4）不典型面痛：部位难以准确定位，性质为麻木痛、烧灼感，常超过三叉神经分布范围，疼痛多为持续性。

（李慧莉　王　云）

第三十五章　危重病人的术后支持治疗

【同步习题】

一、选择题

【A/型/题】

1. 下列哪项不属于必需氨基酸
   A. 赖氨酸　　B. 蛋氨酸
   C. 缬氨酸　　D. 精氨酸
   E. 亮氨酸
2. 下列关于全胃肠外营养的适应证，不正确的是
   A. 短肠综合征　　B. 高位肠瘘
   C. 乙状结肠瘘　　D. 坏死性胰腺炎
   E. 急性肾衰竭
3. 下列有关肠内营养的论点，不正确的是
   A. 肠内营养途径优于肠外营养，因而只要肠道有功能就应行肠内营养
   B. 肠内营养不可能发生高血糖和高渗性酮症昏迷
   C. 肠内营养可能增加反流及吸入性肺炎的风险
   D. 肠内营养后出现严重腹胀、腹泻，且经一般处理无改善的病人，建议暂时停用肠内营养
   E. 肠内营养可防止肠黏膜萎缩和维护胃肠道黏膜的防御系统
4. 严重创伤时，全身代谢改变是
   A. 能量消耗增加
   B. 蛋白质大量分解
   C. 糖异生加速
   D. 脂肪分解加速，血中游离脂肪酸增多
   E. 血糖降低
5. 下列说法错误的是
   A. 肠外营养可采取锁骨下静脉途径
   B. PICC 并不能减少中心静脉导管相关性血流感染的发生
   C. 肠外营养支持的病人，不可采取经外周静脉途径
   D. 锁骨下静脉感染及血栓性并发症均低于股静脉和颈内静脉途径
   E. PICC 护理更方便，留置时间长，适合肠外营养途径的选择
6. 下列哪一项不是 TPN 时过度喂养的不良后果
   A. 高脂血症　　B. 高碳酸血症
   C. 高血压　　D. 尿毒症
   E. 脂肪肝
7. 下列说法错误的是
   A. 危重病人的胃肠外营养通常经中心静脉给予
   B. 目标血糖控制在 4.5～6mmol/L 更能降低病人死亡率
   C. 胃肠外营养引起的过度喂养、高血糖可增加脓毒症的风险
   D. 营养袋在开始使用 24 小时内需废弃
   E. 重症病人急性应激期营养支持应采取“允许性低热卡”原则
8. 危重病人肠外营养要求每日蛋白质供给量为
   A. 0.5～1g/kg　　B. 1～1.5g/kg
   C. 2～3g/kg　　D. 3～4g/kg
   E. 4～5g/kg
9. 评价外科病人的营养状态，最简单而实用的指标是
   A. 近期体重下降程度和肱三头肌皮褶厚度
   B. 血清转铁蛋白和视黄醇结合蛋白
   C. 握力和肱三头肌皮褶厚度
   D. 近期体重下降程度和血浆白蛋白水平
   E. 氮平衡实验
10. 关于外科营养的叙述，正确的是
    A. 肠内营养时最常见的是恶心、呕吐、腹胀、肠痉挛等并发症
    B. 胃肠外营养的完善使其可以替代肠内营养
    C. 要素膳不易产生腹泻等并发症
    D. 胃肠外营养比胃肠内营养安全，较少产生并发症
    E. 胃肠内营养通常需要每 12 小时后抽吸一次胃腔残留量
11. 高张溶液多用于休克、多发性外伤等急症危重病人的复苏，其安全有效剂量为
    A. 1～2ml/kg　　B. 3～4ml/kg
    C. 5～6ml/kg　　D. 6～8ml/kg
    E. 8～10ml/kg
12. 关于渐进性坏死的描述，下列哪项是正确的
    A. 是创伤晚期预后不良病人的机体代谢状况
    B. 是代谢衰退期较短时间不能恢复所致

C. 机体代谢功能受到轻微损害
D. 机体发生广泛坏死
E. 机体功能部分衰竭

13. 代谢高涨期下列哪项变化是正确的
A. 代谢率减少　B. 体温下降
C. 心排血量减少　D. 血浆儿茶酚胺水平增加
E. 正氮平衡

14. 测定基础代谢率与正常值比较，在什么范围内变动仍属正常
A. ±5%　B. ±（5%～10%）
C. ±（10%～15%）　D. ±20%
E. ±（20%～30%）

15. 创伤、手术后代谢变化不可能存在于
A. 渐进性坏死期　B. 合成代谢期或恢复期
C. 代谢平稳期　D. 代谢高涨期
E. 代谢衰退期

16. 应激时呼吸系统变化不存在的现象是
A. 严重时出现动脉血氧分压下降
B. 肺泡–动脉血氧分压差增加
C. 通气/血流比值失调
D. 肺毛细血管通透性增加
E. 肺动脉压降低

17. 急相反应蛋白来源于下列哪种细胞
A. 肥大细胞　B. 上皮细胞
C. 肝细胞　D. 异形核细胞
E. 红细胞

18. 下列哪一因素不影响能量代谢
A. 精神紧张　B. 环境温度
C. 体重　D. 肌肉活动
E. 体表面积

19. 营养物质在体内的放能反应中释放的能量转化为热能的比率为
A. 10%　B. 30%
C. 50%以上　D. 70%以上
E. 90%以上

20. 在分解代谢期间被动用的蛋白质主要来源于
A. 肝　B. 肾
C. 血浆蛋白　D. 骨骼肌
E. 胃肠道

21. 人在安静时能量代谢最稳定是处于下列哪种温度的环境中
A. 0～10℃　B. 10～20℃
C. 20～30℃　D. 30～40℃
E. –10～0℃

22. 肠内营养并发症与输入速度及溶液浓度有关的是
A. 误吸　B. 腹胀、腹泻
C. 肠炎　D. 肠道细菌移位
E. 胆囊结石

23. 病人在不进食的情况下一般采取
A. 肠内营养　B. 肠外营养
C. 外科补液　D. 静脉输液
E. 胃肠造瘘

24. 下列不属于外科营养支持适应证的是
A. 消化道广泛炎症性疾病
B. 胃肠道外瘘及短肠综合征
C. 大手术围手术期营养
D. 严重贫血
E. 胃肠道梗阻

25. 一病人体重 60kg，临床表现为较严重的代谢性酸中毒，未测二氧化碳结合力时，可先补充 5%碳酸氢钠溶液的量为
A. 600ml　B. 500ml
C. 300ml　D. 200ml
E. 400ml

26. 肠外营养操作不当可发生
A. 吸入性肺炎
B. 鳞状脱屑、脱发
C. 导管脓毒症
D. 高渗性非酮性昏迷
E. 胆囊结石、胆泥淤滞

27. 肠外营养本身可发生
A. 误吸　B. 腹胀、腹泻
C. 微量元素缺乏　D. 高渗性非酮性昏迷
E. 胆囊结石、胆泥淤滞

28. 肠外营养糖代谢紊乱可发生
A. 误吸
B. 误吸
C. 腹胀、腹泻微量元素缺乏
D. 高渗性非酮性昏迷
E. 胆囊结石、胆泥淤滞

29. 正常人一般每日需要多少能量
A. 5535kJ　B. 6535kJ
C. 7535kJ　D. 8535kJ
E. 9535kJ

30. 一般情况下糖提供机体所需能量的比例为
A. 40%～50%　B. 50%～60%
C. 60%～70%　D. 70%以上
E. 80%以上

31. 中枢性呼吸抑制的潜在病因为
A. 神经功能障碍，药物作用
B. 阻塞性或者限制性呼吸功能障碍
C. 肺血管疾病
D. 肺外分流
E. 低氧血症
32. PEEP 对肺功能的影响不包括
A. PEEP 改善肺顺应性
B. 增加 FRC
C. 改善肺循环状态
D. PEEP 使正常肺泡无效腔通气增加
E. 改善氧的弥散
33. 临床上常用的脑复苏的基本措施是
A. 低温+降低颅内压+全身支持
B. 降低颅内压+呼吸循环支持
C. 低温+呼吸循环支持
D. 低温+降低颅内压
E. 低温
34. 大脑能耐受的循环停止的“安全时限”为
A. 1 分钟　B. 4～6 分钟
C. 10 分钟　D. 15 分钟
E. 1 小时
35. 治疗严重过敏性休克的首选药物是
A. 抗组胺药　B. 肾上腺素
C. 糖皮质激素　D. 酚妥拉明
E. 异丙肾上腺素
36. ARDS 时的 X 线改变往往在临床症状出现后多久才出现
A. 2～4 小时　B. 6～8 小时
C. 10～12 小时　D. 12～24 小时
E. 24～48 小时
37. ALI/ARDS 时，下列肺功能检测哪项是错误的
A. 肺容量减少
B. 肺活量减少
C. FRC 和残气容积减少
D. 呼吸无效腔增加
E. 无效腔量/潮气量<0.5
38. 下列哪种疾病胸部 X 线片呈“白肺”（毛玻璃状）
A. ARDS 终末期
B. 心源性肺水肿
C. 急性肺栓塞
D. 慢性阻塞性肺疾病合并呼吸衰竭
E. 特发性肺间质纤维化
39. 一般情况下，ARDS 病人吸入氧浓度应低于
A. 100%　B. 80%
C. 60%　D. 50%
E. 40%
40. 一肺心病病人血气分析结果 pH 7.35、$PaCO_2$ 73mmHg、BE －6mmol/L、PaO_2 49mmHg 改善病人缺氧及酸中毒的方法应为
A. 经鼻导管吸氧　B. 经面罩吸氧
C. 给予碳酸氢钠　D. 机械通气
E. 观察病人

【B/型/题】

A. 2 小时　B. 4 小时
C. 8 小时　D. 12 小时
E. 24 小时
41. 冷藏在无菌条件下配制的要素饮食的有效期为
42. 在无菌条件下配制的要素饮食室温下的有效期为

【X/型/题】

43. 所谓基础状态是指
A. 清晨空腹　B. 环境温度在 20～25℃
C. 清醒安宁　D. 静卧
E. 肌肉松弛
44. 能量代谢包括能量在体内的
A. 释放　B. 转移
C. 贮存　D. 利用
E. 合成
45. 体内生理性抗凝机制包括
A. 内皮细胞产生的前列腺素可对抗血小板聚集
B. 蛋白质 C
C. 抗凝血酶Ⅲ和肝素
D. 纤溶酶原
E. 纤溶酶原激活物，包括组织纤溶酶原激活物和尿激酶
46. 下列哪些因素可影响能量代谢
A. 体重　B. 肌肉活动
C. 精神活动　D. 环境温度
E. 麻醉
47. 应激时，糖代谢的变化有
A. 糖原分解减少　B. 组织对糖的利用减少
C. 糖异生加强　D. 糖异生减弱
E. 胃肠道葡萄糖吸收增加
48. 下列哪些药物不会使血糖浓度明显增高
A. 乙醚　B. 恩氟烷
C. 氧化亚氮　D. 异氟烷

E. 氟烷

49. 创伤后，下列哪些物质分泌能促使脂肪分解

A. 儿茶酚胺　　B. 肾上腺皮质激素

C. 胰高血糖素　　D. 胰岛素

E. 前列腺素

50. 手术创伤后高血糖的原因有

A. 儿茶酚胺浓度升高致糖原分解降低

B. 儿茶酚胺抑制胰岛素分泌，降低机体对糖的利用率

C. 胰高血糖素分泌增加

D. 糖异生作用减慢

E. 营养过剩

二、名词解释

1. 全胃肠外营养

2. 生态免疫营养

三、简答题

1. 请简述危重病人术后营养支持的原则、选择及补充量（何时补、怎么补、补多少）。

2. 简述肠外营养支持的指征和禁忌证。

四、病例分析题

病人，男性，22 岁；两天前车祸伤，肝、十二指肠破裂，当日进行手术治疗，次日转入我院。查有胆漏、胆汁性腹膜炎，再次手术行肝门处引流并放置空场营养管。一天后出现十二指肠残端漏，大量十二指肠液漏出 1800～5000ml/天。

1. 该病人营养方式的选择、途径及选择原则是什么？

2. 该种营养选择可能出现的并发症有哪些？

【参考答案及解析】

一、选择题

【A/型/题】

1. D

［解析］精氨酸属于条件必需氨基酸。

2. E

［解析］急性肾衰竭不适合肠外营养。

3. B

［解析］胃肠道具有缓冲作用，因此肠内营养时较少发生代谢性并发症。

4. E

［解析］严重创伤时，能量消耗增加，蛋白质大量分解，糖异生加速，脂肪分解加速，血中游离脂肪酸增多。

5. C

［解析］营养液容量不多、浓度不高以及接受部分肠外营养支持的病人，可采取经外周静脉途径。

6. C

［解析］高血压不是过度喂养的后果。

7. B

［解析］在 ICU 成人病人中严格控制血糖可能增加死亡率。

8. B

［解析］肠外营养时蛋白质供给量一般为 1.2～1.5g/（kg·d）。

9. A

［解析］评估方法有多种，简单实用的为体重下降程度和肱三头肌皮褶厚度。

10. A

［解析］胃肠外营养不能替代肠内营养，肠内营养通常需要每 6 小时后抽吸一次胃腔残留量。

11. B

［解析］高张溶液安全有效剂量为 3～4ml/kg。

12. A

［解析］渐进性坏死，是细胞遭受损伤后由变性一步步发展到坏死的过程。这是细胞内物质代谢不断加重的结果。形态上可以同时见到变性和坏死的形态变化，见于创伤晚期预后不良病人。

13. D

［解析］代谢高涨期血浆儿茶酚胺水平增加，血糖升高。

14. C

［解析］基础代谢率在正常值±（10%～15%）范围波动。

15. C

［解析］创伤手术引起的代谢变化剧烈，一般不包含平稳期。

16. E

［解析］应激时交感兴奋，肾上腺皮质细胞活跃，肺动脉压升高。

17. C

［解析］急相反应蛋白主要来源于肝细胞。

18. C

［解析］精神紧张、环境温度、肌肉活动、体表面积等因素都影响能量代谢。

19. C

[解析] 生物体内营养物质放能反应中释放的能量转化利用率少于 50%。

20. D

[解析] 分解代谢期间被动用的蛋白质主要来源于骨骼肌。

21. C

[解析] 20～30℃的环境温度是人在安静时最适宜稳定的温度。

22. B

[解析] 肠内营养输入过快可导致腹胀、腹泻。

23. B

[解析] 病人在不进食的情况下一般采取肠外营养。

24. D

[解析] 外科需要营养支持的情况包括消化道广泛炎症性疾病、胃肠道外瘘及短肠综合征、大手术围手术期、胃肠道梗阻等。严重贫血并不是直接的外科疾病。

25. C

[解析] 5%碳酸氢钠溶液使用一般不超过 5ml/kg。

26. C

[解析] 肠外营养操作不当引起导管污染，可导致导管脓毒症。

27. E

[解析] 肠外营养本身所致胆囊内胆泥和结石形成，胆汁淤积及肝酶谱升高，肠屏障功能减退，细菌移位，肠源性感染。

28. D

[解析] 肠外营养糖代谢紊乱可引发低血糖及高血糖、肝功能损害等，高血糖可引起高渗性非酮性昏迷。

29. C

[解析] 正常人一般每日需要能量 7535kJ。

30. C

[解析]一般情况下糖提供机体所需能量的 60%～70%。

31. A

[解析] 中枢性呼吸抑制的临床标准：$PaCO_2$＞55mmHg，缓慢呼吸－呼吸暂停。其潜在病因为神经功能障碍、药物作用。

32. C

[解析] PEEP 对肺功能的影响：①促进间质水移动，改善肺顺应性和氧的弥散；②增加 FRC；③对肺顺应性的影响：应用 PEEP 肺顺应性曲线向右上移位，使肺顺应性明显改善；④对氧合功能的影响：ARDS 病人氧合状态可明显改善；⑤对无效腔通气的影响：PEEP 使正常肺泡无效腔通气增加，对有病变的肺泡无效腔通气无明显影响。

33. A

[解析] 脑复苏的治疗措施应包括一系列的综合救治措施，如缩短脑循环停止的绝对时间，增加脑血流，通气支持，低温，高压氧治疗，甘露醇、皮质激素等治疗措施。

34. B

[解析] 脑细胞不能进行无氧酵解，5 分钟左右就能耗竭所有的氧储备，但不能认为超过这一时限的病例就复苏无望而轻易放弃，安全时限的概念还要参照心搏骤停的直接原因和当时的环境因素进行综合考虑。

35. B

[解析] 肾上腺素是治疗过敏性休克的首选药物，它既可以抑制过敏性介质的释放，又可以激动 α 受体使血管收缩、血压回升、减少渗出、减轻声门水肿、扩张支气管平滑肌、缓解呼吸困难症状。糖皮质激素主要用于感染性休克，对过敏性休克症状改善不及肾上腺素。

36. D

[解析] ARDS 时的 X 线改变往往在临床症状出现后 12～24 小时才出现。

37. E

[解析] ALI/ARDS 无效腔量/潮气量＞0.5。

38. A

[解析] ARDS 终末期胸部 X 线片显示融合成大片状阴影，呈“白肺”（毛玻璃状）。

39. C

[解析] 长时间吸入高浓度氧可使 ARDS 病情加重。治疗 ARDS 时，应该在保证机体足够氧合的基础上尽量降低吸入氧浓度，FiO_2 应避免高于 60%；如仍存在严重的低氧血症，可吸入纯氧，但不宜超过 24 小时。

40. D

[解析] 符合机械通气适应证。

【B/型/题】

41. E；42. C

[解析] 冷藏在无菌条件下配制的要素饮食的有效期为 24 小时，在无菌条件下配制的要素饮食室温下的有效期为 8 小时。

【X/型/题】

43. ABCDE

[解析] 清醒，清晨，静卧，未做肌肉活动；前夜睡眠良好，测试时没有精神紧张；测试前至少禁食 12 小时；室内温度保持在 20～25℃；体温正常。

44. ABD

[解析] 能量代谢包括能量在体内的利用、转移、释放。

45. ABCDE

[解析] 生理性抗凝机制包括体内的抗凝系统大致可分为两个方面：细胞抗凝机制和体液抗凝机制。前者指单核－吞噬细胞系统对激活的凝血因子、凝血酶原复合物及可溶性纤维蛋白单体的吞噬作用，而后者主要包括抗凝血酶 n、蛋白 C 系统和组织因子途径抑制物（TPI）3 个系统。

46. BCDE

[解析] 多种因素影响能量代谢，不包括体重。

47. BC

[解析] 应激时，多种因素导致血糖升高，包括组织对糖的利用减少、糖异生加强。

48. BCDE

[解析] 乙醚可导致肝糖原分解，升高血糖，但由于人体胰岛素的血糖调控效应和肝糖原耗竭，血糖不会太高。

49. ABC

[解析] 创伤应激后，儿茶酚胺、肾上腺皮质激素、胰高血糖素都可以分解脂肪，升高血糖。

50. BC

[解析] 创伤后主要引起高血糖的激素是儿茶酚胺和胰高血糖素。

二、名词解释

1. 系指通过静脉途径给予适量的蛋白质（氨基酸）、脂肪、碳水化合物、电解质、维生素和微量元素、以达到营养治疗的一种方法。对于不能经消化道正常进食的危重病人，给予及时的全胃肠外营养（TPN）支持可以避免人体过度消耗所致的病发症，有利于提高机体免疫力和抗病能力，维持水、电解质酸碱平衡，减少机体蛋白质分解及促进蛋白质合成，是挽救危重病人的重要环节。
2. 在免疫营养支持治疗的基础上，增加以益生合剂为主的生态制剂来增强营养支持的效果，减少与 EN 有关的并发症及降低危重病人的感染率，改善病人预后。

三、简答题

1. （1）重症病人常合并代谢紊乱与营养不良，需要给予营养支持；重症病人的营养支持应尽早开始；重症病人的营养支持应充分到考虑受损器官的耐受能力。

   （2）只要胃肠道解剖与功能允许，并能安全使用，应积极采用肠内营养支持；任何原因导致胃肠道不能使用或应用不足，应考虑肠外营养或联合应用肠内营养。

   （3）重症病人急性应激期营养支持应掌握“允许性低热卡”原则［20～25kcal/（kg • day）］；在应激与代谢状态稳定后，能量供给量需要适当的增加（30～35kcal/kg • day）。
2. （1）不能耐受肠内营养和肠内营养禁忌的重症病人，应选择完全肠外营养支持（total parenteral nutrition，TPN）的途径。主要指征有：①胃肠道功能障碍的重症病人；②由于手术或解剖问题胃肠道禁止使用的重症病人；③存在有尚未控制的腹部情况，如腹腔感染、肠梗阻、肠瘘等。

   （2）存在以下情况时，不宜给予肠外营养支持：①早期复苏阶段、血流动力学尚未稳定或存在严重水电解质与酸碱失衡；②严重肝功能衰竭、肝性脑病；③急性肾功能衰竭存在严重氮质血症；④严重高血糖尚未控制。

四、病例分析题

1. （1）选择肠外营养支持。

   （2）肠外营养支持途径与选择原则如下。

   肠外营养支持途径可选择经中心静脉和经外周静脉营养支持，如提供完整充分营养供给，ICU 病人多选择经中心静脉途径。营养液容量、浓度不高和接受部分肠外营养支持的病人，可采取经外周静脉途径。

   经中心静脉途径包括经锁骨下静脉、经颈内静脉、经股静脉和经外周中心静脉导管（peripherally inserted central venous catheter，PICC）途径。锁骨下静脉感染及血栓性并发症均低于股静脉和颈内静脉途径，随着穿刺技术和管材的提高，机械性损伤的发生率并不比经股静脉高。PICC 并不能减少中心静脉导管相关性感染（catheter related blood infection，CRBI）的发生。对于全身脏器功能状态趋于稳定，但由于疾病难以脱离或完全脱离肠外营养的 ICU 病人，可选择此途径给予 PN 支持。因此，中心静脉插管需要比外周静脉穿刺更高的无菌要求。敷料出现潮湿、松动或者沾污时应予更换。穿刺局部有渗血时，建议使用普通纱布。
2. 并发症如下。

   （1）技术并发症：这类并发症与中心静脉导管的放置或留置有关，主要有气胸、血管损伤、神经损伤、胸导管损伤、空气栓塞。

   （2）代谢性并发症：从其发生原因可分为补充不足、糖代谢异常、肠外营养本身所致。

①补充不足：血清电解质紊乱、微量元素缺乏、必须脂肪酸缺乏。②糖代谢异常：低血糖及高血糖肝功能损害，血胆红素及转氨酶升高，使用脂肪乳，减少葡萄糖。③肠外营养本身所致：胆囊内胆泥和结石形成、胆汁淤积及肝酶谱升高、肠屏障功能减退，细菌移位，肠源性感染。

（3）感染性并发症：主要是导管性脓毒症。

（王 妍 程宝莉）